Schilddrüse 2005

Henning informiert

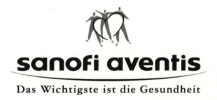

sanofi aventis

Das Wichtigste ist die Gesundheit

Schilddrüse 2005

Henning-Symposium

Hypothyreose

17. Konferenz über die menschliche Schilddrüse
Heidelberg

Herausgegeben von
R. Hehrmann, O. Ploner

Wissenschaftliche Fortbildungsveranstaltung der
Sektion Schilddrüse der Deutschen Gesellschaft für Endokrinologie

Unter Beteiligung der

Arbeitsgemeinschaft Schilddrüse
der Deutschen Gesellschaft für Nuklearmedizin

Chirurgischen Arbeitsgemeinschaft Endokrinologie
der Deutschen Gesellschaft für Chirurgie – CAEK –

Sektion Angewandte Endokrinologie
der Deutschen Gesellschaft für Endokrinologie

W
DE
G

Walter de Gruyter
Berlin · New York

Herausgeber

Prof. Dr. med. R. Hehrmann
Medizinische Klinik
Diakonie-Klinikum Stuttgart
Rosenbergstraße 38
70176 Stuttgart

Dr. med. O. Ploner
Medizinische Klinik
Diakonie-Klinikum Stuttgart
Rosenbergstraße 38
70176 Stuttgart

♾ Gedruckt auf säurefreiem Papier, das die US-ANSI-Norm über Haltbarkeit erfüllt.

ISBN–13: 978-3-11-018941-4
ISBN–10: 3-11-018941-0

Bibliografische Information Der Deutschen Bibliothek

Die Deutsche Bibliothek verzeichnet diese Publikation in der Deutschen
Nationalbibliografie; detaillierte bibliografische Daten sind im Internet
über http://dnb.ddb.de abrufbar.

Verzeichnis der erstgenannten Autoren

Prof. Dr. med. K. Badenhoop
Innere Medizin, Endokrinologie
Universitätsklinikum Frankfurt a.M.
Theodor-Stern-Kai 7
60590 Frankfurt a.M.

Dr. med. I. Baus
Klinik für Allgemeine Pädiatrie
Universitätsklinikum Schleswig-Holstein
Schwanenweg 20
24105 Kiel

Dr. med. C. Bepperling,
Abteilung Innere Medizin
Diakonie-Klinikum Stuttgart
Rosenbergstraße 38
70176 Stuttgart

Dr. med. M. Beyer
Innere Medizin
Karolinenstraße 1
90402 Nürnberg

Prof. Dr. med. B.O. Böhm
Medizinische Klinik
Universitätsklinikum Ulm
Robert-Koch-Straße 8
89081 Ulm

Prof. Dr. med. E.-G. Brabant
Dept. of Endocrinology
Christie's Hospital
Wilmslow Rd.
Manchester M20 4BX, UK

Dr. med. V. Brauer
I. Medizinische Klinik
Universitätsklinikum Leipzig
Philipp-Rosenthal-Straße 27
04103 Leipzig

Dr. med. J. Bucerius
Klinik und Poliklinik für Nuklearmedizin
Universitätsklinikum Bonn
Sigmund-Freud-Straße 25
53105 Bonn

Prof. Dr. med. M. Derwahl
Abteilung Innere Medizin
St. Hedwigs-Krankenhaus
Große Hamburger Straße 5-11
10115 Berlin

PD Dr. med. M. Dietlein
Klinik für Nuklearmedizin
Universitätsklinikum Köln
Kerpener-Straße 62
50924 Köln

PD Dr. med. J. Feldkamp
Innere Medizin, Endokrinologie
Städtische Kliniken Bielefeld
Teutoburger-Straße 50
33604 Bielefeld

PD Dr. med. R. Finke
Innere Medizin, Endokrinologie
Wilhelm-Hauff-Straße 21
12159 Berlin

PD Dr. med. K. Frank-Raue
Innere Medizin, Endokrinologie
Brückenstraße 21
69120 Heidelberg

PD Dr. med. D. Führer
Medizinische Klinik
Universitätsklinikum Leipzig
Philipp-Rosenthal-Straße 27
04103 Leipzig

Prof. Dr. med. R. Gärtner
Medizinische Klinik
Universitätsklinikum Innenstadt
Ziemssenstraße 1
80336 München

Prof. Dr. med. M. Grußendorf
Innere Medizin, Endokrinologie
Sophienstraße 40
70178 Stuttgart

Prof. Dr. med. R. Hehrmann
Medizinische Klinik
Diakonie-Klinikum Stuttgart
Rosenbergstraße 38
70176 Stuttgart

Dr. med. S. Höpfner
Diagnostische Radiologie
Universitätsklinikum Giessen
Klinikstraße 36
35385 Giessen

PD Dr. med. O.E. Janßen
Medizinische Klinik
Universitätsklinikum Essen
Hufelandstraße 55
45122 Essen

Prof. Dr. med. G. Kahaly
Klinik und Poliklinik
Innere Medizin, Endokrinologie
und Stoffwechsel
Universitätsklinikum Mainz
Langenbeckstraße 1
55131 Mainz

Dr. med. P. Kies
Klinik für Nuklearmedizin
Universitätsklinikum Münster
Albert-Schweitzer-Straße 33
48149 Münster

Prof. Dr. med. M. Klett
Gesundheitsamt Rhein-Neckar-Kreis
Postfach 104680
69036 Heidelberg

Dr. med. N. Körber-Hafner
Allgemeinmedizin
Klinikum Fulda
Pacelliallee 4
36043 Fulda

Prof. Dr. med. B. Leisner
Nuklearmedizin
Allgemeines Krankenhaus St. Georg
Lohmühlenstraße 5
20099 Hamburg

Dr. med. M. Luster
Klinik für Nuklearmedizin
Universitätsklinikum Würzburg
Joseph-Schneider-Straße 2
97080 Würzburg

Dr. med. L.C. Möller
Zentrum für Innere Medizin
Universitätsklinikum Essen
Hufelandstraße 55
45147 Essen

Dr. med. J. Pohlenz
Kinderklinik
Universitätsklinikum Mainz
Langenbeckstraße 1
55131 Mainz

Prof. Dr. F. med. Raue
Innere Medizin, Endokrinologie
Brückenstraße 21
69120 Heidelberg

Prof. Dr. med. H. Rühle
Abteilung Innere Medizin
Dietrich Bonhoeffer Klinik
Salvador-Allende-Straße 30
17036 Neubrandenburg

Prof. Dr. med. P.-M. Schumm-Draeger
Innere Medizin III
Städtisches Krankenhaus Bogenhausen
Englschalkinger-Straße 77
81925 München

Dipl.-Ökonom C. Vauth
Forschungsstelle für Gesundheitsökonomie
und Gesundheitssystemforschung
Universität Hannover
Königswarther Platz 1
30167 Hannover

PD Dr. med. H. Völzke
Institut für Epidemiologie
Universitätsklinikum Greifswald
Friedrich-Loeffler-Straße 48
17487 Greifswald

PD Dr. med. H. Wallaschofski
Abteilung Innere Medizin
Universitätsklinikum Greifswald
Friedrich-Loeffler-Straße 23a
17487 Greifswald

HENNING-Symposium 2005 – Vorwort

Die 17. Konferenz über die menschliche Schilddrüse in Heidelberg vom 12. bis 15. Oktober 2005 stand erstmalig unter dem Hauptthema der Hypothyreose.

Der Präsident und das Programmkomitee hatten ein weit gespanntes Programm über das oft zu wenig beachtete Krankheitsbild der Schilddrüsenunterfunktion zusammengestellt, das nahezu alle Aspekte und Nuancen dieser Erkrankung umfasste.

Angefangen von Genetik und molekularbiologischen Grundlagen spannte sich der Bogen der dargebotenen Themen über klinische Manifestationen in unterschiedlichen Lebensabschnitten bis hin zu diagnostischen und therapeutischen Aspekten inklusive der Darstellung von Sonderformen.

Eingebunden war die Darstellung neuester Erkenntnisse über die Rolle der Autoimmunität bei endokrinen Erkrankungen. Auch interessante Kurzbeiträge und Kasuistiken fanden Raum im Rahmen der wie immer gut besuchten Tagung.

Wieder einmal war es gelungen, angesehene und kompetente Redner für die traditionsreiche Veranstaltung zu gewinnen, wodurch eine umfassende Darstellung der vielfältigen Aspekte der Hypothyreose gewährleistet wurde.

Mit dem vorliegenden Band ist es möglich, einen Großteil der Vorträge zur weiteren Vertiefung der Thematik dem Interessenten an die Hand zu geben. Wir verdanken dies der Mitarbeit der einzelnen Autoren und vor allem dem Verlag Walter de Gruyter.

Besonderer Dank gilt den Mitarbeitern der Firma Sanofi Aventis/Henning-Berlin, für die Herr Dr. M. Haring und Frau G. Axhausen stellvertretend genannt seien. Ihnen ist es in gewohnt professioneller Art und Weise gelungen, eine interessante, abwechslungsreiche und angenehme Veranstaltung zu organisieren.

Stuttgart, im Mai 2006

Prof. Dr. Rainer Hehrmann   Dr. Oswald Ploner
Präsident   Sekretär

Inhalt

1 Ursachen, Genetik, Epidemiologie

1.1 Konnatale Hypothyreose – Genetik und molekularbiologische Grundlagen

D. Führer

Einleitung

Bei der Betrachtung der molekularen Grundlagen der konnatalen Hypothyreose muss die Schilddrüsendysgenesie (~80%) von der Schilddrüsendyshormonogenese (~20%) unterschieden werden. Bei der Dysgenesie handelt es sich um eine Entwicklungs- und Differenzierungsstörung der Schilddrüsenanlage mit Agenesie, Ektopie oder orthotoper, hypoplastischer Schilddrüse. Die Dyshormonogenese beruht auf einem funktionellen Defekt in der Schilddrüsenhormonsynthese und imponiert klinisch in der Regel durch eine SD-Vergrößerung.

Die erfolgreiche Identifikation von verschiedenen molekularen Ursachen beider Formen der konnatalen Hypothyreose ist in den vergangenen 10 Jahren durch vier Grundvoraussetzungen charakterisiert gewesen: 1. der genauen Phänotypisierung der Patienten, SD-Lokalisation, Morphologie und Iodmetabolismus; Auftreten der Hypothyreose als isoliertes oder syndromales Krankheitsbild; 2. der Identifikation eines spezifischen Gendefekts bei den betroffenen Patienten, 3. dem Nachweis einer funktionellen Konsequenz des Gendefekts in vitro und 4. dem Einsatz von Tiermodellen mit inhärentem Gendefekt bzw. der Generierung von Knock-out-Modellen mit zum klinischen Krankheitsbild komplementären Phänotyp einer isolierten oder komplexen Hypothyreose [1–3].

Konnatale Hypothyreose mit SD-Dysgenesie

Die mediane Schilddrüsenanlage entsteht während der Embryonalphase durch Invagination von endodermalen Zellen, die nach kaudaler Migration orthotop proliferieren und sich zu Schilddrüsenepithelzellen mit typischer Anordnung in Follikelstrukturen differenzieren. Die SD-Organogenese wird durch zeitlich koordinierte Expression und Interaktion spezifischer Gene determiniert. Insbesondere spielen hierbei die Transkriptionsfaktoren PAX8, TITF2 und FOXE1 eine kritische Rolle. Diese Transkriptionsfaktoren werden zudem auch in extrathyreoidalen Geweben exprimiert, was erklärt, warum die konnatale Hypothyreose bei PAX8-, TITF1- und FOXE2-Defekten mit weiteren Fehlbildungen assoziiert sein kann (syndromale Hypothyreose) (Abb. 1).

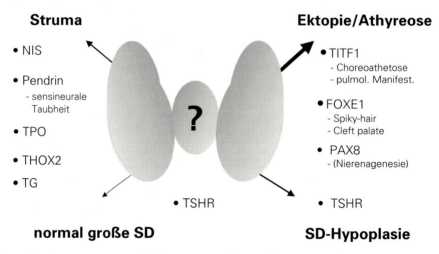

Struma

- NIS
- Pendrin
  - sensineurale Taubheit
- TPO
- THOX2
- TG

normal große SD

- TSHR

Ektopie/Athyreose

- TITF1
  - Choreoathetose
  - pulmol. Manifest.
- FOXE1
  - Spiky-hair
  - Cleft palate
- PAX8
  - (Nierenagenesie)
- TSHR

SD-Hypoplasie

Abb. 1: Bislang bekannte genetische Ursachen der konnatalen Hypothyreose mit SD-Dysgenesie oder SD-Hormonogenese. Defekte der genannten Gene können zu einer isolierten
oder syndromalen (TITF1-, FOXE1-. Pendrin-) Hypothyreose führen.

Die Expression des TSH-Rezeptors ist zeitlich gekoppelt mit dem Beginn der Differenzierung der Schilddrüsenepithelzellen und der nachfolgenden Expression spezifischer SD-Funktionsproteine (z.B. Natrium-Iodid-Symporter, Thyroperoxidase, Thyroglobulin) [1, 3, 4].

PAX8-Gen (GenBank™ X69699 und S55490; OMIM 167415)

Das PAX8-Gen (11 Exons) liegt auf Chromosom 2q12-q14 und zählt zur Familie der Paired-Domain-Transkriptionsfaktoren. PAX8 wird während der Embryogenese in der SD-Anlage, in der Niere und im ZNS exprimiert. In der adulten Schilddrüse vermittelt PAX8 die Transkription von TPO und TG.

Patienten mit PAX8-Keimbahnmutationen weisen eine konnatale Hypothyreose, verbunden mit einer SD-Ektopie oder hypoplastischen SD auf [5]. Untersuchungen von PAX8-Familien zeigen eine phänotypische Variabilität bezüglich Ausprägungsgrad der Hypothyreose und SD-Dysgenesie. Zudem ist eine Familie beschrieben, bei der neben der konnatalen Hypothyreose bei einem von drei Mutationsträgern zusätzlich eine ipsilaterale Nierenagenesie vorlag [5, 6].

Bislang wurden sieben verschiedene Mutationen im PAX8-Gen identifiziert (Missense-, Nonsense-Mutationen und eine Deletion), die zum überwiegenden Teil in der DNA-Bindungsdomäne lokalisiert sind. Die Mutationen liegen bei den Patienten als monoallelische Veränderungen vor (autosomal dominanter Erbgang). Kürzlich konnte gezeigt werden, dass PAX8-Mutationen dominant negativ die Interaktion von nicht mutiertem PAX8 mit der DNA kompromittieren [7].

Pax8-Knock-out-Mäuse weisen eine konnatale Hypothyreose mit SD-Hypoplasie und komplettem Fehlen von SD-Epithelzellen auf. Ein Defektkorrelat für die Pax8-Expression in der Nierenanlage und im ZNS liegt nicht vor, da offenbar eine Kompensation durch andere Transkriptionsfaktoren (u.a. Pax2) stattfindet [1, 3, 8].

FOXE1 (syn.: TITF2; GenBank™ U89995; OMIM 241850)

Das FOXE1-Gen (ein Exon) liegt auf Chromosom 9q22 und zählt zur Familie der Forkhead-Transkriptionsfaktoren. FOXE1 wird während der SD-Organogenese exprimiert und ist in der Embryogenese im Foregut-Epithel sowie im kraniopharyngealen Ektoderm nachweisbar.

Patienten mit FOXE1-Keimbahnmutationen weisen eine syndromale Hypothyreose mit SD-Agenesie, Gaumenspalte, Choanalatresie und „Spiky-Hair-Syndrom" auf (Bamforth-Lazarus-Syndrom). Bislang sind zwei Geschwisterpaare mit FOXE1-Mutationen beschrieben [9, 10]. Es liegt ein biallelischer Defekt vor (autosomal rezessiver Erbgang). Die FOXE1-Mutation führt zur gestörten DNA-Bindung des mutierten Transkriptionsfaktors und damit zur Beeinträchtigung der FOXE1-abhängigen Gentranskription.

Bei Titf2-Knock-out-Mäusen liegt eine SD-Dysgenesie (Agenesie oder Ektopie), verbunden mit einer Lippen-/Kiefer-/Gaumenspalte vor [11].

Thyroid-Transcription-Factor-1-Gen
(TITF1; GenBank™ NM003317; OMIM 600635)

Das TITF1-Gen (3 Exons) liegt auf Chromosom 14q13 und zählt zur Familie der NK-Homeobox-Transkriptionsfaktoren. TITF1 wird in der Embryogenese in der Schilddrüse, Lunge, ZNS und Hypophyse exprimiert. In der adulten SD reguliert TITF1 die Transkription von TPO und TG.

Patienten mit TITF1-Mutationen weisen einen komplexen Phänotyp mit Choreoathetose und variabler Ausprägung von Hypothyreose und Ektopie/hypoplastischer Schilddrüse sowie variablen pulmonalen Komplikationen auf („Choreoathetose-

Schilddrüse-Lungensyndrom") [1, 12, 13]. Bislang sind acht Patienten mit TITF1-Defekten beschrieben (Nonsense-, Missense-Mutationen oder Deletionen der Chromosomregionen 14q13 und 14q12-13.3). Darüber hinaus wurden TITF1-Mutationen auch bei der hereditären benignen Choreoathetose ohne SD-Defekte identifiziert. Die TITF1-Mutationen liegen als monoallelische Veränderungen vor (autosomal dominanter Erbgang). TITF1-Mutationen führen zu Proteintrunkierung bzw. verminderter DNA-Bindungskapazität. Vermutlich liegt eine Haploinsuffizienz vor.

Zwei Tiermodelle mit Titf1-Defekten sind charakterisiert: Bei heterozygoten Titf1 (+/-)-Mäusen liegen neurologische Defekte und eine milde Hyperthyrotropinämie vor. Hingegen sind homozygote Titf1-Knock-out-Mäuse aufgrund der pulmonalen Fehlbildungen nicht lebensfähig und weisen eine SD-Agenesie, ein Fehlen der Hypophyse und schwerwiegende strukturelle ZNS Defekte auf [14].

TSH-Rezeptor (TSHR; GenBank™ M31774; OMIM 603372)

Das TSH-Rezeptor-Gen (10 Exons) ist auf Chromosom 14q31 lokalisiert und kodiert einen G-Protein-gekoppelten Transmembranrezeptor (TSHR). Die Expression des TSHR in der SD-Anlage ist zeitlich mit dem Beginn der SD-Differenzierung und der Ausbildung von Follikelstrukturen assoziiert. Über den TSHR wird in der adulten Schilddrüse sowohl die SD-Hormonsynthese als auch die SD-Proliferation reguliert.

Patienten mit inaktivierenden Mutationen im TSH-Rezeptor weisen zwei Phänotypen auf. 1. eine milde Hyperthyrotropinämie bei normal großer Schilddrüse, 2. eine schwere konnatale Hypothyreose, verbunden mit einer hypoplastischen, orthotopen Schilddrüse [15, 16]. Bislang sind mehr als 22 inaktivierende Mutationen (Missense-, Nonsense-, Deletions-Mutationen) bekannt, die in verschiedenen Exonen des TSHR-Gens lokalisiert sind (http://www.uni-leipzig.de/~innere/tsh/frame.html) [17]. Es liegt eine biallelische Veränderung vor (autosomal rezessiver Erbgang). In-vitro-Untersuchungen zeigen, dass die Mutationen zur verminderten Membranexpression des TSHR und/oder Inhibition der Signaltransduktion führen. Der klinische Phänotyp der Patienten mit inaktivierenden TSHR-Mutationen korreliert mit dem Ausmaß der funktionellen Beeinträchtigung des mutierten TSH-Rezeptors in vitro.

Bei der hyt/hyt-Maus und anderen Tiermodellen der TSHR-Inaktivierung liegt eine orthotope, hypoplastische SD vor. Es findet sich eine regelrechte Expression von Pax8, Titf1 und Foxe1, jedoch fehlen die SD-Funktionsproteine NIS, TPO und TG [18, 19].

Ungeachtet des großen Wissenszuwachses über molekulare Defekte, die zur SD-Dysgenesie führen können, zeigen Screeninguntersuchungen, dass Mutationen in den o.g. Genen in weniger als 10% der Patienten vorliegen und damit die Mehrzahl der angeborenen Hypothyreosen nicht erklären können [1–3]. Hinzu kommt, dass ein familiäres Auftreten der konnatalen Hypothyreose mit SD-Dysgenesie lediglich in 2% der betroffenen Patienten nachweisbar ist. Dies liegt zwar über der Prävalenz der Erkrankung in der Allgemeinbevölkerung (1 : 3.000–4.000 Neugeborene), aber unter der zu erwartenden Häufigkeit einer hereditären Erkrankung mit dominantem oder rezessivem Erbgang [20]. Zudem zeigen Zwillingsstudien eine deutliche Diskordanz bei monozygoten Zwillingen mit Hypothyreose und SD-Dysgenesie [21]. Diese Beobachtungen sprechen dafür, dass es sich bei der Mehrzahl der konnatalen Hypothyreosen mit SD-Anlagedefekten um eine sporadische Erkrankung handelt.

Konnatale Hypothyreose mit SD-Dyshormonogenese

Bei dieser insgesamt selteneren Form der angeborenen Hypothyreose steht der funktionelle Defekt der SD-Hormonsynthese im Vordergrund. Aufgrund der insuffizienten T4/T3-Bildung kommt es über die hypophysäre Rückkopplung zum TSH-Anstieg und TSH-TSHR-vermittelt zur Stimulation der SD-Proliferation. Die funktionelle Charakterisierung von Patienten mit SD-Dyshormonogenese umfasst neben der Ultraschalluntersuchung die SD-Szintigraphie (Uptake-Defekt) und den Perchlorat-Test (Organifikationsdefekt). Abgesehen vom Pendrin-Syndrom handelt es sich um auf die Schilddrüse begrenzte Defekte. In der Regel liegt ein autosomal rezessiver Erbgang vor (Abb. 1) [1, 22].

Natrium-Iodid-Symporter (NIS; GenBank™ U66088; OMIM 601843)

Das NIS-Gen (15 Exons) ist auf Chromosom 19p13.2-p12 lokalisiert. NIS ist ein Transmembranprotein und reguliert an der basolateralen Membran den aktiven Ioduptake aus den Kapillaren in den Thyreozyten.

Patienten mit NIS-Mutationen weisen typischerweise einen fehlenden Ioduptake auf, der funktionell als „Athyreose" fehlinterpretiert werden kann. Es besteht eine phänotypische Variabilität bezüglich Manifestationsalter, Schweregrad der Hypothyreose und Strumaentwicklung [23–26]. Charakteristisch und therapeutisch relevant ist ein sehr gutes klinisches Ansprechen (Hypothyreose und Struma) auf Kaliumiodid-Gabe. Es sind verschiedene NIS-Mutationen (Missense-, Nonsense-, Splicing-Mutationen, eine Deletion) beschrieben, die in verschiedenen Regionen des NIS-Gens lokalisiert sind. Es liegt ein biallelischer Defekt vor (autosomal rezessiver Erbgang). Die Mutationen führen teilweise zum fehlerhaften Membrantargeting von NIS oder gehen unmittelbar mit einem Verlust der Transportfunktion von NIS einher.

Pendrin (PDS; GenBank™ G36360-G36379; OMIM 274600 und 605646)

Das Pendrin-Gen (21 Exons) ist auf Chromosom 7q22.3-q31.1 lokalisiert. In-vitro-Untersuchungen legen nahe, dass Pendrin ein Chlorid-Iodid-Transporter ist, der an der apikalen Thyreozytenmembran den Iodefflux ins Follikellumen reguliert.

Bei Patienten mit Pendrin-Mutationen besteht eine erhebliche phänotypische Variabilität in der Ausprägung des Krankheitsbildes. Im Vordergrund steht eine sensineurale Schwerhörigkeit, die variabel mit einer euthyreoten Struma, selten einer milden Hypothyreose assoziiert ist [27, 28]. Funktionell liegt ein partieller Organifikationsdefekt vor. Inzwischen ist eine Vielzahl verschiedener Insertions-, Deletions-, Nonsense- oder Missense-Mutationen bekannt, die über das gesamte Pendrin-Gen verteilt sind (http://www.medicine.uiowa.edu/pendredandbor). Es liegt ein biallelischer Defekt vor (autosomal rezessiver Erbgang). Die funktionelle In-vitro-Charakterisierung zeigt, dass ein möglicher Pathomechanismus des Pendred-Syndroms auf einem fehlenden Membrantargeting und Trapping des mutierten Pendrin-Proteins im endoplasmatischen Retikulum beruht [2, 29, 30].

Pendrin-Knock-out-Mäuse weisen eine Taubheit und vestibuläre Dysfunktion, vergesellschaftet mit endolymphatischen Malformationen, auf [2].

Thyroperoxidase (TPO; GenBank™ M25702; OMIM 606765)

Das TPO-Gen (17 Exons) ist auf Chromosom 2p25 lokalisiert und kodiert ein membranständiges Hämprotein. TPO ist an der apikalen Membran der Thyreozyten lokalisiert und katalysiert zwei wesentliche Schritte der SD-Hormonsynthese, die Iodierung von Tyrosin am Thyroglobulinmolekül und die Kopplung von iodinierten Tyrosinresiduen zu T3 und T4.

Patienten mit TPO-Mutationen weisen eine konnatale Hypothyreose mit komplettem Organifikationsdefekt (TIOD) auf [31]. Genetische Alterationen des TPO-Gens beinhalten Missense-, Nonsense-, Insertions- und Deletionsmutationen, wobei ein Clustering in den Exonen 8–10 beschrieben ist. Es liegt ein biallelischer Defekt vor (autosomal rezessiver Erbgang). Screeninguntersuchungen an Familien mit Hypothyreose und TIOD aus Holland (n = 35) und Portugal (n = 53) berichten über eine Prävalenz von TPO-Mutationen bei 82% bzw. 25 % der Patienten [18, 32–34]. In-vitro-Untersuchungen zeigen, dass die TPO-Mutationen weniger die Proteinexpression beeinträchtigen, als mit einem Verlust der enzymatischen TPO-Aktivität einhergehen.

Thyroid-Oxidase 2 (syn.: dual oxidase; DUOX2; GenBank™ AF 230496; OMIM 606759)

Das THOX2-Gen (34 Exons) ist auf Chromosom 15q15 lokalisiert. THOX2 gehört zur Familie der Flavoproteine und ist Teil des Ca^{2+}/NADPH-abhängigen Peroxid-Generators der Schilddrüsenzellen.

Patienten mit THOX2-Mutationen weisen in Abhängigkeit vom bi- oder monoallelischen Vorliegen der Mutation unterschiedliche Phänotypen auf [35]. Ein biallelischer Defekt geht mit konnataler Hypothyreose und totalem Organifikationsdefekt einher, während bei monoallelischem THOX2-Defekt lediglich eine transiente Hypothyreose im Neugeborenenalter und ein partieller Organifikationsdefekt beobachtet wurde. Von den Erstbeschreibern wurde postuliert, dass der monoallelische Defekt möglicherweise in späteren Lebensphasen bei erhöhtem SD-Hormonbedarf (z.B. Adoleszenz, Schwangerschaft) erneut manifest werden kann. Alle vier bislang bekannten THOX2-Mutationen (Nonsense-Mutationen, eine Deletion) führen zur Proteintrunkierung mit Verlust der funktionellen THOX-Proteindomänen.

Thyroglobulin (TG; GenBank™ NM003235; OMIM 188450)

Das TG-Gen (42 Exons) ist auf Chromosom 8q24.2-q24.3 lokalisiert. Das funktionsfähige TG-Protein ist ein Homodimer aus zwei identischen 330-kD-Subunits und dient als Matrix für die SD-Hormonsynthese bzw. als Speicherprotein der Schilddrüsenhormone im Follikellumen.

Mutationen im Thyroglobulin-Gen sind mit zwei Phänotypen assoziiert: 1. konnatale Hypothyreose und Struma und 2. familiäre euthyreote Struma [36–39]. Bei konnataler Hypothyreose und Struma sind mehr als neun TG-Mutationen identifiziert (Missense-, Nonsense-, Splicing-, Deletionsmutation), die in verschiedenen Abschnitten des TG-Gens lokalisiert sind. In der Regel liegen die TG-Mutationen als biallelische Defekte vor (autosomal rezessiver Erbgang). Zusätzlich sind bei der familiären euthyreoten Struma auch monoallelische TG-Alterationen mit autosomal dominantem Erbgang beschrieben [40].

Die TG-Mutationen führen in einem Teil der Fälle zur intrazellulären TG-Aggregation im endoplasmatischen Retikulum mit histomorphologischem Bild einer ER-Speicherkrankheit. Zudem kann es zur unmittelbaren Beeinträchtigung der SD-Hormonsynthese durch Defekte in Tg-Abschnitten kommen, die für die Kopplung der Tyrosinresiduen zu T4/T3 kritisch sind.

Es sind mehrere Tiermodelle mit inhärenten Tg-Defekten charakterisiert (cog/cog-Maus, WIC-rdw-Ratte, Afrikander-Rind und Dutch Goat), die vor allem histomorphologische und funktionelle Erkenntnisse über verschiedene Thyroglobulin-Defekte ermöglicht haben [41–44].

Gendefekte bei zentraler und Endorgan-Hypothyreose

Eine konnatale Hypothyreose mit SD-Hypoplasie kann im Zusammenhang mit einer zentralen Hypothyreose z.B. durch Mutationen in den PIT1-, PROP1- oder TSH-Genen entstehen. Genetische Defekte von SD-Hormon-Transportproteinen (TBG, Dysalbuminämie) und Membrantransportern (MCT8) sowie die SD-Hormonresistenz durch nukleäre TR-Defekte führen zur Endorgan-Hypothyreose. Es wird hierfür auf die entsprechende Spezialliteratur verwiesen.

Zusammenfassung

Molekulare Ursachen der konnatalen Hypothyreose sind in den letzten Jahren sowohl für die SD-Dysgenesie als auch die SD-Dyshormonogenese identifiziert worden. Während die funktionellen Störungen in der Regel als autosomal rezessive Erkrankungen vererbt werden, handelt es sich bei der SD-Dysgenesie nach derzeitigem Kenntnisstand überwiegend um eine isolierte, sporadische Erkrankung. Ausnahme ist ein syndromisches oder familiäres Auftreten der konnatalen Hypothyreose mit SD-Dysgenesie. Diese Aspekte sind insbesondere für die genetische Beratung der betroffenen Patienten zu berücksichtigen. Eine molekulargenetische Untersuchung sollte demzufolge erst nach genauer phänotypischer Charakterisierung der Patienten und in dafür spezialisierten Einrichtungen erfolgen.

Ungeachtet dessen hat die Identifikation von Gendefekten, die eine hereditäre SD-Dysgenesie verursachen, zu einem wesentlichen Erkenntniszuwachs über die molekularen Prozesse der SD-Organogenese geführt. Dies ist auch Voraussetzung für die zukünftige Klärung der sporadischen konnatalen Hypothyreose. Als mögliche molekulare Mechanismen werden hierbei u.a. epigenetische Alterationen, somatische Mutationen in der frühen Embryonalphase und stochastische Entwicklungsdefekte diskutiert.

Literatur

[1] Gruters A., Krude H., Biebermann H.: Molecular genetic defects in congenital hypothyroidism. Eur J Endocrinol (2004) 151 Suppl. 3: U39–U44.

[2] Park S. M., Chatterjee V. K.: Genetics of congenital hypothyroidism. J Med Genet (2005) 42: 379–389.

[3] Van Vliet G.: Development of the thyroid gland: lessons from congenitally hypothyroid mice and men. Clin Genet (2003) 63: 445–455.

[4] Ludgate M. F .D.: Molecular genetics of thyroid dysfunction. Encyclopedia of the Human Genome 2003 (Nature Publishing group, London 2003).

[5] Macchia P. E., Lapi P., Krude H., Pirro M. T., Missero C., Chiovato L., Souabni A., Baserga M., Tassi V., Pinchera A., Fenzi G., Gruters A., Busslinger M., Di Lauro R.: PAX8 mutations associated with congenital hypothyroidism caused by thyroid dysgenesis. Nat Genet (1998) 19: 83–86.

[6] de Sanctis L., Corrias A., Romagnolo D., Di Palma T., Biava A., Borgarello G., Gianino P., Silvestro L., Zannini M., Dianzani I.: Familial PAX8 small deletion (c.989_992delACCC) associated with extreme phenotype variability. J Clin Endocrinol Metab (2004) 89: 5669–5674.

[7] Grasberger H., Ringkananont U., Lefrancois P., Abramowicz M., Vassart G., Refetoff S.: Thyroid transcription factor 1 rescues PAX8/p300 synergism impaired by a natural PAX8 paired domain mutation with dominant negative activity. Mol Endocrinol (2005) 19: 1779–1791.

[8] Mansouri A., Chowdhury K., Gruss P.: Follicular cells of the thyroid gland require Pax8 gene function. Nat Genet (1998) 19: 87–90.

[9] Castanet M., Park S. M., Smith A., Bost M., Leger J., Lyonnet S., Pelet A., Czernichow P., Chatterjee K., Polak M.: A novel loss-of-function mutation in TTF-2 is associated with congenital hypothyroidism, thyroid agenesis and cleft palate. Hum Mol Genet (2002) 11: 2051–2059.

[10] Clifton-Bligh R. J., Wentworth J. M., Heinz P., Crisp M. S., John R., Lazarus J. H., Ludgate M., Chatterjee V. K.: Mutation of the gene encoding human TTF-2 associated with thyroid agenesis, cleft palate and choanal atresia. Nat Genet (1998) 19: 399–401.

[11] De Felice M., Ovitt C., Biffali E., Rodriguez-Mallon A., Arra C., Anastassiadis K., Macchia P. E., Mattei M. G., Mariano A., Scholer H., Macchia V., Di Lauro R.: A mouse model for hereditary thyroid dysgenesis and cleft palate. Nat Genet (1998) 19: 395–398.

[12] Krude H., Schutz B., Biebermann H., von Moers A., Schnabel D., Neitzel H., Tonnies H., Weise D., Lafferty A., Schwarz S., DeFelice M., von Deimling A., van Landeghem F., DiLauro R., Gruters A.: Choreoathetosis, hypothyroidism, and pulmonary alterations due to human NKX2-1 haploinsufficiency. J Clin Invest (2002) 109: 475–480.

[13] Pohlenz J., Dumitrescu A., Zundel D., Martine U., Schonberger W., Koo E., Weiss R. E., Cohen R. N., Kimura S., Refetoff S.: Partial deficiency of thyroid transcription factor 1 produces predominantly neurological defects in humans and mice. J Clin Invest (2002) 109: 469–473.

[14] Kimura S., Hara Y., Pineau T., Fernandez-Salguero P., Fox C. H., Ward J. M., Gonzalez F. J.: The T/ebp null mouse: thyroid-specific enhancer-binding protein is essential for the organogenesis of the thyroid, lung, ventral forebrain, and pituitary. Genes Dev (1996) 10: 60–69.

[15] Abramowicz M. J., Duprez L., Parma J., Vassart G., Heinrichs C.: Familial congenital hypothyroidism due to inactivating mutation of the thyrotropin receptor causing profound hypoplasia of the thyroid gland. J Clin Invest (1997) 99: 3018–3024.

[16] Sunthornthepvarakui T., Gottschalk M. E., Hayashi Y., Refetoff S.: Brief report: resistance to thyrotropin caused by mutations in the thyrotropin-receptor gene. N Engl J Med (1995) 332: 155–160.

[17] Führer D., Lachmund P., Nebel I. T., Paschke R.: The thyrotropin receptor mutation database: update 2003. Thyroid (2003) 13: 1123–1126.

[18] Postiglione M. P., Parlato R., Rodriguez-Mallon A., Rosica A., Mithbaokar P., Maresca M., Marians R. C., Davies T. F., Zannini M. S., De Felice M., Di Lauro R.: Role of the thyroid-stimulating hormone receptor signaling in development and differentiation of the thyroid gland. Proc Natl Acad Sci USA (2002) 99: 15462–15467.

[19] Stein S. A., Oates E. L., Hall C. R., Grumbles R. M., Fernandez L. M., Taylor N. A., Puett D., Jin S.: Identification of a point mutation in the thyrotropin receptor of the hyt/hyt hypothyroid mouse. Mol Endocrinol (1994) 8: 129–138.

[20] Castanet M., Polak M., Bonaiti-Pellie C., Lyonnet S., Czernichow P., Leger J.: Nineteen years of national screening for congenital hypothyroidism: familial cases with thyroid dysgenesis suggest the involvement of genetic factors. J Clin Endocrinol Metab (2001) 86: 2009–2014.

[21] Perry R., Heinrichs C., Bourdoux P., Khoury K., Szots F., Dussault J. H., Vassart G., Van Vliet G.: Discordance of monozygotic twins for thyroid dysgenesis: implications for screening and for molecular pathophysiology. J Clin Endocrinol Metab (2002) 87: 4072–4077.

[22] Park S. M., Clifton-Bligh R. J., Betts P., Chatterjee V. K.: Congenital hypothyroidism and apparent athyreosis with compound heterozygosity or compensated hypothyroidism with probable hemizygosity for inactivating mutations of the TSH receptor. Clin Endocrinol (Oxf) (2004) 60: 220–227.

[23] Fujiwara H.: Congenital hypothyroidism caused by a mutation in the Na+/I-symporter. Nat Genet (1997) 17: 122.

[24] Kosugi S., Inoue S., Matsuda A., Jhiang S. M.: Novel, missense and loss-of-function mutations in the sodium/iodide symporter gene causing iodide transport defect in three Japanese patients. J Clin Endocrinol Metab (1998) 83: 3373–3376.

[25] Pohlenz J., Medeiros-Neto G., Gross J. L., Silveiro S. P., Knobel M., Refetoff S.: Hypothyroidism in a Brazilian kindred due to iodide trapping defect caused by a homozygous mutation in the sodium/iodide symporter gene. Biochem Biophys Res Commun (1997) 240: 488–491.

[26] Pohlenz J., Rosenthal I. M., Weiss R. E., Jhiang S. M., Burant C., Refetoff S.: Congenital hypothyroidism due to mutations in the sodium/iodide symporter. Identification of a nonsense mutation producing a downstream cryptic 3' splice site. J Clin Invest (1998) 101: 1028–1035.

[27] Coyle B., Coffey R., Armour J. A., Gausden E., Hochberg Z., Grossman A., Britton K., Pembrey M., Reardon W., Trembath R.: Pendred syndrome (goitre and sensorineural hearing loss) maps to chromosome 7 in the region containing the nonsyndromic deafness gene DFNB4. Nat Genet (1996) 12: 421–423.

[28] Everett L. A., Glaser B., Beck J. C., Idol J. R., Buchs A., Heyman M., Adawi F., Hazani E., Nassir E., Baxevanis A. D., Sheffield V. C., Green E. D.: Pendred syndrome is caused by mutations in a putative sulphate transporter gene (PDS). Nat Genet (1997) 17: 411–422.

[29] Coyle B., Reardon W., Herbrick J. A., Tsui L. C., Gausden E., Lee J., Coffey R., Grueters A., Grossman A., Phelps P. D., Luxon L., Kendall-Taylor P., Scherer S. W., Trembath R. C.: Molecular analysis of the PDS gene in Pendred syndrome. Hum Mol Genet (1998) 7: 1105–1112.

[30] Van Hauwe P., Everett L. A., Coucke P., Scott D. A., Kraft M. L., Ris-Stalpers C., Bolder C., Otten B., De Vijlder J. J., Dietrich N. L., Ramesh A., Srisailapathy S. C., Parving A., Cremers C. W., Willems P. J., Smith R. J., Green E. D., Van Camp G.: Two frequent missense mutations in Pendred syndrome. Hum Mol Genet (1998) 7: 1099–1104.

[31] Abramowicz M. J., Targovnik H. M., Varela V., Cochaux P., Krawiec L., Pisarev M. A., Propato F. V., Juvenal G., Chester H. A., Vassart G.: Identification of a mutation in the coding sequence of the human thyroid peroxidase gene causing congenital goiter. J Clin Invest (1992) 90: 1200–1204.

[32] Bakker B., Bikker H., Vulsma T., de Randamie J. S., Wiedijk B. M., De Vijlder J. J.: Two decades of screening for congenital hypothyroidism in The Netherlands: TPO gene mutations in total iodide organification defects (an update). J Clin Endocrinol Metab (2000) 85: 3708–3712.

[33] Bikker H., Vulsma T., Baas F., De Vijlder J. J.: Identification of five novel inactivating mutations in the human thyroid peroxidase gene by denaturing gradient gel electrophoresis. Hum Mutat (1995) 6: 9–16.

[34] Bikker H., Baas F., De Vijlder J. J.: Molecular analysis of mutated thyroid peroxidase detected in patients with total iodide organification defects. J Clin Endocrinol Metab (1997) 82: 649–653.

[35] Moreno J. C., Bikker H., Kempers M. J., van Trotsenburg A. S., Baas F., De Vijlder J. J., Vulsma T., Ris-Stalpers C.: Inactivating mutations in the gene for thyroid oxidase 2 (THOX2) and congenital hypothyroidism. N Engl J Med (2000) 347: 95–102.

[36] Medeiros-Neto G., Kim P. S., Yoo S. E., Vono J., Targovnik H. M., Camargo R., Hossain S. A., Arvan P.: Congenital hypothyroid goiter with deficient thyroglobulin. Identification of an endoplasmic reticulum storage disease with induction of molecular chaperones. J Clin Invest (1996) 98: 2838–2844.

[37] Targovnik H. M., Vono J., Billerbeck A. E., Cerrone G. E., Varela V., Mendive F., Wajchenberg B. L., Medeiros-Neto G.: A 138-nucleotide deletion in the thyroglobulin ribonucleic acid messenger in a congenital goiter with defective thyroglobulin synthesis. J Clin Endocrinol Metab (1995) 80: 3356–3360.

[38] Targovnik H. M., Frechtel G. D., Mendive F. M., Vono J., Cochaux P., Vassart G., Medeiros-Neto G.: Evidence for the segregation of three different mutated alleles of the thyroglobulin gene in a Brazilian family with congenital goiter and hypothyroidism. Thyroid (1998) 8: 291–297.

[39] Targovnik H. M., Rivolta C. M., Mendive F. M., Moya C. M., Vono J., Medeiros-Neto G.: Congenital goiter with hypothyroidism caused by a 5' splice site mutation in the thyroglobulin gene. Thyroid (2001) 11: 685–690.

[40] Vono-Toniolo J., Rivolta C. M., Targovnik H. M., Medeiros-Neto G., Kopp P.: Naturally occurring mutations in the thyroglobulin gene. Thyroid (2005) 15: 1021–1033.

[41] Lizarralde G., Jones B., Seal U. S., Jones J. E.: Goitrous cretinism with chromosomal aberration and defect in thyroglobulin synthesis. J Clin Endocrinol Metab (1966) 26: 1227–1231.

[42] Ricketts M. H., Simons M. J., Parma J., Mercken L., Dong Q., Vassart G.: A nonsense mutation causes hereditary goitre in the Afrikander cattle and unmasks alternative splicing of thyroglobulin transcripts. Proc Natl Acad Sci USA (1987) 84: 3181–3184.

[43] Taylor B. A., Rowe L.: The congenital goiter mutation is linked to the thyroglobulin gene in the mouse. Proc Natl Acad Sci USA (1987) 84: 1986–1990.

[44] Ieiri T., Cochaux P., Targovnik H. M., Suzuki M., Shimoda S., Perret J., Vassart G.: A 3' splice site mutation in the thyroglobulin gene responsible for congenital goiter with hypothyroidism. J Clin Invest (1991) 88: 1901–1905.

1.2 Epidemiologie der Hypothyreose

M. Luster

Schilddrüsenunterfunktionen sind laborchemisch durch das Vorliegen eines erhöhten basalen TSH-Wertes bei peripher normalen (latente Hypothyreose) bzw. erniedrigten (manifeste Hypothyreose) Spiegeln für Levothyroxin (LT4) und/oder Liothyronin (LT3) charakterisiert.

Die Hypothyreose ist eine recht verbreitete Funktionsstörung, sie gilt als häufigste Hormonmangelsituation des Erwachsenenalters. Angeborene Hypothyreosen z.B. aufgrund von Hypo- bzw. Agenesien des Organs (etwa bei Zungengrundstruma, Abb. 1) finden sich im Neugeborenen-Screening in etwa 1 : 3.000 bis 1 : 4.000 aller Geburten.

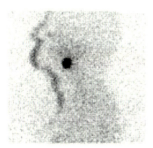

Abb. 1: Beispiel einer Zungengrundstruma bei konnataler Hypothyreose.

Je nach Untersuchung sind zwischen 0,25% und 1% der erwachsenen Bevölkerung von einer Schilddrüsenunterfunktion betroffen. Die überwiegende Zahl der Funktionsstörungen entwickelt sich also in späteren Lebensabschnitten. Die Geschlechtsverteilung für eine primäre Hypothyreose beträgt etwa Männer : Frauen = 1 : 5, während bei der sekundären Hypothyreose ein ausgeglichenes Verhältnis (Männer : Frauen = 1 : 1) besteht. Diese auch zentrale Hypothyreose genannte Form ist etwa tausendmal seltener als die primäre Funktionsstörung. Bevorzugt tritt die Unterfunktion zwischen dem 40. und 70. Lebensjahr auf und unterliegt geografischen und jahreszeitlichen Einflüssen.

Das so genannte hypoythreote Koma ist sehr selten und soll hier nicht weiter diskutiert werden.

Eine amerikanische Studie aus dem Jahre 1990 an einem nicht selektierten urbanen Kollektiv konnte erhöhte TSH-Werte in 7,3% der Untersuchten nachweisen, mit einer höheren Prävalenz des weiblichen Geschlechts (8,5% vs. 4,4%) sowie einer altersabhängigen Zunahme [1]. Bei über 60-Jährigen fanden sich erhöhte basale TSH-Werte (> 4,0 mU/l) in 13,2% [2] bzw. 4,4% (> 10 mU/l) [3]. Sämtliche Ergebnisse beziehen sich auf Gebiete ausreichender Iodversorgung.

Turnbridge und Mitarbeiter beobachteten im Rahmen der so genannten Wickham-Studie in Großbritannien bei 7,5% der Frauen und 2,8% der Männer erhöhte TSH-Werte [4]. Im weiteren 20-jährigen Follow-up dieser Population berichtete Vanderpump eine spontane jährliche Hypothyreoseinzidenz von 3,5/1000 (CI 2,8–4,5) und 4,1/1000 (3,3–5,0) für alle Formen der Hypothyreose [5]. Bei Männern lag die spontane Hypothyreoserate bei 0,6/1000/Jahr (0,3–1,2).

Eine ebenfalls groß angelegte aktuelle Untersuchung in den USA (NHANES III) zeigte bei 17.353 Amerikanern, die repräsentativ für die US-Bevölkerung sind, 4,6% elevierte Thyreotropinspiegel [6]. Hiervon bestand in 0,3% der Fälle eine manifeste Hypothyreose, 4,3% der Untersuchten wiesen eine latente bzw. milde Funktionsstörung auf. Diese Studie belegte wiederum die Altersabhängigkeit des Auftretens einer Schilddrüsenunterfunktion. Bei den über 65-Jährigen waren 1,7% manifest hypothyreot und 13,7% zeigten eine milde Hypothyreose. Ähnliche Verhältnisse fanden sich auch bei einer weiteren britischen Analyse [7]. Die in einer ärztlichen Praxis in Birmingham erhobenen Daten belegten eine hohe Rate von Hypothyreosen bei Frauen nach dem 60. Lebensjahr (manifest 2,0%, latent 9,6%). Noch deutlicher wurde dieser Zusammenhang anlässlich einer Reihenuntersuchung in Colorado (USA) dokumentiert, hier waren TSH-Spiegel > 10 mU/l als pathologisch erhöht definiert [8]. Bei den über 74-jährigen Frauen lag die Hypothyreose-Prävalenz bei 21%, 16% der Männer gleichen Alters wiesen eindeutig erhöhte TSH-Werte auf.

Das individuelle Risiko der Entwicklung einer hypothyreoten Funktionsstörung ist von einigen prädisponierenden Faktoren abhängig. Hier sind in erster Linie eine positive Familienanamnese und das Vorliegen anderer autoimmuner Erkrankungen (z.B. Nebenniereninsuffizienz, Vitiligo, perniziöse Anämie, Diabetes mellitus Typ 1) zu nennen. Besonders betroffen scheinen auch Frauen in der postpartalen Phase. Die Wahrscheinlichkeit der Entwicklung einer Hypothyreose („hazard rate") zeigt eine Zunahme mit steigendem Alter, eine ähnliche Beziehung fand sich hingegen nicht für das Auftreten einer Hyperthyreose. Weitere Determinanten, die im Kontext des bereits erwähnten Wickham-Surveys belegt werden konnten, betrafen in erster Linie das Vorliegen von Hinweisen auf eine Immunthyreopathie bzw. die „Ausgangsstoffwechsellage" [9]. So betrug das kumulative Risiko der Manifestation einer Unterfunktion für Frauen mit initial erhöhtem TSH 3%/Jahr bzw. 33% über 20 Jahre, bei positivem Schilddrüsen-Autoantikörper(AK)-Status wurden 2% der Frauen pro Jahr hypothyreot (kumulativ 27% über 20 Jahre). Eine Kombination aus erhöhtem TSH und positiven Autoantikörpern führte bei den Betroffenen zu 4% jährlicher Hypothyreose-Entwicklung (kumulativ 55% über 20 Jahre).

Der Spontanverlauf einer subklinischen Hypothyreose wurde auch im Rahmen einer niederländischen Studie untersucht [10]. Bei einer Prävalenz von ca. 6% (Frauen : Männer = 3 : 1) fand sich Normalisierung bei ca. 5%, der Übergang in eine manifeste Hypothyreose fand sich in 5–15% der Fälle per annum (erhöhtes Risiko bei Frauen und positiven Autoantikörpern).

Neben einer postinterventionellen Unterfunktion nach stattgehabter Schilddrüsenoperation bzw. Radioiodtherapie oder seltener nach perkutaner Radiatio des Kopf-/Halsbereiches stellt die Autoimmunthyreopathie (AIT) die häufigste Ursache einer Schilddrüsenunterfunktion dar.

Der Zusammenhang zwischen dem Auftreten einer chronischen, lymphozytären Thyreoiditis (LT) und der Iodversorgung wird schon seit längerem diskutiert [11, 12]. Diese Beobachtung stützt sich im Wesentlichen auf epidemiologische Daten sowie Tierexperimente. Auch unter Berücksichtigung der verbesserten Diagnostik scheint die Inzidenz der AIT zuzunehmen.

Diese Abhängigkeiten wurden zuletzt auch durch die dänische Arbeitsgruppe um Laurberg beschrieben [13]. Die so genannte DanThyr- (Danish Investigation of Iodine Intake and Thyroid Diseases) Kohorten-Studie untersuchte im Rahmen des allgemeinen Programms zur Verbesserung der Iodversorgung in der Bevölkerung 4.649 Probanden [14]. Hier fanden sich erhöhte Serum-TSH-Spiegel in 9,2%, Strumen in 12,1%, knotige Veränderungen (> 10 mm) in 29,7%, positive Antikörper-Titer gegen die Schilddrüsenperoxidase (TPO) oder Thyreoglobulin (Tg) in 18,8% der Untersuchten. Die unterschiedliche Prävalenz von erhöhten Serum-TSH-Werten bei verschiedenen Titerhöhen für TPO-AK and Tg-AK im Sinne einer deutlichen Zunahme konnte eindrücklich belegt werden.

Fazit: Bedingt durch die verbesserte Iodversorgung, ist auf lange Sicht von einer Zunahme von Immunphänomenen und daraus resultierenden Schilddrüsenfunktionsstörungen auszugehen. Die Alterung der Gesellschaft trägt sicher auch weiter zu dieser Entwicklung bei.

Literatur

[1] Bagchi N., Brown T. R., Parish R. F.: Thyroid dysfunction in adults over age 55 years: a study in an urban US community Arch Intern Med (1990) 150: 785–787.

[2] Rosenthal, M.J., Hunt, W.C., Garry, P.J., Goodwin, J.S.: Thyroid failure in the elderly-microsomal antibodies as discriminant for therapy. JAMA (1987) 258: 209–213.

[3] Sawin, C.T., Castelli, W.P., Hershman, J.P., McNamara, P., Bacharach, P.: The aging thyroid: thyroid deficiency in the Framingham Study. Arch Intern Med (1985) 145: 1386–1388.

[4] Tunbridge W. M. G., Evered D. C., Hall R. et al.: The spectrum of thyroid disease in a community: the Whickham survey. Clin Endocrinol (Oxf) (1977) 7: 115–125.

[5] Vanderpump M. P. J., Tunbridge W. M. G., French J. M. et al.: The incidence of thyroid disorders in the community: a twenty-year follow-up of the Whickham Survey. Clin Endocrinol (1995) 43: 55–68.

[6] Hollowell J. G., Staehling N. W., Flanders W. D. et al.: Serum TSH, T4, and thyroid antibodies in the United States Population (1988–1994): National Health and Nutrition Examination Survey (NHANES III). J Clin Endocrinol Metab (2002) 87: 489–499.

[7] Parle J. V., Franklyn J. A., Cross K. W., Jones S. C., Sheppard M. C.: Prevalence and follow-up of abnormal thyrotrophin (TSH) concentrations in the elderly in the United Kingdom. Clin Endocrinol (1991) 34: 77–83.

[8] Canaris G. J., Manowitz N. R., Mayor G., Ridgway C.: The Colorado thyroid disease prevalence study. Arch Intern Med (2000) 160: 526–534.

[9] Vanderpump M. P., Tunbridge W. M.: Epidemiology and prevention of clinical and subclinical hypothyroidism. Thyroid (2002) 12: 839–8847.

[10] Wiersinga W. M.: Subclinical hypothyroidism and hyperthyroidism. I. Prevalence and clinical relevance. Neth J Med (1995) 46: 197–204.

[11] Weetman A. P., McGregor A. M.: Autoimmune thyroid disease: further developments in our understanding. Endocr Rev (1994) 15: 788–830.

[12] Reinhardt W., Luster M., Rudorff K. H., Heckmann C., Petrasch S., Lederbogen S., Haase R., Saller B., Reiners C., Reinwein D., Mann K.: Effect of small doses of iodine on thyroid function in patients with Hashimoto's thyroiditis residing in an area of mild iodine deficiency. Eur J Endocrinol (1998) 139: 23–28.

[13] Laurberg P., Bulow Pedersen I., Knudsen N., Ovesen L., Andersen S.: Environmental iodine intake affects the type of non-malignant thyroid disease.Thyroid (2001) 11: 457–469.

[14] Bulow Pedersen I., Laurberg P., Knudsen N., Jorgensen T., Perrild H., Ovesen L., Rasmussen L. B.: A population study of the association between thyroid autoantibodies in serum and abnormalities in thyroid function and structure. Clin Endocrinol (Oxf) (2005) 62: 713–720.

1.3 Die Rolle von Thiozyanat in der Strumagenese unter besonderer Berücksichtigung des Rauchens

V. Brauer, H. Below, A. Kramer, R. Paschke

Problemstellung

Die alimentäre oder inhalative Aufnahme von Thiozyanat (SCN) gilt als eine Ursache der endemischen Struma [1–3]. In einigen epidemiologischen Studien wurde ein Zusammenhang zwischen SCN-reichen Ernährungsformen (Kohl) und einem pathologisch vergrößerten Schilddrüsenvolumen der Probanden vermutet [1–3]. Neuere experimentelle Untersuchungen zeigten jedoch, dass die alimentäre Aufnahme von SCN-reicher Kost zwar die Konzentrationen in Serum und Speichel erhöht [4, 5], nicht aber für eine goitrogene Wirkung als kritisch geltende SCN-Spiegel erzielt [4–7]. In Industriegebieten wird SCN in erheblichen Mengen direkt oder indirekt freigesetzt und kann über die nachfolgende inhalative Aufnahme strumigene Wirkungen entfalten [3]. Ein weiterer unabhängiger Risikofaktor für eine Erhöhung der Serum-SCN- bzw. Urin-SCN-Konzentration ist die Zyanidinhalation beim Rauchen [3]. So belegte eine aktuelle Untersuchung in Mecklenburg-Vorpommern, dass Raucherinnen im Vergleich zu Nichtraucherinnen höhere SCN-Urinexkretionen und höhere Schilddrüsenvolumina aufweisen [8]. Die mögliche strumigene Potenz von SCN wird unmittelbar vom Iodstatus der untersuchten Probanden beeinflusst [3, 9–11]. Eine Untersuchung aus dem Jahre 1990, u. a. im Raum Halle/Leipzig, zeigte eine Beeinflussung des Schilddrüsenvolumens durch SCN bei Iodid/SCN-Quotienten im Urin < 3 [3]. Bei gesteigerter Zufuhr von Zyanid und anderen Goitrogenen in Iodmangelgebieten ist eine Beeinflussung des Schilddrüsenvolumens durch diese Goitrogene wahrscheinlich. Dafür spricht auch der Zusammenhang von starkem Rauchen und Struma [8, 10]. 10 Jahre nach Wegfall eines Großteils der industriellen Zyanidbelastung im Ballungsraum Halle/Leipzig [12] untersuchten wir erneut die Bedeutung von SCN in der Strumagenese unter besonderer Berücksichtigung der Rauchgewohnheiten der Probanden.

Methode

In einer prospektiven Studie untersuchten wir die Schilddrüsen von 708 Probanden mittels hochauflösenden Ultraschalls [13–15]. Wir bestimmten darüber hinaus die Uriniod- und Urinthiozyanatexkretionen im Spoturin [16, 17]. Zur Eliminierung einer Verzerrung der Uriniod- und Urinthiozyanatexkretionen durch stark variierende Urinvolumina in 24 Stunden und Nierenfunktionen (Kreatininclearance) der Probanden korrelierten wir die Messwerte mit der jeweiligen Kreatininkonzentration der Teilnehmer. Zusätzlich eruierten wir die Rauchgewohnheiten der Probanden mittels Fragebogen.

Ergebnisse

Probanden mit Strumen (n = 79; 11%) zeigten sowohl signifikant höhere SCN-Konzentrationen im Urin als Probanden mit normalen Schilddrüsenvolumina (3,9 ± 2,8 vs. 3,1 ± 3,4mg SCN^-/g Kreatinin) als auch signifikant niedrigere Iodid/SCN-Quotienten im Urin als Probanden ohne Schilddrüsenerkrankung (41 ± 38 vs. 61 ± 71µg I^-/mg SCN^-/l). Die mittleren Uriniodkonzentrationen unterschieden sich hingegen nicht zwischen diesen beiden Gruppen.

Raucher wiesen signifikant erhöhte SCN-Konzentrationen im Urin im Vergleich zu Nichtrauchern auf (4,3 ± 4,3 vs. 2,4 ± 2,1mg SCN^-/g Kreatinin). Die SCN-Konzentrationen im Urin korrelierten bei Rauchern nicht mit dem Schilddrüsenvolumen (p = 0,6), bei Nichtrauchern hingegen tendenziell (p = 0,068, unabhängiger Einflussfaktor). ANOVA zeigte eine mögliche Prädiktion des Schilddrüsenvolumens durch Alter (p < 0,001), Geschlecht (p < 0,001), Körpergewicht (p < 0,05) und Rauchen (p < 0,05).

Schlussfolgerung

Unsere Untersuchung zeigt, dass insbesondere Rauchen (erhöht SCN-Spiegel durch Zyanidinhalation) ein unabhängiger Risikofaktor in der Strumagenese ist. Die SCN-Konzentrationen und die Iodid/SCN-Quotienten im Urin waren eher in der Lage, ein Risiko für eine Struma zu stratifizieren, als die Uriniodexkretionen allein. Die tendenzielle Korrelation der SCN-Konzentrationen mit dem Schilddrüsenvolumen bei Nichtrauchern belegt die Rolle von SCN als Kofaktor in der Genese einer Struma selbst nach Wegfall der meisten industriellen Detoxifikationsprodukte im Raum Halle/Leipzig. Die Deskription singulärer Risikofaktoren für eine Struma (Iodstatus,

alimentäre/inhalative Goitrogene, Rauchen) in einer Population wird einer Risiko-
stratifizierung bei multifaktorieller Genese der Struma nicht gerecht.

Literatur

[1] Delange F., Ermans A.: Endemic goiter and cretinism. Naturally occurring goitrogens.
     Pharmacol Ther (1976) 1: 57.
[2] Delange F., Vigneri R., Trimarchi F., Filetti S., Pezzino V., Squatrito S., Bourdoux P.,
     Ermans A. M.: Etiological factors of endemic goiter in north-eastern Sicily. J Endocrinol
     Invest (1978) 1: 137–142.
[3] Kramer A., Meng W., Reinwein D., Weuffen W., Below H., Ermisch U., Julich W. D.,
     Koch S., Kellner R., Meng S. et al.: Experimental and epidemiological studies on the in-
     terrelationship of thiocyanate and thyroid function. Z Gesamte Hyg (1990) 36: 383–387.
[4] Laurberg P., Andersen S., Knudsen N., Ovesen L., Nohr S. B., Bulow Pedersen I.:
     Thiocyanate in food and iodine in milk: from domestic animal feeding to improved
     understanding of cretinism. Thyroid (2002) 12: 897–902.
[5] Weuffen W., Franzke C., Thurkow B.: The alimentary ingestion, analysis and biological
     significance of thiocyanate. Nahrung (1984) 28: 341–355.
[6] Virion A., Deme D., Pommier J., Nunez J.: Opposite effects of thiocyanate an tyrosine
     iodination and hormone synthesis. Eur J Biochem (1980) 112: 1–7.
[7] Weuffen W., Kramer A., Below H., Bohland H., Julich W. D., Thurkow B., Burth U.:
     The thiocyanate ion as a physiologically significant active substance in living nature.
     Pharmazie (1990) 45: 16–29.
[8] Völzke H., Lüdermann J., Robinson D. H., Spieker K. W., Schwahn C., Kramer A.,
     John U., Meng W.: The prevalence of undiagnosed thyroid disorders in a previously
     iodine-deficient area. Thyroid (2003) 13: 803–810.
[9] Costa A., De Filippis V., Barbeni M., Bestagno M., Giraudi G., Grillo C.: Thiocyanates
     and iodine in endemic goiter in Italy. J Endocrinol Invest (1984) 7: 103–110.
[10] Knudsen N., Laurberg P., Perrild H., Bulow I., Ovesen L., Jorgensen T.: Risk factors
     for goiter and thyroid nodules. Thyroid (2002) 12: 879–888.
[11] Kramer A., Pitten F. A., Zöllner H.: Einfluss von Thiocyanat auf die Schilddrüse in
     Hinblick auf Empfehlungen für eine thiocyanatreiche Ernährung. Dt Lebensm Rund
     (1998) 1: 83–88.
[12] Seifert B., Becker K., Helm D., Krause C., Schulz C., Seiwert M.: The German En-
     vironmental Survey 1990/1992 (GerES II): Reference Concentrations of Selected En-
     vironmental Pollutants in Blood, Urine, Hair, House Dust, Drinking Water and Indoor
     Air. J Expos Analys Environm Epidemio (2000) 10: 552–565.
[13] Brauer V., Eder P., Miehle K., Wiesner T., Hasenclever D., Paschke R.: Interobserver
     variation for ultrasound determination of thyroid nodule volumes. Thyroid (2005) 15:
     1169–1175.
[14] Gutekunst R., Becker W., Hehrmann R., Olbricht T., Pfannenstiel P.: Ultrasonic diag-
     nosis of the thyroid gland. Dtsch Med Wochenschr (1988) 113: 1109–1112.
[15] Knudsen N., Bols B., Bulow I., Jorgensen T., Perrild H., Ovesen L., Laurberg P.: Vali-
     dation of ultrasonography of the thyroid gland for epidemiological purposes. Thyroid
     (1999) 9: 1069–1074.

[16] Jaffe M.: Über einen Niederschlag welchen Picrinsäure in normalem Harn erzeugt und
      eine Reaktion des Kreatinins. Z Physiol Chemie (1886) 10: 391–400.
[17] Below H., Weuffen W.: Zur Anwendbarkeit der Chlorcyan-Pyridin-Barbitursäure-Meth-
      ode für die Thiocyanatbestimmung in Serum und Urin. Wiss Z Univ Greifswald, Med
      R (1987) 36: 120–124.

1.4 Einflussfaktoren auf die Strumaentwicklung – Ergebnisse einer retrospektiven Analyse an einem Kollektiv von 304 strumektomierten Patienten der Chirurgischen Universitätsklinik Heidelberg

M. Klett, B. Wrede

Einleitung

Systematische Untersuchungen am Menschen zur Genese der Strumaentstehung liegen im Hinblick auf ernährungs- und umweltbedingten Faktoren in der Weltliteratur nur vereinzelt vor. In Deutschland beschränken sich die meisten Untersuchungen auf Iodmangel, strumigene Faktoren wie Thiozyanate, Nitrat und einschlägige Schilddrüsenerkrankungen, wie Hyperthyreose, Hypothyreose, Thyreoiditis unterschiedlicher Genese, Schilddrüsenzysten und Schilddrüsenkarzinome. Über weiter gehende Einflussfaktoren aus Ernährung, Umwelt und Lebensstil ist nur wenig bekannt.

Etwaige Zusammenhänge sollten deshalb zunächst im Rahmen einer retrospektiven Untersuchung von Strumaträgern, die sich einer Strumektomie unterzogen haben, untersucht werden.

Patienten und Methodik

In Zusammenarbeit mit der Chirurgischen Universitätsklinik Heidelberg wurden 304 Patienten, die sich in den Jahren 2001 und 2002 einer Strumektomie unterzogen haben, im Hinblick auf ihre Anamnese, Diagnose und Indikationsstellung zur Strumektomie und den dabei in der Klinikakte dokumentierten Befunden retrospektiv untersucht. Zusätzlich erfolgte eine gezielte Fragebogenerhebung zum Wohnort, Sozialstatus und Beruf, den Ernährungs- und Trinkgewohnheiten und dem allgemeinen Lebensstil. Die schriftlich eingegangenen Rückmeldungen wurden mittels eines individuellen Telefoninterviews validiert. Die Zuordnung zu bestimmten Trinkwasserversorgungsgebieten wurde für die Wohnorte vorgenommen, in denen der Proband die längsten Zeiträume ansässig war.

An der Studie beteiligten sich 263 von 304 Patienten (86,5%) im Alter von 17 bis 86 Jahren, davon 184 Frauen (70%) und 79 Männer (30%).

Einbezogen wurden alle Patienten, bei denen wegen einer Struma die Indikation zur subtotalen Strumektomie gestellt wurde. Nicht einbezogen wurden Patienten mit Schilddrüsenkarzinom.

Neben den Basisdaten zu den Kriterien Alter, Geschlecht und Diagnose wurden folgende Gesichtspunkte untersucht: Ausbildung, Iodzufuhr, Beruf, Umgebungsbedingungen am Arbeitsplatz, Ernährung (normal/vegetarisch), Rauchen, Medikamente (Antiepileptika, Lithium, Amiodarone), nichtalkoholische und alkoholische Getränke, Trinkwasserversorgungsgebiete.

Ergebnisse

Frauen wiesen mit 45,4 gegenüber 61,2 ml ein deutlich geringeres Strumavolumen ($p < 0,001$) auf.

Das Schilddrüsenvolumen zeigte beim Vergleich der Lebensalterstufen < 44 Jahre, 45–60 Jahre und > 60 Jahre ebenfalls signifikante Unterschiede ($p < 0,001$).

Hinsichtlich des Sozialstatus wiesen Hauptschüler mit 59,1 ml ein signifikant größeres ($p < 0,01$) Schilddrüsenvolumen auf als Patienten mit Realschul- (47,3 ml) oder Gymnasialabschluss (44,6 ml). Ernährungsbedingte Unterschiede des Schilddrüsenvolumens fanden sich für Patienten ohne (55,4 ml) und mit regelmäßigem Fischkonsum (44,3 ml) ($p < 0,01$). Das Schilddrüsenvolumen zeigte sich auch abhängig vom Bierkonsum: Das Schilddrüsenvolumen bei Bierkonsum > 1000 ml pro Woche unterscheidet sich signifikant von Probanden mit weniger oder gar keinem Bierkonsum (Abb. 1). Das Schilddrüsenvolumen von Rauchern (61,5 ml) war ebenfalls deutlich größer ($p < 0,05$) als von Nichtrauchern (47,1 ml) (Abb. 2).

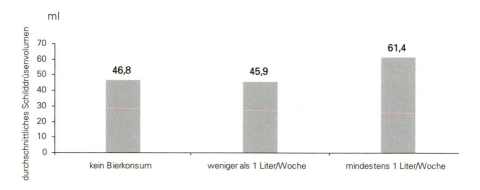

Abb. 1: Schilddrüsenvolumen nach Bierkonsum > 1000 ml/Woche ($p < 0,01$).

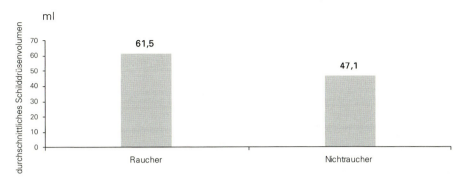

Abb. 2: Schilddrüsenvolumen bei Rauchern und Nichtrauchern (p < 0,05).

Ein besonders eindrucksvolles Ergebnis fand sich beim Vergleich der Abhängigkeit von den Wasserversorgungsgebieten (siehe Abb. 3). Hierbei fanden sich signifikante Unterschiede der Schilddrüsenvolumina (p < 0,05) zwischen den Probanden aus den Wasserversorgungsgebieten Pforzheim (28,8 ml), Heidelberg (32,0 ml) und Mannheim (40,8 ml) zu denen aus den Versorgungsgebieten Kurpfalz Mannheim (64,0 ml) und Hardtwald (62,0 ml), die mit deutlich höheren Schilddrüsenvolumina verbunden waren.

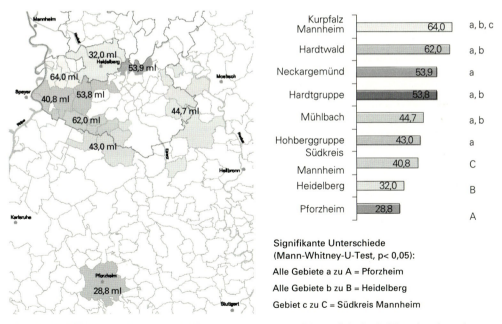

Abb. 3: Schilddrüsenvolumen nach Wasserversorgungsgebieten (Median). Die mit a, b und c bezeichneten Trinkwasserversorgungen unterscheiden sich bezüglich der Schilddrüsen-volumina von 64, 62 und 53,9 ml signifikant (p < 0,05) von den mit A, B, und C bezeichneten Gebieten mit Schilddrüsenvolumina von 28,8, 32 und 40,8 ml.

Diskussion

Die von Lebensalter, Geschlecht und Iodversorgung abhängigen Unterschiede des individuellen Schilddrüsenvolumens sind bekannt und vielfach dokumentiert. Dass auch das Bildungsniveau zu den Einflussfaktoren zählt, ist ebenfalls plausibel, weil zum einen das Bildungsniveau von wesentlichem Einfluss auf die Berufswahl ist und niedriges Bildungsniveau mit einer Zunahme der Raucherquote korreliert. Dass Raucherinnen größere Schilddrüsen als Nichtraucherinnen aufweisen, ist wissenschaftlich nachgewiesen. Dies gilt auch für Neugeborene rauchender Mütter [1, 4].

Etwas anders verhält es sich mit der Abhängigkeit der Schilddrüsengröße von Bierkonsum und den hinsichtlich der Trinkwasserqualität örtlich unterschiedlichen Trinkwasserversorgungsanlagen. In beiden Fällen können im Trinkwasser enthaltene strumigene Stoffe [2, 3] zu einer schlechteren Aufnahme und Verwertung von Iod führen, was vor allem in Iodmangelgebieten einen ursächlichen Zusammenhang erklären könnte. Auch ernährungsbedingte Faktoren spielen dann eine Rolle, wenn extreme Veganerkost zur Entstehung von Struma und Hypothyreose führt [5]. Dies gilt auch für die chronische Einnahme bestimmter Medikamente wie Antiepileptika, Lithium oder Antiarrhythmika.

Zu den strumigenen Substanzen im Trinkwasser zählt erhöhter Nitratgehalt, der als Folge einer Überdüngung landwirtschaftlich genutzter Böden entsteht. In bestimmten geogen definierbaren Bereichen finden sich aber auch Huminstoffablagerungen, deren Abbauprodukte strumigene Substanzen enthalten können [2, 3, 6]. Deren qualitative Beschaffenheit ist allerdings nur mit aufwendigen Labormethoden nachweisbar. Deshalb sieht die Trinkwasserverordnung keine Routinekontrolle der fakultativ vorkommenden und nicht durch zivilisatorische Eingriffe beeinflussten Huminstoffabbauprodukte vor, während andererseits das Trinkwasser routinemäßig mit einer einfachen Laborbestimmung auf überhöhten Nitratgehalt untersucht wird. Es ist daher nicht ausgeschlossen, dass auf dem Weg über Bierprodukte Huminabbaustoffe oder strumigene Abbauprodukte der im Biersud enthaltenen Pflanzenprodukte eine Rolle spielen könnten. Zuverlässige wissenschaftliche Erkenntnisse zu dieser Fragestellung sind der Weltliteratur aufgrund von Recherchen nicht zu entnehmen. Eine Klärung der aufgeworfenen Fragen erscheint daher sinnvoll.

Literatur

[1]   Chanoine J. P., Toppet V., Bourdoux P., Spehl M., Delange F.: Smoking during preg-
      nancy: a significant cause of neonatal thyroid enlargcmcnt. Br J Obstet Gynaecol (1991)
      98: 65–68.

[2]   Gaitan E. (Ed.): Environmental goitrogenesis. CRC Press Inc., Boca Raton (1989).

[3]   Jolley R. L., Gaitan E., Lee N. E., Lindsay R. H., Cooksey R. C., Hill J. R., Kelly K.:
      Resorcinol, a potent antithyroid compound, detected in the water supply of a Columbian
      district with endemic goiter. Am Chem Soc, Div Environ Chem (1983) 23: 179–183.

[4]   Klett M., Ohlig M., Manz F., Tröger J., Heinrich U.: Effect of iodine supply on neonatal
      thyroid volume and TSH. Acta Paediatr Suppl (1999) 432: 18–20.

[5]   Rabl W.: persönl. Mitteilung (1989).

[6]   Seffner W.: Natural water ingredients and endemic goitre – a review. Zbl Hyg (1995)
      196: 381–398.

1.5 Referenzwerte für Schilddrüsenfunktionstests in einem ehemaligen Iodmangelgebiet

H. Völzke, D. Alte, T. Kohlmann, J. Lüdemann, M. Nauck, U. John, W. Meng†

Zusammenfassung

Das Problem der Referenzwerte für Schilddrüsenfunktionstests wird derzeit kontrovers diskutiert. Diese Diskussion sollte die zugrunde liegende Iodversorgung einer Bevölkerung berücksichtigen.

Die Analysen wurden in einer populationsbasierten Stichprobe von 4.298 Personen der Study of Health in Pomerania (SHIP) durchgeführt. Personen mit bekannter Schilddrüsenerkrankung, mit erhöhten anti-TPO-Antikörpern und sonographischen Auffälligkeiten wurden von der Referenzpopulation ausgeschlossen.

Der Referenzbereich des Serum-TSH betrug 0,25–2,12 mU/l. Dieser Bereich entspricht nicht dem TSH-Referenzbereich, der kürzlich in einer US-amerikanischen Population erstellt wurde. Die Referenzbereiche für Serum-fT3 und -fT4 waren 3,8–7,0 pmol/l bzw. 8,3–18,9 pmol/l.

Bei der Etablierung von Referenzbereichen für Schilddrüsenfunktionstests in Populationen mit aktuellem oder gerade beseitigtem Iodmangel sollte beachtet werden, dass Personen mit sonographischen Auffälligkeiten der Schilddrüse von der Referenzpopulation ausgeschlossen werden.

Einleitung

Kürzlich wurden Daten der NHANES-III-Studie analysiert, um Referenzwerte für Schilddrüsenfunktionstests in der US-amerikanischen Bevölkerung zu etablieren [1]. Es interessiert die Frage, ob diese Referenzwerte auf andere Regionen übertragbar sind. In den USA konnte bereits vor mehr als 80 Jahren ein Iodprophylaxeprogramm eingeführt werden. Seither besteht in der US-amerikanischen Bevölkerung kein Iodmangel mehr. In den 1970er-Jahren wurde sogar eine tendenzielle Überversorgung der Bevölkerung mit Iod festgestellt. In Deutschland dagegen konnte erst vor 10

Jahren ein suffizientes Iodprophylaxeprogramm eingeführt werden. Gegenwärtig befindet sich die Iodversorgung hier auf einem niedrig-normalen Niveau. Diese Situation bedingt, dass in Deutschland trotz einer normalisierten Iodversorgung der Bevölkerung immer noch eine hohe Prävalenz iodmangelbedingter Schilddrüsenveränderungen nachzuweisen ist [2]. Viele dieser iodmangelbedingten Schilddrüsenveränderungen gehen zwar nicht mit einer Symptomatik einher [3], beeinflussen jedoch die Schilddrüsenhormonproduktion. Da Struma und Knoten oft nur sonographisch nachweisbar sind, sollte für die Erstellung von Referenzwerten in einer (ehemaligen) Iodmangelregion die Ultraschalluntersuchung eine unerlässliche Methode zum Ausschluss von Personen mit asymptomatischen Schilddrüsenveränderungen sein. Im Folgenden werden die wesentlichen Ergebnisse einer Originalarbeit [4] dargestellt, in der unsere Arbeitsgruppe dieser Hypothese nachgegangen ist.

Methoden

Für die Analysen wurden Daten verwendet, die im Rahmen der Study of Health in Pomerania (SHIP) erstellt worden sind. Mit SHIP ist eine für Vorpommern repräsentative Stichprobe der Bevölkerung im Alter von 20 bis 79 Jahren untersucht worden. Insgesamt wurden 4.310 Teilnehmer hinsichtlich häufiger Erkrankungen und ihrer Risikofaktoren umfangreich charakterisiert. Bezüglich Schilddrüsenveränderungen wurden die Studienteilnehmer anamnestisch, sonographisch (Echogenität, Struma und Knoten) und laborchemisch (TSH, fT3, fT4, anti-TPO-Antikörper) untersucht [2]. Die für die Bestimmung der Schilddrüsenfunktionstests verwendeten Methoden waren: TSH und fT4 (Byk Sangtec Diagnostica GmbH, Frankfurt) sowie fT3 (LU-MItest, Brahms, Berlin). Anti-TPO-Antikörper sind mittels ELISA ermittelt worden (VARELISA, Elias Medizintechnik GmbH, Freiburg). Serum-anti-TPO-Antikörperspiegel >200 IU/ml wurden als positiv angesehen [2]. Von der Referenzpopulation wurden all jene Personen ausgeschlossen, die eine bekannte Schilddrüsenerkrankung oder sonographische Auffälligkeiten bzw. positive anti-TPO-Antikörper aufwiesen. Die Referenzpopulation umfasste schließlich 1.488 Personen. Für die Erstellung der Referenzwerte wurden alle Daten alters- und geschlechtsstandardisiert behandelt, um möglichst repräsentative Ergebnisse für die Bevölkerung der Studienregion zu erhalten.

Ergebnisse

Die medianen TSH-Werte werden mit zunehmendem Alter kleiner. Personen mit bekannten Schilddrüsenerkrankungen unterscheiden sich diesbezüglich nicht von der Gesamtpopulation (Abb. 1). Im Vergleich zur erkrankungsfreien Population weisen sowohl Männer (Abb. 2) als auch Frauen (Abb. 3) mit Struma oder Knoten z.T. deutliche geringere Serum-TSH-Werte auf. Die Serum-TSH-Werte sind dagegen höher bei Personen mit positiven anti-TPO-Antikörpertitern (Abb. 4). Ähnliche Befunde lassen sich bei Personen mit echoarmem Schilddrüsenmuster nachweisen.

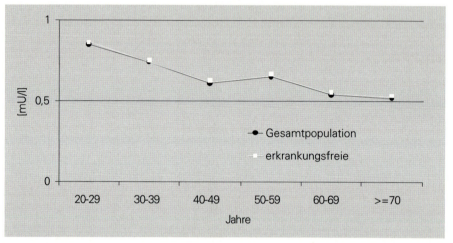

Abb. 1:   Mediane Serum-TSH-Werte in der gesamten und erkrankungsfreien Population in Abhängigkeit vom Alter.

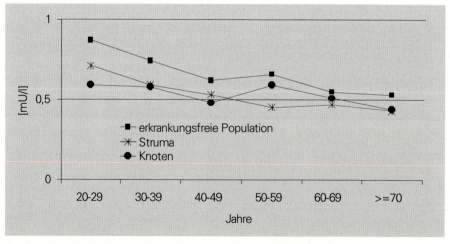

Abb. 2:   Mediane Serum-TSH-Werte bei Männern mit Struma oder Knoten im Vergleich zur erkrankungsfreien Population.

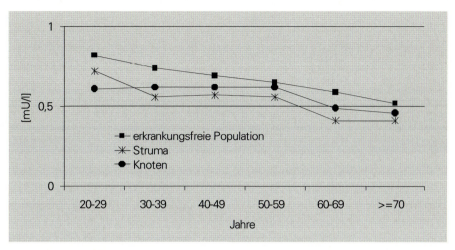

Abb. 3: Mediane Serum-TSH-Werte bei Frauen mit Struma oder Knoten im Vergleich zur erkran-kungsfreien Population.

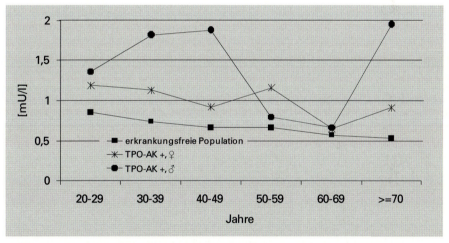

Abb. 4: Mediane Serum-TSH-Werte bei Personen mit positiven anti-TPO-Antikörpertitern (> 200 IU/ml) im Vergleich zur erkrankungsfreien Population.

Die von den Herstellern empfohlenen Referenzintervalle waren: TSH 0,3–3,0 mU/l, fT3 3,4–7,1 pmol/l und fT4 7,7–23,2 pmol/l. Die mit den SHIP-Daten in der Referenzpopulation erstellten Referenzbereiche für Serum-TSH, fT3 and fT4 sind 0,25–2,12 mU/l, 3,8–7,0 pmol/l bzw. 8,3–18,9 pmol/l. Insbesondere der untere Refe-renzwert des Serum-TSH entspricht nicht dem von NHANES III empfohlenen Wert. Bei Anwendung des von NHANES III etablierten unteren Referenzwertes würde die Prävalenz eines erniedrigten Serum-TSH in Vorpommern 24,3% betragen; wenn der in SHIP erstellte Wert Anwendung findet, beträgt die Prävalenz dagegen 7,7%. Die Prävalenz eines erhöhten Serum-TSH betrüge bei Nutzung der NHANES-Referenzwerte 0,8%, bei Nutzung der in SHIP erstellten Referenzwerte 3,0%

Diskussion

Die Abnahme der medianen Serum-TSH-Werte über das Alter ist typisch für ein (ehemaliges) Iodmangelgebiet und durch einen so genannten Kohorteneffekt erklärbar. Ältere Menschen haben längere Zeit unter Iodmangelbedingungen gelebt als jüngere. Bei älteren Menschen ist daher die Wahrscheinlichkeit größer als bei jüngeren, iodmangelbedingte Schilddrüsenerkrankungen wie Struma und Knoten zu entwickeln, deren funktionelle Bedeutung sich letztlich an den geringeren Serum-TSH-Werten ablesen lässt. In Regionen mit ausgeglichener Iodversorgung unterscheiden sich jüngere und ältere Menschen bzgl. ihrer Serum-TSH-Werte nicht voneinander [1].

Mit den vorliegenden Analysen kann gezeigt werden, dass zur Erstellung von Referenzbereichen für Schilddrüsenfunktionsparameter in einem (ehemaligen) Iodmangelgebiet Personen mit positiven anti-TPO-Antikörpertitern oder sonographischem Nachweis von Struma bzw. Knoten ausgeschlossen werden müssen. Der alleinige Ausschluss von Personen mit bekannter Schilddrüsenerkrankung ist nicht ausreichend für die Generierung einer Referenzpopulation.

Die Ergebnisse dieser Studie sind repräsentativ für Vorpommern. Es kann darüber hinaus davon ausgegangen werden, dass die vorliegenden Ergebnisse für (ehemalige) Iodmangelgebiete generalisierbar sind. Die erstellten Referenzbereiche sind allerdings nur für die hier verwendeten Labormethoden spezifisch.

Bei der Interpretation der Ergebnisse sollte allgemein Berücksichtigung finden, dass Laborreferenzwerte durch statistische Verteilungsmaße (2,5te und 97,5te Perzentile) definiert werden. Das Vorliegen erhöhter oder erniedrigter Laborwerte heißt also nur, dass sich diese Werte außerhalb dieser Verteilungsmaße befinden. Für die Entscheidung, ob ein Patient mit einem erhöhten oder erniedrigten Wert krank ist, müssen weitere klinische Charakteristika herangezogen werden. Zum Beispiel bleibt die Diskussion um die potenzielle Bedeutung von niedrigen Serum-TSH-Werten für kardiovaskuläre Morbidität und Mortalität von den vorliegenden Ergebnissen weitgehend unberührt [5]. Diese Ergebnisse sind ebenfalls nicht oder nur bedingt geeignet, in der aktuellen Diskussion um Definition und Therapie subklinischer Schilddrüsenfunktionsstörungen verwendet zu werden.

Es wird geschlussfolgert, dass die mit NHANES III analysierten Referenzbereiche für Schilddrüsenfunktionstests nicht auf (ehemalige) Iodmangelregionen übertragbar sind. Sollen Referenzwerte in einer solchen Region erstellt werden, müssen Personen mit sonographischen Auffälligkeiten von der Referenzpopulation ausgeschlossen werden.

Danksagung

Die Arbeit ist Teil des Community-Medicine-Forschungsverbundes (CMF) der Universität Greifswald. Er wird gefördert von dem Bundesministerium für Bildung und Forschung (Förderkennzeichen ZZ9603), dem Kultusministerium und dem Sozialministerium des Landes Mecklenburg-Vorpommern. Der CMF umfasst mehrere Projekte, die Daten aus der Study of Health in Pomerania analysieren (SHIP; http://www.community-medicine.de).

Literatur

[1] Hollowell J. G., Staehling N. W., Flanders W. D., Hannon W. H., Gunter E. W., Spencer C. A., Braverman L. E.: Serum TSH, T(4), and thyroid antibodies in the United States population (1988 to 1994): National Health and Nutrition Examination Survey (NHANES III). J Clin Endocrinol Metab (2002) 87: 489–499.
[2] Völzke H., Lüdemann J., Robinson D. M., Spieker K. W., Schwahn C., Kramer A., John U., Meng W.: The prevalence of undiagnosed thyroid disorders in a previously iodine-deficient area. Thyroid (2003) 13: 803–810.
[3] Grabe H. J., Völzke H., Lüdemann J., Wolff B., Schwahn C., John U., Meng W., Freyberger H. J.: Mental and physical complaints in thyroid disorders in the general population. Acta Psychiatr Scand (2005) 12: 286–293.
[4] Völzke H., Alte D., Kohlmann T., Lüdemann J., Nauck M., John U., Meng W.: Reference intervals of serum thyroid function tests in a previously iodine deficient area. Thyroid (2005) 15: 279–285.
[5] Parle J. V., Maisonneuve P., Sheppard M. C., Boyle P., Franklyn J. A.: Prediction of all-cause and cardiovascular mortality in elderly people from one low serum thyrotropin result: a 10-year cohort study. Lancet (2001) 358: 861–865.

1.6 Die LISA-Studie – Studiendesign und erste Ergebnisse

M. Grußendorf, R. Vaupel, K. Wegscheider, LISA-Studiengruppe

Einleitung

Obwohl sich der Iodmangel im Strumaendemiegebiet Deutschland deutlich gebessert hat [8], ist die Struma – nach den letzten epidemiologischen Untersuchungen der Schilddrüsen-Initiative Papillon – noch immer eine der häufigsten Volkserkrankungen [24, 29].

Als Folge der unentdeckten Schilddrüsenerkrankungen werden jährlich etwa 100.000 Schilddrüsenoperationen und 60.000 Radioiodtherapien notwendig [13]. Zusätzlich ist L-Thyroxin das in Deutschland am häufigsten verordnete Medikament, obwohl aus pathophysiologischen Gesichtspunkten bei der medikamentösen Therapie der Struma eine L-Thyroxin/Iod-Kombinationstherapie oder eine alleinige Iodidtherapie sinnvoller wäre.

Dem steht gegenüber, dass es bisher zwar viele retrospektive [3–5, 11, 14, 15, 20], jedoch nur wenige prospektive placebokontrollierte Studien [9, 10,12, 23, 28] im Iodmangelgebiet Deutschland gibt, die sich mit der adäquaten medikamentösen Behandlung der Knotenstruma befassen.

In iodreichen Gebieten wurden in den letzten 20 Jahren insgesamt 10 prospektive placebokontrollierte Studien veröffentlicht [2, 6, 16, 17, 19, 21, 22, 25, 30, 31], deren Aussagekraft jedoch durch verschiedene methodische Begrenzungen eingeschränkt wird [1, 26], insbesondere wegen

- kleiner Fallzahlen (die größte Studie hat lediglich 123 Patienten eingeschlossen!),
- voll TSH-suppressiver L-Thyroxin-Therapie (die heute nicht mehr akzeptabel ist [27]).

Aus diesem Grund wurde von der LISA-Studiengruppe (s. Tab. 1) in Zusammenarbeit mit der Sektion Angewandte Endokrinologie sowie der Sektion Schilddrüse der Deutschen Gesellschaft für Endokrinologie (DGE) und dem Arbeitskreis Schilddrüse der Deutschen Gesellschaft für Nuklearmedizin (DGN) im Mai 2004 in Deutschland eine große multizentrische Studie begonnen: die LISA-Studie (Levothyroxin und Iodid in der Strumatherapie als Mono- oder Kombinationstherapie; Sponsor: Sanofi-Aventis, Berlin), die an einer ausreichend großen Anzahl an Patienten die verschiedenen Behandlungsstrategien untersucht. Studiendesign und erste Ergebnisse sollen im Folgenden dargestellt werden.

Tabelle 1: Teilnehmende Zentren an der LISA-Studie

Prof. Derwahl, Berlin	Prof. Mönig, Kiel	Prof. Reiners/Dr. Luster, Würz-
Prof. Nawroth/PD Dr. Kasperk,	Dr. Reschke, Magdeburg	burg
Heidelberg	Drs. Eberhardt, Scheubeck,	Dr. Schumacher, Wolmirstedt
Prof. Grußendorf, Stuttgart	Peppert, Würzburg	Dipl. med. Walter, Salzwedel
Dr. Schönberger, Regensburg	PD Dr. Farahati, Bottrop	Dr. Glatzel, Hannover
Dr. Fondis, Berlin	Dr. Graf, Lüneburg	Dr. Abdel-Qader, Winsen/Luhe
Dr. Böhm, Straubing	Prof. Mende, Halle	Dr. Ulmer, Ludwigsburg
Dr. Wandel, Niemegk	Prof. Paschke, Leipzig	Dr. Klein, Künzing
PD Dr. Finke, Berlin	Dr. Laue-Savic, Bad Lauterberg	Dr. Großkopf, Wallerfing
PD Dr. Jahns/PD Dr. Ivancevic,	Drs. Fuchs-Hammoser, Seidel,	Dr. Dohmen, Rotenburg
Celle	Rautenberg, Berlin	Dr. Michael, Bremen
PD Dr. Feldkamp, Bielefeld	Dr. Seidlitz/Prof. Bogner, Berlin	PD Dr. Schirrmeister, Heide
PD Dr. Janssen, Essen	Dr. Kanitz, München	Dr. Buller, Lüneburg
Dr. Stamm, Homburg/Saar	Prof. Schumm-Draeger, München	Dr. Hennig, Bayreuth
Prof. Kahaly, Mainz	Dr. Grußendorf, Stuttgart	Dr. Grau, Amberg
Prof. Grünwald/Dr. Diehl,	Dr. Ruf, Wadern	Dr. Felgner, Berlin
Frankfurt	Dr. Dietrich, Ulm	Dr. Fießelmann, Berlin
Prof. Brabant, Hannover	Prof. Palitzsch, München	PD Dr. Diederich, Berlin

Methodik

Eine ausführliche Beschreibung wurde kürzlich publiziert [7], bzgl. Details wird auf diese Arbeit verwiesen. Im Folgenden sollen nur die wichtigsten methodischen Ansätze beschrieben werden:

1. Ein- und Ausschlusskriterien: s. Tab. 2

Tabelle 2: Ein- und Ausschlusskriterien der LISA Studie

Einschlusskriterien
- Kaukasier männlich und weiblich
- Alter: 18–65
- TSH im mittleren Normbereich (0,6–3,0 mU/l)
- mindestens ein solider Knoten DM > 10 mm (zystischer Anteil < 20 Vol.%) in einer normal großen oder vergrößerten Schilddrüse

Ausschlusskriterien
- Schilddrüsentherapie innerhalb der letzten 3 Jahre
- vorangegangene Radioiodtherapie oder Operation
- bekannte fokale oder diffuse Schilddrüsenautonomien

- bekannte Autoimmunthyreopathie
- endokrine Orbitopathie
- Iod-Kontraindikation
- iodhaltige Medikation (z. B. Amiodaron)
- iodhaltige Röntgenkontrastmittel während der letzten 6 Wochen
- TPO-Antikörper (mehr als 2-facher Normwert)
- symptomatische KHK
- bestehende Schwangerschaft

2. Randomisierung

   Die Patienten werden zentral randomisiert und in 4 Gruppen eingeteilt:

   Gruppe 1: Placebo,

   Gruppe 2: Iodid 150 µg/Tag,

   Gruppe 3: L-Thyroxin (TSH-adaptiert [s.u.]),

   Gruppe 4: Kombination aus Iodid 150 µg/Tag und L-Thyroxin (TSH-adaptiert [s.u.]).

3. Zielkriterien

   a. Hauptzielkriterium der Studie ist die Veränderung des Gesamtvolumens aller Schilddrüsenknoten nach 12-monatiger Therapie (Differenz zum Ausgangswert im Logarithmus des Gesamtvolumens aller Knoten mit Durchmesser über 0,5 cm).

   b. Nebenzielkriterien sind die entsprechenden Veränderungen im Strumavolumen, im maximalen Knotenvolumen und in der Anzahl der Knoten, insgesamt und nach Echogenitätsklassen.

4. Patientenvisiten

   Nachdem bei der ersten Untersuchung (Visite 1 [V1]) der Patient aufgeklärt wurde und seine Einverständniserklärung unterschrieben hat, werden die in Tab. 3 dargestellten Untersuchungen durchgeführt und der Patient zu einer nächsten Visite (V2) innerhalb von 4 Wochen wieder einbestellt. Bei V2 wird erneut sonographiert. Außerdem wird Serum zur Bestimmung des TSH sowie Urin zur Bestimmung der Iodausscheidung an das Zentrallabor geschickt. Zusätzlich bekommt der/die Patient(in) an diesem Tag die zentral randomisierte Prüfmedikation:

   - Placebo (Gruppe 1) oder
   - Iodid 150 µg/Tag (Gruppe 2) oder
   - L-Thyroxin 75 µg/Tag (Gruppe 3) oder
   - Thyronaiod 75 (enthält L-Thyroxin 75 µg + Iodid 150 µg) (Gruppe 4).

   Von dieser verblindeten Studienmedikation muss er/sie täglich 1 Tablette morgens ½ Stunde vor dem Frühstück einnehmen. Ein nächster Termin wird in 3 Monaten (+/- 14 Tagen) für V3 vereinbart. Die einzelnen Untersuchungen bei den Visiten V3, V4 und V5 sind in Tab. 3 dargestellt.

Tabelle 3: Untersuchungen bei den einzelnen Visiten

Visite 1 (Screening-Untersuchung bis -28 Tage):
- Anamnese (Ein- und Ausschlusskriterien!)
- klinischer Befund
- Sonographie
- evtl. Szintigraphie, Punktion (leitliniengerecht)
- Patienteninformationsübergabe, Besprechung und Unterschrift
- Labor: T4, T3, TSH, TPO-AK, kleines Labor (BB, K, Ca, Kr, gGT, GPT, AP)

Visite 2 (Beginn der Studie, 0 Mon.):
- klinische Untersuchung (RR, Puls, Größe, Gewicht, Kopf, Hals, Herz, Abdomen)
- Ein- und Ausschlusskriterien überprüfen
- erneute Sonographie: identischer Untersucher
- Serum- und Urinprobe: Einsendung an das Zentrallabor

Visiten 3 (3 Mon.) und 4 (6 Mon.):
- Zwischenanamnese (Compliance, Verträglichkeit, neue Medikamente?, unerwünschte Ereignisse?)
- RR, Puls
- Sonographie: identischer Untersucher
- Serumprobe: Einsendung an das Zentrallabor

Visite 5 (12 Mon.), Schlussuntersuchung:
- Zwischenanamnese (Compliance, Verträglichkeit, neue Medikamente?, unerwünschte Ereignisse?)
- klinische Untersuchung (RR, Puls, Größe, Gewicht, Kopf, Hals, Herz, Abdomen)
- erneute Sonographie: identischer Untersucher
- Serum- und Urinprobe: Einsendung an das Zentrallabor
- Labor: TPO-AK, kleines Labor (BB, K, Ca, Kr, gGT, GPT, AP)

5. Adaption der Studienmedikation nach dem TSH-Wert bei V3 in Gruppe 3 und 4
    Angestrebt ist eine individuelle Dosierung mit einem von der DGE empfohlenen
    Ziel-TSH unter Therapie von 0,2–0,8 mU/l.
    Das Zentrallabor sendet den bei V3 gemessenen TSH-Wert innerhalb von einem
    Tag per E-Mail an das Studienzentrum und empfiehlt folgende Adaption der
    Studienmedikation:
    - Bei TSH-Werten über 0,8 sollte die Studienmedikation in den Gruppen 3 und
      4 um 25 µg/Tag L-Thyroxin erhöht werden.
    - Bei Werten unter 0,2 sollte die Studienmedikation in diesen Gruppen um 25
      µg/Tag L-Thyroxin reduziert werden.
    Die verabreichten Iodid-Dosen in den Gruppen 2 und 3 bleiben bei allen gemessenen TSH-Werten konstant, ebenso natürlich das Placebo in Gruppe 1.
    Aber auch in dem Iodid- und Placeboarm wird die Studienmedikation immer
    neu ausgegeben. Durch diese sehr anspruchsvolle Logistik wird die Verblindung der Studienmedikation über den gesamten Behandlungszeitraum garantiert.
    Das Studienzentrum stellt die neuen Tabletten für den jeweiligen Patienten zusammen und schickt diese an den entsprechenden Prüfarzt, der die Schachteln

(blind) an den nur ihm bekannten Patienten weitersendet. Dieser hat bis zu der Zusendung die bisherige Medikation (von V2) weiter eingenommen, stellt jetzt auf die ihm zugesandte Medikation um und schickt die nicht aufgebrauchten Tabletten an den Prüfarzt zurück.

6. Compliance- und Qualitätskontrollen
   Bei jeder Kontrolluntersuchung (V3–V5) werden die Patienten eingehend zur Compliance und Verträglichkeit der Medikation befragt, außerdem wird die sonographische Verlaufskontrolle in der Regel vom selben Untersucher standardisiert durchgeführt (bei Ausnahmen wird dies vermerkt). Als zusätzliche Qualitätskontrolle dieser wichtigsten Untersuchungen der Studie werden an alle Zentren zwei Sonographiephantome verschickt (Idee und Realisation: C. Reiners und M. Luster, Würzburg), in denen mehrere Knoten verblindet sonographisch erfasst und ausgemessen werden müssen. Diese Daten werden – ebenso wie die regelmäßigen externen Qualitätskontrollen der TSH-Bestimmung (Methode: Immulite 2000, DPC Biermann) im Zentrallabor – ebenfalls erfasst und ausgewertet.

Ergebnisse

Rekrutierung

Es hat sich gezeigt, dass es heute in Deutschland auch in großen Zentren (Ambulanzen und Schwerpunktpraxen) nicht einfach ist, geeignete Patienten für die Studie zu finden. Insbesondere die Ausschlusskriterien „keine Vorbehandlung in den letzten 3 Jahren" und „negative TPO-Antikörper" haben dazu geführt, dass viele vorgescreente Patienten nicht eingeschlossen werden konnten. Trotzdem konnten in den letzten 18 Monaten in 49 aktiven Zentren 424 Patienten rekrutiert werden.

TSH-adaptierte L-Thyroxin-Therapie in Gruppe 3 und 4

Entblindete Ergebnisse können während der Laufzeit der Studie natürlich nicht veröffentlicht werden, jedoch können bereits die Fragen – zumindest partiell – beantwortet werden, ob
- die gewählte T4-Anfangsdosis in den Gruppen 3 und 4 richtig war und
- die TSH-Adaption zu dem gewünschten Erfolg geführt hat.

Diese Fragen können natürlich nicht hinsichtlich einer zu niedrigen L-Thyroxin-Dosis beantwortet werden (da Patienten mit Placebo oder Iodid ebenfalls einen „zu hohen" (> 0,8) TSH-Wert unter Therapie haben können), jedoch kann überprüft werden, wie viele Patienten nach der TSH-Adaption noch zu niedrig liegen.

In Abb. 1 sind die TSH-Werte aller bisher untersuchten Patienten bei den Visiten V2, V3, V4 und V5 dargestellt. Es zeigt sich, dass bei V3 (vor der TSH-Adaption) 19% der Patienten zu niedrige TSH-Spiegel aufweisen, bei V4 noch 11% und bei V5 nur noch 2% der Patienten.

Diese Verteilung ist akzeptabel, insbesondere wenn man beachtet, dass L-Thyroxin nicht nach Körpergewicht dosiert, sondern eine fixe Dosis initial gegeben wurde, die lediglich 1 x variiert wurde.

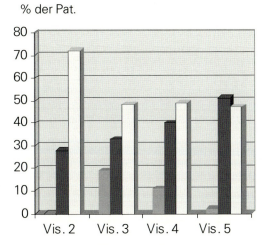

Abb. 1: Verteilung der TSH-Werte bei Visite 2 bis Visite 5. ■ <0,2; ■ 0,2–0,8; □ >0,8.

Diskussion

Das Studienkonzept und -design der weltweit größten Studie über die medikamentöse Therapie der Knotenstruma ist praktikabel und die TSH-adaptierte Dosierung der Prüfmedikation mit nicht zu hohem Aufwand bezüglich der Logistik realisierbar. Es ist bemerkenswert, dass die TSH-Werte nach der TSH-Adaption – nach dem bisherigen Kenntnisstand – weit überwiegend in dem gewünschten Bereich liegen, obwohl initial eine Standarddosis gegeben und nicht nach dem Körpergewicht dosiert wurde.

Die Rekrutierung wird in einem übersichtlichen Zeitraum abgeschlossen sein. Der hohe Standard der Qualitätskontrolle und die erwartete große statistische Aussagekraft der Ergebnisse lassen darauf hoffen, dass wir in etwa zwei Jahren wichtige neue Daten über die Behandlung der Knotenstruma zur Verfügung haben werden.

Literatur

[1] Castro M. R., Caraballo P. J., Morris J. C.: Effectiveness of thyroid hormone suppressive therapy in benign solitary thyroid nodules: a meta-analysis. J Clin Endocrinol Metab (2002) 87: 4154–4159.

[2] Cheung P. S., Lee J. M., Boey J. H.: Thyroxine suppressive therapy of benign solitary thyroid nodules: a prospective randomized study. World J Surg (1989) 13: 818–821.

[3] Clanget C., Hinke V., Pfeilschifter J.: Behandlung der euthyreoten Struma nodosa mit einer individuellen , TSH – adaptierten Kombination aus L-Thyroxin und 150 ug Jodid. Kassenarzt (2002) 29/29: 33–36.

[4] Feldkamp J., Seppel T., Mühlmeyer M. et al.: Terapie der endemischen Struma mit Jodid oder L – Thyroxin bei älteren Menschen] Dtsch Med Wochenschr (1996) 121: 1587–1591.

[5] Förster G., Krummenauer F., Hansen C. et al.: Individurll dosiertes Levothyroxin mit 150 ug Jodid versus 100 ug Levothyroxin kombiniert mit 100 ug Jodid. Dtsch Med Wochenschr (1998) 123: 685–689.

[6] Gharib H., James E. M., Charboneau J. W. et al.: Suppressive therapy with levothyroxine for solitary thyroid nodules. A double-blind controlled clinical study. N Engl J Med (1987) 317: 70–75.

[7] Grussendorf M., Vaupel R., Reiners C., Wegscheider K., LISA-Studiengruppe: Die LISA-Studie – eine randomisierte doppelblinde vierarmige Placebo-kontrollierte multizentrische Studie an 1000 Patienten über die medikamentöse Therapie der Struma in Deutschland: Studiendesign und erste Ergebnisse. Med Klin (2005) 100: 542–546.

[8] Hehrmann R.: Jod in Nahrungsmitteln – Aktueller Stand der Jodversorgung in Deutschland. Z Allg Med (2005) 81: 103–108.

[9] Hintze G., Emrich D., Köbberling J.:Treatment of endemic goitre due to iodine deficiency with iodine, levothyroxine or both: results of a multicentre trial. Eur J Clin Invest (1989) 19: 527–534.

[10] Hotze A., Bockisch A., Horst M., Grünwald F., Ruhlmann J., Ammari B., Biersack H. J.: Vergleich der Wirksamkeit von reinem Levo-Thyroxin und einem Levo-Thyroxin-Jodid-Kombinationspräparat in der Therapie der blanden Struma. NucCompact (1988) 19: 154–159.

[11] Hotze L. A., Wegscheider K.: Eine Vergleichstudie mit 2 L-Thyroxin-Jod-Kombinationen: Jodmangelstruma wird auch mit weniger Thyroxin kleiner. MMW Fortschr Med (2002) 144: 53.

[12] Kahaly G., Mihaljevic V., Beyer J. et al.: Thyroxin vs Jod und Thyroxin. Vergleich der TSH-suppressiven Wirkung. Schweiz Med Wschr (1989) 119: 59–64.

[13] Kahaly G. J., Dietlein M.: Cost estimation of thyroid disorders in Germany. Thyroid (2002) 12: 909–914.

[14] Klemenz B., Förster G., Wieler H. et al.: Studie zur Kombinationstherapie der endemischen Struma mit zwei unterschiedlichen Thyroxin/Iodkombinationen. Nuklearmedizin (1998) 37: 101–106.

[15] Kreißl M., Tiemann M., Hänscheid H. et al.: Vergleich der Wirksamkeit zweier verschiedenen dosierter Levothyroxin-Iodid-Kombinationen in der Therapie der euthyreoten diffusen Struma. Dtsch Med Wschr (2001) 126: 227–231.

[16] Larijani B., Pajouhi M., Bastanhagh M. H. et al.: Evaluation of suppressive therapy for cold thyroid nodules with levothyroxine: double-blind placebo-controlled clinical trial. Endocr Pract (1999) 5: 251–256.

[17] La Rosa G. L., Lupo L., Giuffrida D. et al.: Levothyroxine and potassium iodide are both effective in treating benign solitary solid cold nodules of the thyroid. Ann Intern Med (1995) 122: 1–8.

[18] Lima N., Knobel M., Cavaliere H. et al.: Levothyroxine suppressive therapy is partially effective in treating patients with benign, solid thyroid nodules and multinodular goiters. Thyroid (1997) 7: 691–697.

[19] Mainini E., Martinelli I., Morandi G. et al.: Levothyroxine suppressive therapy for solitary thyroid nodule. J Endocrinol Invest (1995) 18: 796–799.

[20] Meng W., Schindler A., Spieker K. et al.: Jodtherapie der Jodmangelstruma und Autoimmunthyreoiditis. Eine prospektive Studie. Med Klin (1999) 94: 597–602.

[21] Papini E., Bacci V., Panunzi C. et al.: A prospective randomized trial of levothyroxine suppressive therapy for solitary thyroid nodules. Clin Endocrinol (Oxf) (1993) 38: 507–513.

[22] Papini E., Petrucci L., Guglielmi R. et al.: Long-term changes in nodular goiter: a 5-year prospective randomized trial of levothyroxine suppressive therapy for benign cold thyroid nodules. J Clin Endocrinol Metab (1998) 83: 780–783.

[23] Pfannenstiel P.: Therapie der endemischen Struma mit Levothyroxin und Jodid. Dtsch Med Wochenschr (1988) 113: 326–331.

[24] Reiners C., Wegscheider K., Schicha H. et al.: Prevalence of thyroid disorders in the working population of Germany: ultrasonography screening in 96, 278 unselected employees Thyroid (2004) 14: 926–932.

[25] Reverter J. L., Lucas A., Salinas I. et al.: Suppressive therapy with levothyroxine for solitary thyroid nodules. Clin Endocrinol (Oxf) (1992) 36: 25–28.

[26] Richter B., Neises G., Clar C.: Pharmacotherapy for thyroid nodules. A systematic review and meta-analysis. Endocrinol Metab Clin North Am (2002) 31: 699–672.

[27] Sawin C. T., Geller A., Wolf P. A. et al.: Low serum thyrotropin concentrations as a risk factor for atrial fibrillation in older persons. N Engl J Med (1994) 331: 1249–1252.

[28] Schumm P. M., Usadel K. H., Althoff P. H., Strohm W. D., Maul F. D., Schöffling K.: Strumalangzeittherapie mit Thyroxin und Jodid. Inn Med (1983) 10: 2003–2007.

[29] Völzke H., Ludemann J., Robinson D. M. et al.: The prevalence of undiagnosed thyroid disorders in a oreviously iodine-deficient area. Thyroid (2003) 13: 803–810.

[30] Wemeau J. L., Caron P., Schvartz C. et al.: Effects of thyroid-stimulating hormone suppression with levothyroxine in reducing the volume of solitary thyroid nodules and improving extranodular nonpalpable changes: a randomized, double-blind, placebo-controlled trial by the French Thyroid Research Group. J Clin Endocrinol Metab (2002) 87: 4928–4934.

[31] Zelmanovitz F., Genro S., Gross J. L.: Suppressive therapy with levothyroxine for solitary thyroid nodules: a double-blind controlled clinical study and cumulative meta-analyses. J Clin Endocrinol Metab (1998) 83: 3881–3885.

1.7 Screeninguntersuchung in niedergelassenen Arztpraxen zur Überprüfung der Therapiequalität bei Patienten mit Struma diffusa und Struma nodosa

P.-M. Schumm-Draeger, R. Vaupel, K. Wegscheider

Einleitung

Aufgrund des über Jahrzehnte bestehenden Iodmangels ist die Prävalenz der diffusen und knotigen Iodmangelstruma in Deutschland sehr hoch. So hat das erste im Rahmen der Schilddrüseninitiative Papillon durchgeführte Ultraschallscreening (Papillon 1) gezeigt, dass von fast 100.000 untersuchten, vermeintlich gesunden berufstätigen Erwachsenen nahezu jeder Dritte sonographisch nachweisbare pathologische Veränderungen der Schilddrüse wie eine Struma diffusa oder Schilddrüsenknoten aufweist [1].

Vor dem Hintergrund der hohen Strumaprävalenz sowie möglicher Komplikationen im Langzeitverlauf [2] wird deutlich, dass vor allem effektive medikamentöse Therapiestrategien zur Behandlung der Iodmangelstruma von großer Bedeutung sind.

Bei der euthyreoten Iodmangelstruma steht die medikamentöse Therapie im Vordergrund. Pathophysiologisch gut begründet ist dabei die Kombination von L-Thyroxin und Iod [3].

Entscheidend für den Behandlungserfolg eines Levothyroxin-haltigen Therapieregimes ist ein Ziel-TSH-Wert im unteren Normbereich (0,3–1,2 mU/l), wie er auch von der Deutschen Gesellschaft für Endokrinologie empfohlen wird [4]. Eine vollständige Suppression der TSH-Sekretion, wie sie in der Nachsorge des differenzierten Schilddrüsenkarzinoms angestrebt wird, ist zu vermeiden. Bei fehlendem zusätzlichem Behandlungseffekt wird lediglich die Rate an unerwünschten Nebenwirkungen erhöht [5]. Liegt der TSH-Wert unter der Behandlung dagegen im mittleren bis oberen Normbereich, so stellt der hohe TSH-Wert sogar einen eigenständigen Wachstumsfaktor dar [6, 7].

In dem jetzt vorgestellten Screening (Papillon 3) wurde untersucht, inwieweit die Möglichkeiten einer medikamentösen Therapie bei Patienten mit gesicherter Struma diffusa oder nodosa in bundesdeutschen Praxen ausgeschöpft werden. Zielkriterium war dabei der TSH-Wert unter einer medikamentösen Langzeit-Therapie mit Schilddrüsenhormon.

Material und Methoden

Insgesamt nahmen an der Erhebung 3.170 niedergelassene Allgemeinmediziner, Praktiker und Internisten teil, die jeweils zehn unselektierte erwachsene Patienten mit gesicherter Struma diffusa und/oder nodosa und mindestens zweijähriger medikamentöser Behandlung in die Screeninguntersuchung einbrachten. Das Screening wurde von März bis August 2004 durchgeführt.

Für jeden Patienten wurde ein anonymisierter standardisierter Erhebungsbogen ausgefüllt, der folgende Daten erfasste: Alter und Geschlecht des Patienten, Art der Struma (diffusa oder nodosa), Therapiedauer, Art der eingesetzten Medikamente (Präparate- oder Wirkstoffname), Dosierung der Medikamente sowie den letzten bekannten TSH-Wert mit Datumsangabe der Bestimmung.

Bei der Betrachtung der TSH-Werte als Maß für die Therapiequalität wurden nur diejenigen Patienten berücksichtigt, die mit Schilddrüsenhormon behandelt wurden (L-Thyroxin-Monotherapie, L-Thyroxin/Iod-Kombinationstherapie oder T3/T4-Kombinationstherapie). Hauptzielkriterium der Erhebung war hier, inwieweit der unter der Therapie erreichte gemessene TSH-Wert im empfohlenen unteren Normbereich lag.

Ergebnisse

Insgesamt wurden von den teilnehmenden Ärzten die Daten von 31.715 Patienten dokumentiert. Mit 80,1% überwog der Anteil der Frauen. Das mittlere Alter der dokumentierten Patienten betrug bei den Frauen 52,8 Jahre und bei den Männern 54,0 Jahre.

Von den behandelten Patienten (n = 31.715) lag bei 12.114 Patienten (51,4%) eine Struma diffusa und bei 10.689 (45,4%) eine Struma nodosa vor.

Die durchschnittliche Therapiedauer lag in der betrachteten Patientenpopulation bei 6,8 Jahren und unterschied sich nicht wesentlich zwischen Männern (6,5 Jahre) und Frauen (6,9 Jahre).

Mit einer Kombination von L-Thyroxin und Iod wurden nur 28,1% der Patienten behandelt. Der überwiegende Anteil der Patienten (62%) erhielt L-Thyroxin als Monotherapie. Mit einer Kombination von T3/T4 wurden 262 Patienten (0,8%) therapiert. Eine alleinige Iodtherapie gaben die Ärzte bei 8,2% der Patienten als Therapieform an (Abb. 1).

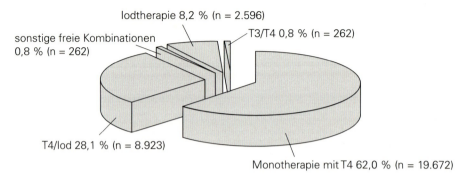

Abb. 1:   Prozentuale und absolute Verteilung der Therapieregime.

Von 23.548 Patienten, die ein L-Thyroxin-haltiges Therapieregime erhielten (L-Thyroxin/Iod, L-Thyroxin-Monotherapie oder T3/T4), lagen nur 40,3% im empfohlenen niedrig normalen TSH-Zielbereich (0,3–1,2 mU/l). Bei 23,6% der Patienten lag der TSH-Wert definitiv im pathologischen Bereich: 18,2 wiesen einen TSH-Wert < 0,3 mU/l auf und 5,4% einen TSH-Wert oberhalb von 4 mU/l. Bei 36,1% wurde ein TSH-Wert im mittleren bis hohen Normbereich (1,2–4,0 mU/l) angegeben (Abb. 2).

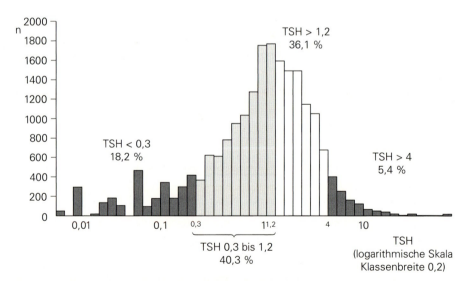

Abb. 2:   TSH-Verteilung in dem untersuchten Patientenkollektiv.

Der Zeitpunkt der letzten TSH-Messung lag bei 42,4% der Patienten (n = 9.982) 2 bis 5 Monate zurück, bei 32,7% 5,1–10 Monate und bei 21,9 % mehr als 10 Monate.

Diskussion

Als wichtigstes und gleichzeitig alarmierendes Ergebnis der Erhebung ist die Tatsache zu werten, dass nur 40% der Patienten den für ein optimales Therapieergebnis von der DGE empfohlenen niedrig normalen TSH-Bereich (0,3–1,2 mU/l) erreichten.

Die Mehrheit der Patienten war nicht ausreichend therapiert. Bei 41,5 % der mit L-Thyroxin-haltigen Therapieregimen behandelten Patienten war der TSH-Wert mit Werten über 1,2 mU/l zu hoch, um eine optimale Rückbildung oder Wachstumshemmung von Struma und/oder Schilddrüsenknoten zu erzielen. 5,4% der Patienten hatten sogar TSH-Werte oberhalb der Norm (> 4 mU/l), d.h. trotz einer Schilddrüsenhormontherapie bestand eine subklinisch hypothyreote Stoffwechsellage.

Bei weiteren 18,2% der Patienten lagen ebenfalls pathologische TSH-Werte unterhalb der Normgrenze von 0,3 mU/l vor. Hier muss entweder von einer iatrogenen subklinischen oder manifesten Hyperthyreose durch zu hohe Levothyroxin-Dosierungen ausgegangen werden, oder es wurde möglicherweise das Vorliegen einer klinisch relevanten Schilddrüsenautonomie übersehen.

Dieses Ergebnis signalisiert, dass Dosierungsempfehlungen für Schilddrüsenhormon in der Therapie der euthyreoten Struma mit Ausrichtung der Behandlung an einem niedrig normalen TSH-Wert in der Praxis zu wenig umgesetzt werden. Trotz regelmäßiger TSH-Untersuchungen bei der Mehrheit der Patienten wurde bei TSH-Werten außerhalb des empfohlenen Bereichs oft keine entsprechende Therapieanpassung durchgeführt.

Erstaunlich war insbesondere, dass nur 28,1% der Patienten mit der pathophysiologisch in der Strumatherapie am besten begründeten Kombination von Levothyroxin und Iod behandelt wurden. Hingegen erhielten 62% eine L-Thyroxin-Monotherapie und 0,8% eine Kombination von T3/T4. Bei diesen Patienten blieb somit der Iodmangel als wichtigste exogene Ursache für die Entstehung von Struma und Schilddrüsenknoten völlig unberücksichtigt.

Die Untersuchung legt nahe, dass ein großer Teil der Patienten mit diffuser oder knotiger Struma in deutschen Praxen medikamentös nicht ausreichend therapiert wird. Fehler werden vor allem bei der richtigen Dosierung von Schilddrüsenhormon, der Therapiekontrolle anhand des TSH-Wertes und der Wahl des Therapieregimes gemacht, wie sich am geringen Anteil einer L-Thyroxin/Iod-Kombination ablesen lässt. Es ist dringend erforderlich, von Seiten der Fachgesellschaft (z.B. Deutsche Gesellschaft für Endokrinologie [DGE] und hier der Sektion Schilddrüse der DGE) klare Behandlungsrichtlinien für die medikamentöse Therapie der euthyreoten Struma aktuell zur Verfügung zu stellen, um insbesondere für niedergelassene Allgemeinmediziner und Internisten zukünftig eine qualitätsgesicherte Vorgehensweise in der Strumatherapie zu ermöglichen.

Literatur

[1] Reiners C., Wegscheider K., Schicha H., Theissen P., Vaupel R., Wrbitzky R., Schumm-Draeger P.-M.: Prevalence of Thyroid Disorders in the Working Population of Germany: Ultrasonography Screening in 96,278 Unselected Employees. Thyroid (2004) 14: 926–932.

[2] Vitti P., Rago T., Tonacchera M., Pinchera A.: Toxic multinodular goiter in the elderly. J Endocrinol Invest (2002) 25: 16–18.

[3] Gärtner R., Dugrillon A.: Vom Jodmangel zur Struma. Pathophysiologie der Jodmangelstruma. Internist (1998) 39: 566–573.

[4] Schuppert F., Brabant G., Dralle H., Grüters A., Hehrmann R., Hintze G., Hüfner M., Kahaly G., Mann K., Saller B., Schicha H., Schumm-Draeger P. M., von zur Mühlen A.: Diagnostik und Therapie von Schilddrüsenkrankheiten. Empfehlung zur Qualitätssicherung – Teil II – Therapie von Schilddrüsenkrankheiten. Internist (1997) 38: 272–280.

[5] Hotze L. A., Wegscheider K.: Therapieverlauf bei euthyreoter Jodmangelstruma. Vergleich der Wirksamkeit und Verträglichkeit von zwei Levothyroxin-Jodid-Kombinationen. Fortschr Med (2002) 120: 37–41.

[6] Kimura T., Van Keymeulen A., Golstein J., Fusco A., Dumont J. E., Roger P. P.: Regulation of thyroid cell proliferation by TSH and other factors: A critical evaluation of in vitro models. Endocrine Reviews (2001) 22: 631–656.

[7] Goretzki P. E., Koob R., Koller C., Röher H. D.: Thyrotropin (TSH) stimulates cell growth and DNA synthesis in monolayer cultures of human thyrocytes independent of the adenylated-cyclase system. Acta Endocrinol (1987) 115: 273–280.

1.8 Aktuelle Ergebnisse einer Krankheitskostenstudie zu Schilddrüsenerkrankungen in Deutschland

C. Vauth, W. Greiner, J.-M. Graf von der Schulenburg

Hintergrund und Zielsetzung

Iodmangelbedingte Schilddrüsenerkrankungen gehören weltweit zu den am weitesten verbreiteten Krankheiten, von denen wiederum die Schilddrüsenvergrößerung den weitaus größten Anteil mit bis zu 70% stellt. Neben einer persönlichen oder familiären Disposition ist der Zusammenhang zwischen Iodmangel und der Ausbildung einer Schilddrüsenvergrößerung (Kropf/Struma) im Sinne einer Anpassungshyperplasie seit langem bekannt. Iodmangel wird demzufolge als wichtigste Ursache für die Ausbildung einer Struma angesehen.

Nach Angaben der WHO [7] leiden weltweit ca. 740 Millionen Menschen in 130 Staaten an iodmangelbedingtem Struma. Eine hohe Prävalenz für iodmangelbedingte Struma liegt im östlichen Mittelmeerraum (32%), in Afrika (20%) und Europa (15%) vor. Gemäß der WHO-Definition (Kropf-Inzidenz > 10%) zählt Deutschland zu den Endemiegebieten. Die Angaben zur Epidemiologie von Schilddrüsenerkrankungen in Deutschland schwanken in der Literatur und werden mit bis zu 50% und darüber angegeben.

Nach den Daten der Schilddrüseninitiative Papillon [6], welche im Rahmen der bundesweit größten Screeninguntersuchung über 91.000 berufstätige Personen sonographisch untersucht hat, beträgt die Prävalenz in der erwachsenen Bevölkerung in Deutschland im Bundesdurchschnitt 33%. Dabei ist zu beobachten, dass die Struma-Prävalenz mit dem Alter auf bis zu über 50% ansteigt. Ein ausgeprägtes Süd-Nord-Gefälle der Strumahäufigkeit ist in diesem Zusammenhang entgegen früherer klinischer Studienergebnisse nicht mehr festzustellen.

In Deutschland werden jährlich ca. 95.000 Menschen aufgrund einer Schilddrüsenerkrankung operiert. Die Entwicklung der Gesamtzahl der Schilddrüsenoperationen im Zeitverlauf ist nach Angaben des Statistischen Bundesamtes seit 1994 annähernd konstant [1].

Werden die Subpopulationen, wie in Abb. 1, analysiert, so zeigt sich, dass sich die Zahl der Operationen bei Patienten ab 55 Jahre teilweise deutlich erhöht hat, während die Zahl der Operationen insbesondere bei den unter 35-Jährigen um bis zu 35% abnahm. Die Entwicklung der Schilddrüsenverordnungen zeigt eine stagnierende Entwicklung bei den Thyreostatika sowie einen zunehmenden Trend bei den Schilddrüsenhormonen und iodidhaltigen Präparaten. Hier liefert Abb. 2 einen kurzen Überblick.

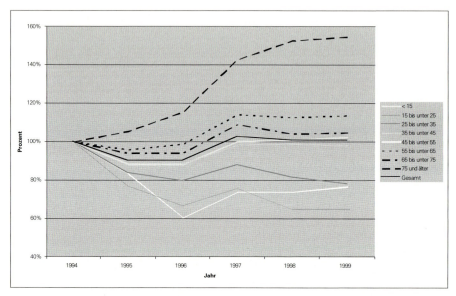

Abb. 1: Schilddrüsenoperationen 1994–1999 (Quelle: Gesundheitsberichterstattung des Bundes 2005 [1]).

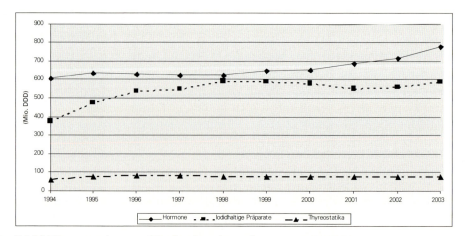

Abb. 2: Schilddrüsenverordnungen (Quelle: Arzneiverordnungsreport 2004).

Das Ziel dieser Studie ist die Berechnung der direkten und indirekten Kosten von Schilddrüsenerkrankungen in Deutschland. Dabei soll als Ergebnis nicht nur ein Betrag angegeben werden, sondern auch die Verteilung auf die unterschiedlichen Altersklassen der Zielpopulation.

Als weiteres Ziel soll in einem späteren Schritt die in direktem funktionalem Zusammenhang stehende kardiale Arrhythmie (als Folge einer Schilddrüsenfunktionsstörung) in die Kostenbetrachtung einbezogen werden, um so einen der medizinischen Wirklichkeit entsprechenden Eindruck der Kostenbelastung aufgrund von Schilddrüsenerkrankungen zu erhalten.

Methodik

Auf Basis des vollständigen Datensatzes einer großen bundesweit geöffneten Gesetzlichen Krankenkasse wurden retrospektiv für den Zeitraum Januar 2000 bis Dezember 2002 die Datensätze von 1,63 Mio. Versicherten hinsichtlich schilddrüsenspezifischer Arzneiverordnungen, Arbeitsunfähigkeitsepisoden sowie stationärer Aufenthalte analysiert. Anhand der im Datensatz festgestellten Prävalenz waren valide Krankheitskostenberechnungen für die Arzneiverordnungen, die Kosten der stationären Versorgung sowie der indirekten Kosten durch den Produktivitätsausfall möglich. Die Kosten der ambulanten Versorgung wurden mittels einer Expertenbefragung erhoben. Als Bezugsjahr für die Kostenberechnung gilt das Jahr 2005. Die Kosten der einzelnen Jahre wurden entsprechend mit einem Diskontsatz von 5% pro Jahr versehen.

Tab. 1 zeigt die Anzahl der Versicherten sowie die Verteilung auf Männer und Frauen für die Jahre 2000, 2001 sowie 2002 auf. Die Gesamtzahl beträgt jeweils ca. 116.000 Versicherte, davon ca. 72% Frauen und 28% Männer, die im jeweiligen Kalenderjahr eine Verordnung schilddrüsenspezifischer Arzneien erhalten haben.

Tabelle 1: Studienpopulation nach Geschlecht und Jahr

		GESCHL[a]			
		Häufigkeit	Prozent	Gültige Prozente	Kumulierte Prozente
Gültig	männlich	32779	28,4	28,4	28,4
	weiblich	82620	71,6	71,6	100,0
	Gesamt	115399	100,0	100,0	

		GESCHL[b]			
		Häufigkeit	Prozent	Gültige Prozente	Kumulierte Prozente
Gültig	männlich	32216	27,7	27,7	27,7
	weiblich	83917	72,3	72,3	100,0
	Gesamt	116133	100,0	100,0	

		GESCHL[c]			
		Häufigkeit	Prozent	Gültige Prozente	Kumulierte Prozente
Gültig	männlich	31725	27,3	27,3	27,3
	weiblich	84537	72,7	72,7	100,0
	Gesamt	116262	100,0	100,0	

a. Jahr = 2000; b. Jahr = 2001; c. Jahr = 2002

Die Auswertung erfolgte mit Hilfe des Programms SPSS in der Version 12.0.1. Die deskriptive Analyse für die variablen Arzneikosten, stationärer Aufenthalt sowie Arbeitsunfähigkeit beinhaltet die Darstellung des 95%-Konfidenzintervalls für den Mittelwert, die Standardabweichung, den Median sowie die graphische Darstellung des Streudiagramms und der Mittelwerte im Zeitverlauf. Im Rahmen der induktiven Statistik erfolgen Tests auf die Analyse von Subpopulationen (T-Test und einfaktorielle Varianzanalyse mit Post-Hoc-Test nach Duncan) und den Zusammenhang einzelner Variablen im Rahmen einer linearen Regression.

Ergebnisse

Die direkten Kosten von Schilddrüsenerkrankungen in Deutschland betragen aus Perspektive des Jahres 2005 zwischen 1,407 und 1,429 Mrd. € (Arzneikosten 0,189–0,194 Mrd. €, Kosten der ambulanten Versorgung 0,861–0,873 Mrd. €, stationäre Kosten 0,341–0,369 Mrd. €). Die indirekten Kosten aufgrund des Produktivitätsausfalls beziffern sich auf 0,185–0,213 Mrd. €. Dadurch ergeben sich aus gesamtwirtschaftlicher Betrachtung Kosten i.H.v. 1,593–1,642 Mrd. €.

Diskussion und Fazit

Bei der Betrachtung der Methodik und auch der Ergebnisse fällt zunächst die deutliche Diskrepanz zwischen den veröffentlichten Prävalenzdaten und der gemessenen Prävalenz im Datensatz auf. Nach den Ergebnissen von Papillon, Hampel und anderen [2, 3, 6] müssten fast zehnmal mehr Versicherte im Datensatz zumindest eine schilddrüsenrelevante Verordnung von Arzneimitteln erhalten haben, als dies tatsächlich der Fall war. Die Gründe dafür können heterogener Natur sein: Verzerrungen im Datensatz, Unterschätzung der Krankheit durch Betroffene und Ärzte, falsche Kodierung sowie eine Überschätzung durch die vorgenannten Autoren.

Der Punkt der Unterschätzung der Krankheit durch Betroffene und Ärzte spielt eine wesentliche Rolle bei der Bewertung der Prävalenzdaten. Bei der Schilddrüseninitiative Papillon [5, 6] wurde jede Person untersucht, die sich an dem Ultraschallscreening beteiligen wollte, d.h. sowohl offensichtliche Patienten mit bereits manifestierten Gesundheitsbeeinträchtigungen als auch subjektiv als gesund eingeschätzte Personen. Als Betroffene wurden Personen mit einer vergrößerten Schilddrüse definiert, ohne dass bereits eine Gesundheitsbeeinträchtigung eingetreten sein müsste, aufgrund dessen ein Arztbesuch notwendig ist. Somit stellt die bei Papillon und anderen gemessene Prävalenz (i.d.R. von Struma) eine Obergrenze des theoretischen Patientenkollektivs dar, und daher liegt wohl keine Überschätzung durch die vorgenannten Autoren vor. Die hier im Datensatz festgestellte Prävalenz stellt demgegenüber die praxisrelevante Gruppe der gesundheitlich betroffenen Patienten dar, die auch tatsächliche Leistungen innerhalb des GKV-Systems empfangen. Obgleich dieses nicht durch die Auswertung des Datensatzes zu belegen ist, liegt die Vermutung nahe, dass zu spät diagnostizierte Fälle von Schilddrüsenerkrankungen auch zu den schwerwiegenderen Krankheitsfällen führen und höhere Kosten verursachen. Wie aus den Daten zu ersehen ist, machen die stationären Kosten ca. 31% der direkten Krankheitskosten von Schilddrüsenerkrankungen aus. Eine Reduktion der Operationen kann hier deutliche Einsparungen erreichbar erscheinen lassen.

Beim Vergleich der Studienergebnisse mit denen anderer Publikationen fällt zunächst auf, dass selbst im Rahmen einer strukturierten und sehr breit angelegten Datenbankanalyse (Medline sowie Verlagsdatenbanken von Kluwer, Karger, Springer und Thieme mit den MeSH-Schlagworten Thyroid Disease AND [Costs and Cost Analysis OR Cost of Illness]) lediglich die Publikation von Kahaly und Dietlein [4] mit einem ähnlichen Studienziel identifiziert werden konnte. Die Autoren kommen darin zu dem Ergebnis, dass allein bei den iodmangelbedingten Struma ca. 1 Mrd. € gesamtwirtschaftliche Kosten in Deutschland anfallen. Die Methodik der Kostenberechnung (Top-Down mittels aggregierter Daten) ist der wesentliche Unterscheidungspunkt zum Studienansatz in der hier vorgestellten Studie. Während Kahaly und Dietlein auf amtliche und administrative Statistiken zurückgegriffen haben, die aufgrund der als problematisch zu bezeichnenden Datenqualität ein Herunterbrechen auf die konkrete Fragestellung erschweren, wurde hier wie beschrieben ein Bottom-Up-Ansatz mittels Primärdaten von lediglich pseudonymisierten Patientendaten genutzt. Dieses hat den Vorteil, keine weiteren Verzerrungen zu erhalten und insgesamt krankheitsspezifischere Daten zu generieren, die ein hohes Maß an Validität aufweisen.

Schilddrüsenbedingte Erkrankungen binden somit ein hohes Maß an Ressourcen im Gesundheitswesen (ca. 1% der GKV-Leistungsausgaben). Da die Chronifizierung im Zeitverlauf ohne geeignete Therapie zunimmt, ist zu prüfen, welche Präventions- und Therapieansätze unter dem Aspekt der Kosteneffektivität zu empfehlen sind.

Literatur

[1] Gesundheitsberichterstattung des Bundes: Anzahl der Patienten mit Operationen gemäß ICD-9 Ziffern 240–246. http://www.gbe-bund.de (2005).
[2] Grüning T., Zöphel K., Wunderlich G., Franke W. G.: Strumaprävalenz und Ioddefizit in Sachsen geringer als bisher angenommen. Eine Untersuchung sechs Jahre nach Abschaffung der generellen Speisesalziodierung. Med Klin (2001) 96: 1–8.
[3] Hampel R., Kuhlberg T., Klein K., Jerichow J. U., Pichmann E. G., Clausen V. et al.: Strumaprävalenz in Deutschland größer als bisher angenommen. Medizinische Klinik (1995) 90: 324–329.
[4] Kahaly G. J., Dietlein M.: Cost estimation of thyroid disorders in Germany. Thyroid (2002) 12: 909–914.
[5] Reiners C., Schumm-Draeger P. M., Geling M., Mastbaum C., Schonberger J., Laue-Savic A. et al.: Schilddrüsenultraschallscreening (Initiative Papillon). Internist (2003) 44: 412–419.
[6] Schilddrüsen-Initiative Papillon: Schilddrüsen-Ultraschall-Screening. http://www.schilddruese.de/pdf/download-seiten.pdf (2002).
[7] WHO: Nutration for health and development, a global agenda for combating malnutriation. WHO/NHD/00.6 (2000).

2 Klinik der Hypothyreose, Schweregrade, Organmanifestationen

2.1 Schweregrade der Hypothyreose von der latenten Hypothyreose zum Myxödem-Koma

H. Wallaschofski

Die Hypothyreose kennzeichnet ein Mangel an verfügbarem Schilddrüsenhormon. Die Übergänge von der normalen Schilddrüsenfunktion über die latente Hypothyreose zur klinisch manifesten Verlaufsform sind fließend, wobei das Myxödem-Koma die schwerste hypothyreote Stoffwechselentgleisung darstellt. Das klinische Bild der Erkrankung wird geprägt durch Ätiologie, Zeitraum bzw. Ausprägung der Unterversorgung der verschiedenen Organsysteme und bestehende Begleiterkrankungen. Der Beginn einer Hypothyreose ist immer schleichend, und schwere Symptome entstehen erst, wenn ein Großteil der Schilddrüsenfunktion erloschen ist.

Die häufigsten Beschwerden sind ausgesprochene Kälteintoleranz, Verstopfung, Gewichtszunahme, Dysmenorrhoe, Fatigue-Symptomatik oder Depression. Demgegenüber konnte aber gezeigt werden, dass in einer Untersuchung an 982 Patienten mit diesen Beschwerden nur 1,7% ein erhöhtes TSH > 5mU/l aufwiesen [1]. Billewicz [2] hat die Wertigkeit der klinischen Befunde bei Hypothyreose einer mathematischen Analyse unterworfen; zusammenfassend ist aber festzuhalten: Verlässliche klinische Symptome gibt es nicht. Dieses wird auch eindrucksvoll durch die Analyse der Symptomhäufigkeit in der Colorado Thyroid Disease Prevalence Study durch Ross an 25.862 Patienten bestätigt. Hier konnte gezeigt werden, dass sich Patienten mit latenter und manifester Hypothyreose gegenüber euthyreoten Probanden hinsichtlich typischer Beschwerden der Hypothyreose nicht wesentlich unterscheiden [3].

Als latente Hypothyreose wird ein Zustand mit erhöhtem basalem TSH bzw. gesteigerter TSH-Antwort im TRH-Test bei normwertigen Parametern für fT3 und fT4 bezeichnet. Eine Abgrenzung zum gesunden Schilddrüsenstoffwechsel erfolgt allein durch den TSH-Wert. Bei der manifesten Hypothyreose sind zusätzlich auch erniedrigte periphere Schilddrüsenhormone nachweisbar. Dementsprechend nimmt der Normwert für das TSH eine Schlüsselstellung für die Differenzierung von normalem Schilddrüsenstoffwechsel und latenter Hypothyreose ein [4]. Die Analyse des Schilddrüsenstoffwechsels in der Study of Health in Pomerania (SHIP) konnte zeigen, dass die Normalverteilung der TSH-Werte in einem ehemaligen Iodmangelgebiet in Deutschland wesentlich niedriger liegt, als bisher vermutet bzw. als sie in anderen epidemiologischen Studien aus Gebieten mit normaler Iodversorgung (z.B. NHANES) erhoben wurde (siehe Abb. 1). Die Ursache dafür ist nicht nur allein in der Verwendung unterschiedlicher TSH-Assays zu sehen, sondern ist sehr wahrscheinlich durch den vorbestehenden Iodmangel begründet. Dieser führt zur Häufung von mikroskopisch kleinen autonomen Adenomen, oft aufgrund von konstitutiv aktiven TSH-Rezeptor-Mutationen, die zu einer Absenkung des TSH führen. Diese Läsionen können sonomorphologisch nicht immer detektiert werden [6]. Zudem konnte in der Analyse der SHIP-Daten (n = 3.941) gezeigt werden, dass die latente bzw. manifeste Hypothyreose eine eher seltene Schilddrüsenerkrankung von 0,7 bzw. 1,2% in Deutschland darstellt [7].

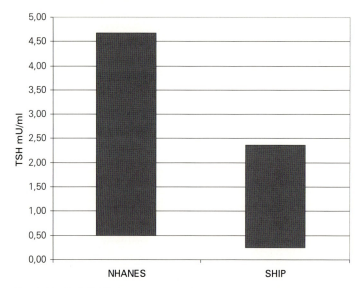

Abb. 1:   Vergleich der TSH-Referenzwerte [5].

Zusammenfassend ist festzuhalten, dass es verlässliche Symptome der Hypothyreose nicht gibt. Somit wird die Differenzierung einer Schilddrüsenstoffwechselstörung – insbesondere der latenten Hypothyreose – wesentlich vom Normbereich des TSH bestimmt. Aufgrund der oben genannten Unterschiede können die TSH-Normbereiche nicht unkritisch aus anderen Regionen übernommen werden, sondern müssen den Besonderheiten der Iodversorgung Rechnung tragen. Es bedarf unser aller Anstrengung, verlässliche und epidemiologisch abgesicherte TSH-Normwerte für Deutschland zu schaffen, die uns erlauben, eine sichere Trennung zwischen normalem Schilddrüsenstoffwechsel und latenter Hypothyreose vornehmen zu können.

Die unlängst publizierten Konsensus-Empfehlungen der amerikanischen Expertengremien der ATA, der AACE und der Endocrine Society zur Diagnostik und Therapie von latenten Schilddrüsenfunktionsstörungen basieren auf den Kriterien der Evidence-based Medicine, sind aber aufgrund der eingeschränkten wissenschaftlichen Datenlage recht starr und im klinischen Alltag nicht immer anwendbar [8, 9]. Aktuell ist umstritten, ob bei latenter Hypothyreose eine Therapie mit LT4 gerechtfertigt ist [9]. Deshalb wurde von den o.g. Gesellschaften eine Task Force gebildet, die alternative Interpretationen einiger Teilaspekte der latenten Schilddrüsenfunktionsstörungen darstellt, die einer klinischen Anwendung eher entsprechen [10]. Diese erlauben dem Kliniker, unter Berücksichtigung der wissenschaftlich begründeten Datenlage und seiner klinischen Erfahrungen eine individualisierte, dem Patienten angepasste Diagnostik und Therapie durchzuführen. Ein Vorschlag zur Diagnostik und Therapie ist hier in Abb. 2 dargestellt. Wesentlich erscheint hier der Aspekt der Diagnosesicherung bzw. -überprüfung, der individuellen Therapieentscheidung und insbesondere der Therapiekontrolle, da nach derzeitiger Datenlage 14% bis 21% der Patienten mit LT4-Therapie ohne Malignom einen TSH-Wert im Bereich der Hyperthyreose aufweisen [8, 9].

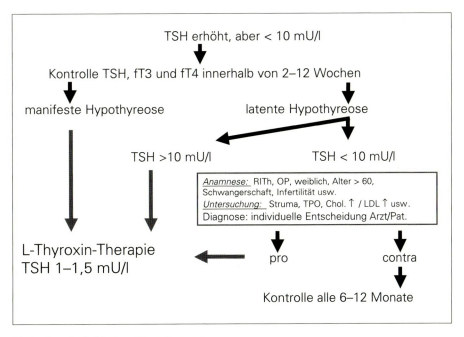

Abb. 2: Therapieentscheidung – Hypothyreose.

Das Myxödem-Koma ist eine sehr seltene, lebensbedrohliche Situation und Folge einer seit langer Zeit bestehenden Schilddrüsenunterfunktion. Es wird eine Prävalenz von ca. 0,22/1.000.000/Jahr angegeben. Klinisch imponieren neben den typischen äußeren Erscheinungen der Hypothyreose neurologische Störungen von der Apathie bis zur Somnolenz. Weiterhin wegweisend ist eine Störung der Thermoregulation mit Körperkerntemperaturen < 35 °C. Begleitend können Bradykardie, Bradypnoe, Hyponatriämie und Hypoglykämie als wichtige Symptome auftreten. Auslösende Faktoren sind Kälteexposition, Behandlung mit Sedativa und Infektionen [11–15].

In einer Umfrage an 800 Zentren in Deutschland, von denen sich aktiv 168 beteiligten, wurden im Zeitraum von 1993–1995 vierundzwanzig Patienten mit Myxödem-Koma bzw. schwerer Hypothyreose behandelt. Als ursächlich für die Hypothyreose konnte in 16 von 24 Fällen (67%) eine Hashimoto-Thyreoiditis detektiert werden, wobei die Erkrankung bei 15 von 16 Patienten nicht vorbekannt war. Bei sechs bzw. einem Patienten wurde keine LT4-Substitution nach Schilddrüsenoperation bzw. Radioiodtherapie verabreicht. Ein weiterer Patient hatte eine sekundäre Hypothyreose [16].

Derzeit wird eine Substitution von initial 500 μg LT4 i.v. als Bolus, folgend von 50–100 μg/Tag favorisiert [11–15]. Diese Substitutionstherapie beruht auf Erfahrungswerten und Fallberichten und ist nicht durch vergleichende Studien abgesichert. Die begleitende Therapie muss insbesondere eine Substitution mit Hydrokortison 200–300 mg/Tag, einen Ausgleich des Volumen- und Elektrolythaushaltes, eine adäquate Sauerstoffzufuhr (ggf. Beatmung) sowie Erwärmung (ggf. Beatmung) beinhalten. Zudem ist auf mögliche Hypoglykämien und Begleitinfektionen zu achten. Trotz adäquater intensivmedizinischer Therapie liegt die Mortalität bei 20 bis 70% [11–15, 17, 18].

Literatur

[1]   Schectman J. M., Kallenberg G. A., Shumacher R. J., Hirsch R. P.: Yield of hypothyroidism in symptomatic primary care patients. Arch Intern Med (1989) 149: 861–864.

[2]   Billewicz W. Z., Chapman R. S., Crooks J., Day M. E., Gossage J., Wayne E., Young J. A.: Statistical methods applied to the diagnosis of hypothyroidism. Q J Med (1969) 38: 255–266.

[3]   Ross D. S.: Serum thyroid-stimulating hormone measurement for assessment of thyroid function and disease. Endocrinol Metab Clin North Am (2001) 30: 245–264.

[4]   Mariotti S., Barbesino G., Caturegli P., Bartalena L., Sansoni P., Fagnoni F., Monti D., Fagiolo U., Franceschi C., Pinchera A.: Complex alteration of thyroid function in healthy centenarians. J Clin Endocrinol Metab (1993) 77: 1130–1134.

[5]   Völzke H., Alte D., Kohlmann T., Ludemann J., Nauck M., John U., Meng W.: Reference intervals of serum thyroid function tests in a previously iodine-deficient area. Thyroid (2005) 15: 279–285.

[6]   Völzke H., Ludemann J., Robinson D. M., Spieker K. W., Schwahn C., Kramer A., John U., Meng W.: The prevalence of undiagnosed thyroid disorders in a previously iodine-deficient area. Thyroid (2003) 13: 803–810.

[7]   Krohn K., Wohlgemuth S., Gerber H., Paschke R.: Hot microscopic areas of iodine-deficient euthyroid goitres contain constitutively activating TSH receptor mutations. J Pathol (2000) 192: 37–42.

[8]   Helfand M., US Preventive Services Task Force: Screening for subclinical thyroid dysfunction in nonpregnant adults: a summary of the evidence for the US Preventive Services Task Force. Ann Intern Med (2004) 140: 128–141.

[9]   Surks M. I., Ortiz E., Daniels G. H., Sawin C. T., Col N. F., Cobin R. H., Franklyn J. A., Hershman J. M., Burman K. D., Denke M. A., Gorman C., Cooper R. S., Weissman N. J.: Subclinical thyroid disease: scientific review and guidelines for diagnosis and management. JAMA (2004) 291: 228–238.

[10] Hossein Gharib R., Tuttle M., Baskin H. J., Fish L. H., Singer P. A., McDermott M. T.: Subclinical thyroid dysfunction: a joint statement on management from the American Association of Clinical Endocrinologists, the American Thyroid Association, and the Endocrine Society. J Clin Endocrinol Metab (2005) 90: 581–585.

[11] Ord W. M.: Cases of myxedema. Trans Clin Soc Lond (1879–80) 13: 15.

[12] Hylander B., Rosenqvist U.: Treatment of myxoedema coma – factors associated with fatal outcome. Acta Endocrinol (Copenh) (1985) 108: 65–71.

[13] Nicoloff J. T.: Thyroid storm and myxedema coma. Med Clin North Am (1985) 69: 1005–1017.

[14] Ringel M. D.: Management of hypothyroidism and hyperthyroidism in the intensive care unit. Crit Care Clin (2001) 17: 59–74.

[15] Fliers E., Wiersinga W. M.: Myxedema coma. Rev Endocr Metab Disord (2003) 4: 137–141.

[16] Reinhardt W., Mann K.: Incidence, clinical picture and treatment of hypothyroid coma. Results of a survey. Med Klin (1997) 92: 521–524.

[17] Yamamoto T., Fukuyama J., Fujiyoshi A.: Factors associated with mortality of myxedema coma: report of eight cases and literature survey. Thyroid (1999) 9: 1167–1174.

[18] Rodriguez I., Fluiters E., Perez-Mendez L. F., Luna R., Paramo C., Garcia-Mayor R.V.: Factors associated with mortality of patients with myxoedema coma: prospective study in 11 cases treated in a single institution. J Endocrinol (2004) 180: 347–350.

2.2 Hypothyreose und Herz-Kreislauf-System

G. J. Kahaly

Kardiovaskuläre Funktion

Die kardiovaskulären Symptome bei Hypothyreose stehen im unmittelbaren Gegensatz zu denen der Schilddrüsen- (SD-) Überfunktion (Tab. 1): Herzfrequenz und Kontraktilität sind vermindert, das Herzminutenvolumen sinkt, die diastolische Funktion und die Kreislaufzeit verlängern sich. Jedoch steigen auch bei Hypothyreose unter Belastung Herzfrequenz und Auswurffraktion an. Durch Erhöhung des arteriellen Widerstandes kommt es zu einer peripheren Vasokonstriktion mit Abnahme des Wärmeaustausches. Die kardialen Auswirkungen der SD-Unterfunktion sind durch eine Umverteilung der Myosin-Isoenzyme zugunsten des Isoenzyms V3 mit der schwächeren ATPase-Aktivität bedingt. Der Kalziumeinstrom in die Muskelzelle ist deutlich herabgesetzt, und die Zahl der ß-adrenergen Rezeptoren nimmt ab.

Tabelle 1: Kardiovaskuläre Veränderungen bei Hypothyreose

Klinik	EKG/Bildgebung	Hämodynamik
Bradykardie	QRS-Komplex ↑	Zirkulationszeit ↑
schwacher Puls	QT-Intervall ↑	syst. Gefäßwiderstand ↑
art. Hypertonie	abnorme Überleitung	diast. Blutdruck ↑
leise Herztöne	AV-Block	Kontraktilität ↓
Belastungsintoleranz	T-Wellen-Negativierung	diastolische Dysfunktion
Belastungsdyspnoe	Perikard/pleurale Ergüsse	Schlagvolumen ↓
Herzinsuffizienz	Perikardtamponade (selten)	Herzminutenvolumen ↓
Knöchelödeme	Aszites	Blutvolumen ↓

Bei Hypothyreose wird eine Verminderung der kardiopulmonalen Leistungsfähigkeit beschrieben. Mit Hilfe der Spiroergometrie konnten bei passagerer Hypothyreose ein normales Ventilationsverhalten und eine normale Sauerstoffaufnahme an der anaeroben Schwelle festgestellt werden. Das Atemminutenvolumen war nicht signifikant gegenüber der Kontrolle und der Euthyreose verändert. Die Patienten zeigten allerdings einen stärkeren Herzfrequenzanstieg, ausgehend von einem erniedrigten Ausgangswert bis zur anaeroben Schwelle, und erreichten deshalb eine größere Leistung.

Bei Patienten mit Myxödem wurde eine diastolische Hypertonie beschrieben, welche sich in einem Drittel der Fälle nach alleiniger Hormonsubstitution rückbildete. Eine De-novo-Entwicklung der Hypertonie wurde bei 28% hypothyreoter Patienten festgestellt, die aufgrund einer Thyreotoxikose zu stark hormonsuppressiv behandelt waren. Nach Rückkehr in eine euthyreote Stoffwechsellage bildete sich die Hypertonie zurück. Zudem wurde ein gesteigerter Vasopressin-Spiegel bei Patienten mit Hypothyreose gefunden, der ebenfalls mit einer peripheren Widerstandserhöhung einhergehen kann. Entsprechend konnte bei Kurzzeit-Hypothyreose eine signifikante Erhöhung des diastolischen Blutdruckes sowohl in Ruhe als auch für die Maximalwerte unter Belastung aufgezeigt werden, die sich nach Thyroxingabe rückbildete.

Durch Steigerung der Kapillardurchlässigkeit bei Hypothyreose kommt es zu exsudativen Höhlenergüssen (Perikard, Pleura). Die myokardiale Funktion wird außerdem durch Glykosaminoglykan-Einlagerung in den Herzmuskel beeinträchtigt. Die Hydrophilie der Glykosaminoglykane führt zu Ödem und Zunahme der interventrikulären Septumdicke, Muskelfaserschwellung und Basalmembranverdickung mit anschließender negativer Inotropie. Bei lange unbehandelter Hypothyreose kommt es zu einer Bindegewebsvermehrung und Lipideinlagerung im Myokard. In Tierexperimenten wurde belegt, dass ein Schilddrüsenhormonmangel die Koronarsklerose fördert und dass sich Atherome nach Gabe von SD-Hormonen zurückbilden können. Autopsiestudien haben ergeben, dass hypothyreote Patienten eine ausgedehntere Koronarsklerose haben als euthyreote Kontrollen. Aufgrund der angeführten Studienergebnisse ist eine vorsichtige und einschleichende Substitutionstherapie mit L-Thyroxin bei älteren Patienten mit länger bestehender und unbehandelter Hypothyreose empfehlenswert. Mit einer allmählichen Normalisierung der kardialen Funktion kann nach Erreichen einer Euthyreose gerechnet werden. In Notfallsituationen, wie das Myxödem-Koma, sind parenterale Gaben von T4 (ca. 500 µg/Tag), gegebenenfalls von T3 (15–25 µg/Tag) wegen der schlechten Resorptionsrate und des protrahierten Wirkungseintritts von oralem T4, erforderlich. Patienten mit koronarer Herzerkrankung und unbehandelter Hypothyreose stellen kein erhöhtes Risiko bei einer Herzkatheter-Untersuchung mit eventueller Gefäß-Dilatation dar.

Arrhythmie und Frequenzprofil

Der mangelnde thyreoidale Stimulus sowie die niedrige Inzidenz von Tachyarrhythmien und Extrasystolen führten zu der Annahme, dass die Hypothyreose antiarrhythmische Wirkung habe. So wurde anhand eines Tiermodells die Erhöhung der Kammerflimmern-Schwelle in Hypothyreose postuliert. Bei 25 Patienten mit primärer Hypothyreose führte die Substitutionstherapie mit L-Thyroxin (im Mittel 120 µg/Tag) nach 3,5

Monaten nicht zu einer Zunahme von ventrikulären Extrasystolen, jedoch zu einem geringen, nicht signifikanten Anstieg der supraventrikulären Extrasystolen. Übereinstimmend damit wurde in einer eigenen Untersuchung keine wesentliche Beeinflussung der Arrhythmierate nach Hormonsubstitution bei Kurzzeit-Hypothyreose nachgewiesen: Die Rate der ventrikulären Extrasystolen war in Kurzzeit-Hypothyreose sogar leicht gegenüber der Euthyreose erhöht. Die Herzfrequenz sinkt physiologischerweise in der Nacht unter parasympathischem Einfluss. Die Studienergebnisse zeigen bei Kurzzeit-Hypothyreose ein normales Herzfrequenztagesprofil, welches durch Hormonsubstitution unbeeinflusst bleibt. Nach Thyroxingabe führte der positiv chronotrope Effekt des SD-Hormons zu einer signifikanten Erhöhung der mittleren, der minimalen und der maximalen Tagesherzfrequenz.

Literatur

[1] Kahaly G. J., Dillmann W. H.: Thyroid hormone action in the heart. Endocrine Reviews (2005) 26: 704–728.

[2] Kahaly G. J., Matthews C. H., Mohr-Kahaly S., Richards C. A., Chatterjee V. K. K.: Cardiac involvement in thyroid hormone resistance. J Clin Endocrinol Metab (2002) 87: 204–212.

[3] Kahaly G. J., Kampmann C., Mohr-Kahaly S.: Cardiovascular hemodynamics and exercise tolerance in thyroid disease. Thyroid (2002) 12: 473–481.

[4] Kahaly G. J.: Cardiovascular and atherogenic aspects of subclinical hypothyroidism. Thyroid (2000) 10: 665–679.

[5] Hellermann J., Kahaly G. J.: Kardiopulmonale Beteiligung bei Schilddrüsenerkrankungen. Pneumologie (1996) 50: 375–380.

[6] Pies M., Hellermann J., Mohr-Kahaly S., Kahaly G. J.: Kardiovaskuläre Parameter bei passagerer Hypothyreose. Z Kardiol (1995) 84: 668–674.

[7] Kahaly G. J., Mohr-Kahaly S., Beyer J., Meyer J.: Left ventricular function analyzed by Doppler and echocardiographic methods in short-term hypothyroidism. Am J Cardiol (1995) 75: 645–648.

2.3 Hypothyreose – Stoffwechsel und Gastrointestinaltrakt

G. Brabant

Einleitung

Störungen gastrointestinaler Funktionen, welche zu klinisch erkennbaren Problemen führen, sind gemessen an der Häufigkeit anderer Symptome der Hypothyreose relativ selten. In neueren Untersuchungen [1] wird beispielsweise die Häufigkeit von Symptomen wie Obstipation und Gewichtszunahme bei Patienten mit primärer Hypothyreose nur in ca. 50–70% der Fälle beschrieben. Da auch nicht schilddrüsenkranke, ansonsten gesunde Kontrollen solche Symptome in 10 bis 40% angeben, handelt es sich hier um wenig spezifische Symptome, die nur selten diagnostisch genutzt werden können. Ähnliches gilt für andere klinische Zeichen wie Anorexie, Gewichtsverlust oder Dysphagie, die bei Hypothyreose etwas häufiger sind als in der Euthyreose. Klinisch sicherlich am wichtigsten und Indikation, diagnostisch nach einer Hypothyreose zu fahnden, sind Meteorismus, Obstipation und/oder Änderungen des Körpergewichts.

Gastrointestinale Motilität, transmuraler Nahrungstransport und Utilisation

Pathophysiologisch sind diese auf eine Veränderung des Transits der Nahrung durch den Intestinaltrakt zurückzuführen, wobei die Störung nur in Einzelfällen eine Ileussymptomatik auslöst [2]. Dabei ist sowohl die Magenentleerung als auch die Transitzeit im Dünndarm verlängert. Zusätzlich finden sich Hinweise auf eine Verzögerung der intestinalen Absorption einzelner Nahrungsbestandteile. Solide Daten zu diesen Veränderungen finden sich allerdings nur in der älteren Literatur in tierexperimentellen Studien, welche mit Methoden erhoben wurden, die heute nicht mehr allen Qualitätsstandards genügen. Danach lässt sich ein signifikanter Effekt zeigen, wobei die Transitzeit im Vergleich zur Euthyreose ca. verdoppelt wird [3]. Leider existieren gegenwärtig noch keine Studien, die moderne, nicht invasive Verfahren des intestinalen Transports, wie Ultraschall, NMR oder Kapselendoskopie, unter den Bedingungen von Hypo- und Euthyreose vergleichend zur Objektivierung der Befunde eingesetzt haben.

Diese Veränderungen in der intestinalen Transportaktivität haben auch Veränderungen im transmuralen Transport und in der Utilisation von Glukose zur Folge. Tierexperimentelle Studien zeigen eine signifikante Verlängerung mit einer Verdopplung des transmuralen Transports bei gleichzeitiger Verminderung der Glukoseutilisation und der Laktatproduktion [4]. Kürzlich konnten diese Befunde ebenfalls im Tiermodell mit modernen Methoden bestätigt werden. Unter den Bedingungen einer experimentellen Hypothyreose lässt sich eine deutlich reduzierte Glukoseutilisation nachweisen [5]. Die Pathophysiologie dieser Veränderungen ist inzwischen besser, wenn auch nicht umfassend, aufgeklärt worden. Eine Rolle von Leptin, welches wichtige Aufgaben in der Modulation der Insulinsensitivität hat, wurde diskutiert [5, 6]. Nach Untersuchungen von Iglesias [6] wie von Cettour-Rose [5] sind die Leptinspiegel in der Hypothyreose signifikant reduziert. Niedrige Leptinspiegel reduzieren die Insulinsensitivität durch direkte Interaktion mit dem Insulinabhängigen Signalweg, wie unter anderen auch unsere Arbeitsgruppe zeigen konnte [7]. Dies bedeutet, dass niedrigere Leptinspiegel auch die Glukoseutilisation über eine Modulation der Insulinwirkung beeinflussen können. Im Gegensatz zu den unter kontrollierten Bedingungen durchgeführten Tierexperimenten finden sich beim Menschen bisher keine einheitlichen Ergebnisse. Eine kürzlich von Zimmermann-Belsing durchgeführte Metaanalyse [8] findet Belege sowohl für einen Anstieg, Abfall oder für unveränderte Leptinspiegel in der Hypothyreose. Eine mögliche Erklärung sind die verschiedenen Aggregatformen von Leptin in der Zirkulation, da diese auch eigene physiologische Aufgaben zu haben scheinen. Es scheint möglich, dass beim Menschen Leptin in Form des rezeptorgebundenen Leptins die Energie steuernden Zentren des Hypothalamus reguliert [9]. Bei einem Abfall der Schilddrüsenhormonspiegel fällt das rezeptorgebundene Leptin ebenfalls ab, während das nicht rezeptorgebundene freie Leptin ansteigt. Da Leptin direkte stimulierende Effekte auf die sympathischen Efferenzen vom Hypothalamus in die Peripherie hat [10, 11], wird eine direkte Verbindung von sympathischer Aktivität mit Abfall in der Hypothyreose und Leptin verständlich. Testsysteme, die sowohl freies wie rezeptorgebundenes Leptin messen, können eine solche Differenzierung nicht vornehmen und sind möglicherweise Ursache für die oben beschriebenen heterogenen Resultate beim Menschen. Die beschriebenen Effekte können als wichtige Kofaktoren für die erniedrigte Sympathikusaktivität in der Hypothyreose gedeutet werden und werden durch humane Daten unter basalen wie stimulierten Bedingungen gestützt. In Studien durch Haluzik et al finden sich zudem im subkutanen Fettgewebe in der Hypothyreose signifikant niedrigere Noradrenalinkonzentrationen als unter euthyreoten Bedingungen [12]. Diese Untersuchungsergebnisse passen zu einer großen Anzahl von früheren Studien, die zeigen, dass insbesondere der Grundumsatz durch die Veränderung des Schilddrüsenhormonstatus moduliert wird, während die minimalen energetischen Anforderungen wenig moduliert werden und auch die fakultative Thermogenese nicht in gleicher Weise beeinflusst wird [13]. Es besteht eine negative Beziehung zwischen dem Schilddrüsenhormonstatus, gemessen an den TSH-Spiegeln, und dem Grundumsatz, wenn dieser auf die fettfreie Masse bezogen wird. Effekte auf den Grundumsatz werden allerdings nicht ausschließlich durch hypothalamische Faktoren, sondern, wie neueste Untersuchungen zeigen, auch über biliäre Modulatoren gesteuert.

Biliäre Steuerung

Eine weitere wichtige Einflussgröße von Schilddrüsenhormonen auf die gastrointestinalen Funktionen ist die in jüngster Zeit besser aufgeklärte Wirkung der Schilddrüsenhormone auf den Gallefluss, die Zusammensetzung der Galle, insbesondere die Ausscheidung von Gallensäuren und von Cholesterin. In-vitro-Untersuchungen am perfundierten Lebermodell legen nahe, dass der Gallefluss in der Hypothyreose signifikant erniedrigt ist [14]. Dagegen ist in derselben Untersuchung die biliäre Ausscheidung von Gallensäuren in der Hypothyreose signifikant erhöht und die von Cholesterin erniedrigt. Beim Menschen lässt sich mit Hilfe der ^{99m}Tc-HIDA-Szintigraphie ein signifikant verminderter Gallefluss in der Hypothyreose gegenüber der euthyreoten Kontrolle zeigen [15]. Dieser Befund hat praktische Konsequenzen, da die daraus resultierende lithogene Galle zu einer deutlich erhöhten Rate von Gallensteinen in der Hypothyreose führt. Sowohl die Cholezystolithiasis wie nach Operation die Rate an Choledochussteinen ist mit ca. 3-facher bzw. 7-facher Steigerung gegenüber den Erwartungswerten in der euthyreoten Situation dramatisch erhöht [16, 17]. Dies belegt einen wesentlichen Einfluss des Schilddrüsenhormonstatus sowohl auf die Zusammensetzung wie auch den Fluss der Galle. Ganz neue experimentellen Befunde stützen diese Daten und postulieren einen neuen metabolischen Regelkreis, in dem Gallefluss, Zusammensetzung der Galle und Energiestoffwechsel regulatorisch eng verzahnt sind.

Schilddrüsenhormone haben ein zentralen Einfluss auf die Steuerung eines Syntheselimitierenden Enzyms der Gallensäuresynthese, CYP7A1, welches Cholesterin in 7-alpha-Hydroxycholesterol umwandelt [18]. Triiodthyronin (T3) ist entscheidend in der Steuerung der Biosynthese von CYP7A1. Fehlt T3, kommt es zu einem Abfall der CYP7A-Synthese und im Weiteren zu einer verminderten Synthese von Gallensäuren. Da Cholesterin nicht mehr verstoffwechselt wird, ist eine Zunahme der Cholesterinkonzentration in der Zirkulation zu erwarten. Auch wenn offen bleibt, warum in dieser Situation die Konzentration von Cholesterin in der Galle zumindest nach einer einzelnen tierexperimentellen Studie abnimmt und die Konzentration der Gallensäuren erhöht ist, also eine erhöhte hepatische Ausscheidung einzelner Fraktionen ausgelöst wird, zeigen Untersuchungen mit so genannten „Knock-out"-Mäusen, bei denen CYP7A ausgeschaltet wurde, die zentrale Bedeutung dieses Weges und den Einfluss auf die zirkulierenden Cholesterinspiegel [19]. Untersuchungen in Tieren mit experimenteller Hypo- und Hyperthyreose unterstreichen die zentrale Bedeutung dieses Signalweges und von CYP7A für die Cholesterinspiegel und insbesondere für die zirkulierenden Serumkonzentrationen von LDL-Cholesterin [20]. Dies ist eine Erklärung für die enge Korrelation von Schilddrüsenhormonstatus, gemessen an den Serum-TSH-Spiegeln, und der Cholesterinkonzentration, wie sie in großen epidemiologischen Studien wie der Colorado Thyroid Disease Prevalence Study gezeigt worden sind [21]. Auch die Auswertung von Interventionsstudien mit Thyroxin in Metaanalysen belegen klar die Absenkung der LDL-Cholesterinspiegel und die parallel beobachteten Anstiege von HDL [22].

Der Schilddrüsenhormonstatus hat zudem wesentliche Einflüsse auf die Zusammensetzung der Galle. In der Hypothyreose nimmt die Taurocholsäurekonzentration der Galle wie die Gallensäurekonzentration signifikant zu, während gleichzeitig der Transport durch die Darmwand im unteren Intestinum signifikant in der Hypothyreose abnimmt [14, 23]. Während dieser Effekt pathophysiologisch unklar bleibt, geben die oben diskutierten Effekte von T3 auf CYP7A eine plausible Erklärung für den Abfall der Gallensäuren in der Hypothyreose.

Durch Befunde, welche erst 2006 publiziert wurden, werden diese Ergebnisse in einen neuen Regelkreises eingebettet. Die Arbeitsgruppe um Auwerx [24] konnte zeigen, dass Gallensäuren direkten Einfluss auf die Fettzellen im Versuchstier haben. Via eines cAMP-gekoppelten Rezeptors, TGR5, können Gallensäuren sowohl im Fettgewebe wie in der Muskulatur die intrazelluläre Aktivierung von Schilddrüsenhormonen beeinflussen. Unter einer Aktivierung des Rezeptors mittels der Gallensäuren wird die Typ-2-Deiodase (D2), die in den Zellen von Fettgewebe wie Muskulatur das Prohormon Thyroxin(T4) in T3 umwandelt, stimuliert und führt nachfolgend zu einer Aktivierung der so genannten „futile cycles". Dies bedeutet, dass Energie in Wärme umgewandelt wird, und erklärt, dass Tiere unter der Behandlung mit Gallensäuren trotz einer mit Fett angereicherten Diät im Gegensatz zu den Kontrollen nicht zunehmen. Der Effekt ist D2-spezifisch, da sich unter identischen Versuchsbedingungen in D2-Knock-out-Mäusen trotz Applikation von Gallensäuren keine Unterschiede zu den Kontrollen finden.

Zusammenfassung

Diese Ergebnisse zeigen einen neuen Regelkreis der Langzeitsteuerung der Energie-homöostase auf. Bei Nahrungsaufnahme wird der Gallefluss stimuliert. Parallel wird, insbesondere bei fettreicher Nahrung, die Sekretion von Gallensäuren und Cholsäure deutlich gesteigert. Diese werden im unteren Intestinum resorbiert, und diese Aufnahme wird durch Schilddrüsenhormone gesteuert. Das Ausmaß der postprandialen Erhöhung der Gallensäuren im Blut lässt erwarten, dass diese Effekte ausreichen, um zu einer Steigerung der rezeptorvermittelten, cAMP-abhängigen D2-Expression zu führen, die wiederum eine nahrungsabhängige Steigerung der Thermogenese auslöst. Dagegen finden sich keine Effekte der Gallensäuren auf die Nahrungsaufnahme. Eine Modulation des Schilddrüsenhormonstatus hat in diesem offensichtlich nicht hypothalamisch vermittelten Regelkreis erheblichen Einfluss auf die nahrungsab-hängige Thermogenese. In der Hypothyreose fällt die Gallensäurebildung durch eine Synthesehemmung von CYP7A ab. Damit wird auch die fettspezifische Wirkung von Gallensäuren auf die D2-Aktivität und damit die Aktivierung von T3 in thermo-genetisch aktivem Gewebe wie Muskel und Fett vermindert. Diese Daten ergeben mit den zentralen Wirkungen von Schilddrüsenhormonen ein neues Modell zum Verständnis der Modulation von Grundumsatz und nahrungsabhängiger Thermoge-nese durch Schilddrüsenhormone. Sie werden möglicherweise in nahe Zukunft zu neuen Ansätzen einer gezielten therapeutischen Modulation führen. Zwar ist nach den gegenwärtig bekannten Erfahrungen der Einsatz von Gallensäuren direkt durch hepatotoxische Nebenwirkungen limitiert [25], die Aufklärung des Signalweges er-laubt allerdings eine gezielte Evaluation neuer Liganden für den Einsatz als Phar-maka. Darüber hinaus werden bereits in Phase-II-Studien T3-Analoga getestet, die direkte Einfluss auf Grundumsatz und Lipidstoffwechsel, aber nur marginale kardiale Wirkungen ausüben [26]. Dies unterstreicht die Bedeutung der gastrointestinalen Steuerung via Schilddrüsenhormone und erlaubt Hoffnungen auf ein gezielteres Instrumentarium für die periphere Modulation der Schilddrüsenhormonwirkung.

Literatur

[1]   Wiersinga W. M.: Adult Hypothyroidism. (2006) http://www.thyroidmanager.org.
[2]   Tachman M. L., Guthrie G. P. Jr:. Hypothyroidism: diversity of presentation. Endocr Rev (1984) 5: 456–465.
[3]   Shafer R. B., Prentiss R. A., Bond J.H.: Gastrointestinal transit in thyroid disease. Gastroenterology (1984) 86: 852–855.
[4]   Khoja S. M., Kellett G. L.: Effect of hypothyroidism on glucose transport and metabo-lism in rat small intestine. Biochim Biophys Acta (1993) 1179: 796–806.
[5]   Cettour-Rose P., Theander-Carrillo C., Asensio C., Klein M., Visser T. J., Burger A.

G., Meier C. A., Rohner-Jeanrenaud F.: Hypothyroidism in rats decreases peripheral glucose utilisation, a defect partially corrected by central leptin infusion. Diabetologia (2005) 48: 624–633.

[6] Iglesias P., Alvarez Fidalgo P., Codoceo R., Diez J. J.: Serum concentrations of adipocytokines in patients with hyperthyroidism and hypothyroidism before and after control of thyroid function. Clin Endocrinol (Oxf) (2003) 59: 621–629.

[7] Brabant G., Muller G., Horn R., Anderwald C., Roden M., Nave H.: Hepatic leptin signaling in obesity. FASEB J (2005) 19: 1048–1050.

[8] Zimmermann-Belsing T., Brabant G., Holst J. J., Feldt-Rasmussen U.: Circulating leptin and thyroid dysfunction. Eur J Endocrinol (2003) 149: 257–271.

[9] Brabant G., Horn R., von zur Muhlen A., Mayr B., Wurster U., Heidenreich F., Schnabel D., Gruters-Kieslich A., Zimmermann-Belsing T., Feldt-Rasmussen U.: Free and protein bound leptin are distinct and independently controlled factors in energy regulation. Diabetologia (2000) 43: 438–442.

[10] Haynes W. G., Morgan D. A., Walsh S. A., Mark A L., Sivitz W. I.: Receptor-mediated regional sympathetic nerve activation by leptin. J Clin Invest (1997) 100: 270–278.

[11] Tank J., Jordan J., Diedrich A., Schroeder C., Furlan R., Sharma A. M., Luft F. C., Brabant G.: Bound leptin and sympathetic outflow in nonobese men. J Clin Endocrinol Metab (2003) 88: 4955–4959.

[12] Haluzik M., Nedvidkova J., Bartak V., Dostalova I., Vlcek P., Racek P., Taus M., Svacina S., Alesci S., Pacak K.: Effects of hypo- and hyperthyroidism on noradrenergic activity and glycerol concentrations in human subcutaneous abdominal adipose tissue assessed with microdialysis. J Clin Endocrinol Metab (2003) 88: 5605–5608.

[13] Silva J. E.: The thermogenic effect of thyroid hormone and its clinical implications. Ann Intern Med (2003) 139: 205–213.

[14] Gebhard R. L., Prigge W. F.: Thyroid hormone differentially augments biliary sterol secretion in the rat. II. The chronic bile fistula model. J Lipid Res (1992) 33: 1467–1473.

[15] Laukkarinen J., Sand J., Saaristo R., Salmi J., Turjanmaa V., Vehkalahti P., Nordback I.: Is bile flow reduced in patients with hypothyroidism? Surgery (2003) 133: 288–293.

[16] Honore L. H.: A significant association between symptomatic cholesterol cholelithiasis and treated hypothyroidism in women. J Med (1981) 12: 199–203.

[17] Inkinen J., Sand J., Nordback I.: Association between common bile duct stones and treated hypothyroidism. Hepatogastroenterology (2000) 47: 919–921.

[18] Inagaki T., Choi M., Moschetta A., Peng L., Cummins C. L., McDonald J. G., Luo G., Jones S. A., Goodwin B., Richardson J. A., Gerard R. D., Repa J. J., Mangelsdorf D. J., Kliewer S. A.: Fibroblast growth factor 15 functions as an enterohepatic signal to regulate bile acid homeostasis. Cell Metab (2005) 2: 217–225.

[19] Angelin B.: Telling the liver (not) to make bile acids: a new voice from the gut? Cell Metab (2005) 2: 209–210.

[20] Drover V. A., Agellon L. B.: Regulation of the human cholesterol 7ß-hydroxylase gene (CYP7A1) by thyroid hormone in transgenic mice. Endocrinology (2004) 145: 574–581.

[21] Canaris G. J., Manowitz N. R., Mayor G., Ridgway E. C.: The Colorado thyroid disease prevalence study. Arch Intern Med (2000) 160: 526–534.

[22] Danese M. D., Ladenson P. W., Meinert C. L., Powe N. R.: Clinical review 115: effect of thyroxine therapy on serum lipoproteins in patients with mild thyroid failure: a quantitative review of the literature. J Clin Endocrinol Metab (2000) 85: 2993–3001.

[23] Monteiro I. M., David E. S., Ferraris R. P.: Ontogenetic development of rat intestinal

bile acid transport requires thyroxine but not corticosterone. Pediatr Res (2004) 55: 611–621.

[24] Watanabe M., Houten S. M., Mataki C., Christoffolete M. A., Kim B. W., Sato H., Messaddeq N., Harney J. W., Ezaki O., Kodama T., Schoonjans K., Bianco A. C., Auwerx J.: Bile acids induce energy expenditure by promoting intracellular thyroid hormone activation. Nature (2006) 439: 484–489.

[25] Schoenfield L. J., Lachin J.M.: Chenodiol (chenodeoxycholic acid) for dissolution of gallstones: the National Cooperative Gallstone Study. A controlled trial of efficacy and safety. Ann Intern Med (1981) 95: 257–282.

[26] Baxter J. D., Webb P., Grover G., Scanlan T. S.: Selective activation of thyroid hormone signaling pathways by GC-1: a new approach to controlling cholesterol and body weight. Trends Endocrinol Metab (2004) 15: 154–157.

2.4 Schilddrüse und Psyche

J. Feldkamp

Es gibt eine enge Beziehung zwischen der psychischen Befindlichkeit des Menschen und seiner Schilddrüsenfunktion. Sowohl die Unterfunktion (Hypothyreose) wie auch die Überfunktion (Hyperthyreose) sind mit psychischen Symptomen gekoppelt. Die Skala der Symptomvielfalt reicht dabei von Antriebsarmut bis zur Agonie und von leichter innerer Unruhe bis zu Panikattacken und Psychosen mit wahnhaftem Erleben [9].

Sogar milde latente (so genannte subklinische Funktionsstörungen) der Schilddrüse können mit vermehrtem Angstempfinden einhergehen [12].

Neben den Funktionsstörungen der Schilddrüse selbst bestehen Zusammenhänge zwischen der Funktion der Schilddrüse und verschiedenen psychischen Erkrankungen. So wurden veränderte Schilddrüsenhormonkonzentrationen bei Patienten mit Erkrankungen aus dem depressiven Formenkreis, aber auch bei Patienten mit bipolaren Störungen (manisch-depressive Erkrankungen) gefunden.

Jahreszeitliche Stimmungsschwankungen sind vermutlich wesentlich durch Schilddrüsenhormone mit beeinflusst.

Zerebrale Entwicklung und Schilddrüsenfunktion

Eine Beziehung zwischen der Vollausprägung der Schilddrüsenunterfunktion und einer Psychose wurde 1873 von Gull erstmals beschrieben. Aber bereits Parry erkannte knapp ein Jahrhundert zuvor den möglichen Zusammenhang zwischen Schilddrüsenfunktion und zerebralen Fähigkeiten.

Für eine normale Entwicklung des Gehirns ist eine ausreichende Konzentration von Schilddrüsenhormonen zwingend erforderlich. Das Gehirn ist mit einer hohen Zahl von Schilddrüsenhormonrezeptoren ausgestattet [2]. Besteht nach der Geburt eine Unterfunktion der Schilddrüse, so können die intellektuellen Fähigkeiten des Kindes, abhängig vom Ausmaß der Dauer und Stärke der Hypothyreose, reduziert sein. In starken Iodmangelgebieten (Teile Afrikas und Chinas) werden heute noch schwerste intellektuelle und körperliche Entwicklungsstörungen als Folge einer angeborenen Schilddrüsenunterfunktion beobachtet (so genannter „Kretinismus"). Nach Einführung einer ausreichend iodierten Ernährung werden diese ausgeprägten Formen des Kretinismus in Europa kaum noch gesehen, auch dank der Einführung eines postnatalen TSH-Screenings zur Früherkennung der Hypothyreose.

Neueste Untersuchungen belegen bereits bei leichter Einschränkung der Schilddrüsenhormonversorgung der Mutter während der Schwangerschaft eine geringe Einbuße der Intelligenz des Kindes. Haddow et al. zeigten eine um vier Punkte herabgesetzte Intelligenzleistung (gemessen im Wechsler-Intelligenztest) von Kindern, die im Mutterleib einer leicht erniedrigten Schilddrüsenhormonkonzentration ausgesetzt waren, im Vergleich zu Kontrollkindern [7]. Obschon die Leistung dieser Kinder sich im Bereich des Normalen bewegt, ist der Einfluss der Schilddrüsenhormone erkennbar.

Hypothyreose und Depression

Das Vollbild einer Schilddrüsenunterfunktion kann neben den somatischen Symptomen mit zunehmender Antriebslosigkeit, Verlangsamung des Denkens und depressiver Stimmungslage bis hin zu völliger Agonie einhergehen. In seltenen Fällen kann sogar eine Psychose ausgelöst werden. Manche Patienten leiden unter Suizidgedanken.

Da die Hypothyreose sich oft sehr langsam und schleichend entwickelt, werden die Symptome nicht selten übersehen und die Diagnose verzögert gestellt. Da die Hypothyreose - meist als Folge einer Autoimmunthyreoiditis (Hashimoto-Thyreoiditis oder als atrophische Thyreoiditis) - mit zunehmendem Lebensalter immer häufiger wird, werden die Symptome häufig dem Alter zugerechnet. Nach dem 60. Lebensjahr leiden 0,2–2% der Erwachsenen an einer Unterfunktion der Schilddrüse [20].

Patienten in der Nachsorge nach behandeltem Schilddrüsenkrebs müssen für Ganzkörperszintigraphiekontrollen ihre Schilddrüsenhormonbehandlung gelegentlich für einige Wochen unterbrechen. Diese Patienten weisen oft ausgeprägte Symptome der Depression auf [10].

Eine Risikogruppe stellen auch Frauen nach der Geburt eines Kindes dar. In ca. 9% der Fälle kann sich eine Post-partum-Thyreoiditis mit erhöhten Schilddrüsenantikörperwerten und auch Funktionsstörungen der Schilddrüse entwickeln. Depressionen können dabei ein begleitendes Symptom sein. Nicht selten wird die neue Situation besonders beim ersten Kind im Sinne einer mütterlichen Überlastungsreaktion angesehen, bevor an die Möglichkeit einer Schilddrüsenerkrankung als Ursache gedacht wird.

In der Regel reicht es nach heutigem Kenntnisstand aus, eine reine Thyroxinsubstitution auch zur Behandlung der psychischen Symptome der Hypothyreose durchzuführen. Bei ungenügendem Ansprechen kann im Individualfall eine Kombinationsbehandlung mit einem T3/T4-Kombinationspräparat erfolgen.

Depressive Erkrankungen und Schilddrüse

Depressionen werden laborchemisch nicht selten durch ein so genanntes „Low-T3-Syndrom" gekennzeichnet. Diese Erniedrigung von Schilddrüsenhormonen findet sich auch bei somatischen Erkrankungen mit schweren Krankheitsverläufen und ist auf Intensivstationen ein häufig beobachtetes Phänomen. Daher wird das „Low-T3-Syndrom" als sekundärer Effekt und nicht krankheitsursächlich angesehen. Das Screening von Patienten, die wegen Depressionen behandelt werden müssen, zeigt in den meisten Fällen keine primär behandlungsbedürftigen Schilddrüsenerkrankungen, andererseits weisen besonders Patienten mit Hypothyreose nicht selten Symptome der Depression auf.

Patienten mit Erkrankungen aus dem depressiven Formenkreis weisen jedoch häufig auch Symptome auf, die typischerweise bei der Hypothyreose gesehen werden: Müdigkeit, Lethargie, Gewichtszunahme und Rückzug aus der sozialen Gemeinschaft. Eine Abklärung der Schilddrüsenfunktion sollte daher bei jedem Patienten mit neu aufgetretener Depression auf jeden Fall erfolgen, um somatisch therapierbare Erkrankungen nicht zu übersehen.

Trotz der scheinbar nicht ursächlichen Zusammenhänge zwischen Auftreten einer Depression und der Schilddrüsenfunktion gibt es eine Reihe von Daten und Untersuchungen, die eine pathogenetische Verbindung wahrscheinlich machen:
- überschießende Antwort von TSH (Thyreoidea stimulierendes Hormon) nach Gabe seines Releasinghormons TRH (Thyreotropin releasing hormon) bei ca. 10% der Patienten,
- abgeschwächte Antwort im TRH-Test bei ca. 25% der Patienten,
- bei 10–15% finden sich erhöhte Antikörper gegen Schilddrüsenantigene,
- hohe Konzentrationen von TRH in der Zerebrospinalflüssigkeit depressiver Patienten.

Das nur verzögerte Auftreten einer therapeutischen Antwort auf Antidepressiva bleibt in der Psychiatrie ein Hauptproblem in der Behandlung depressiver Störungen. In einer Reihe von Untersuchungen wurden die Effekte einer Schilddrüsenhormonzugabe (Triiodthyronin, T3) im Sinne einer Akzelerationstherapie in der Frühphase einer Depression bzw. nach kurzer Anbehandlung mit Antidepressiva im Sinne einer Augmentation untersucht. In der deutlichen Mehrzahl der Studien (5 von 6 placebokontrollierte Untersuchungen) zeigte sich dabei ein positiver Effekt der mit T3 behandelten Personen. Der Effekt der antidepressiven Medikation trat früher ein. Frauen sprachen auf die Behandlung besser an als Männer [1].

Stressauslösende Lebensereignisse und Schilddrüsenkrankheiten

Seit vielen Jahren wird ein Zusammenhang zwischen psychosozialem Stress und der Entwicklung von Schilddrüsenerkrankungen vermutet [21]. Besonders die Autoimmunerkrankungen werden in diesem Zusammenhang diskutiert. So existieren Einzelbeobachtungen, die die Entwicklung eines Morbus Basedow kurze Zeit nach existenzbedrohenden Ereignissen (z.B. nach Bombenangriffen im 2. Weltkrieg) aufzeigten. Es entstand der Begriff des „Schreckbasedow". Die möglichen psychosozialen Auslösefaktoren erklären jedoch nicht allein die Entstehung des M. Basedow. Für eine genetische Determinante spricht das gehäufte familiäre Vorkommen dieser Erkrankung sowie die Assoziation zu bestimmten Merkmalen der Gewebsantigene auf humanen Leukozyten (HLA). So werden die HLA-Allele HLA-B8, DR3 und BW35 häufiger bei Basedowpatienten als in der Normalbevölkerung gefunden. Mögliche weitere Zusammenhänge werden mit viralen und bakteriellen Antigenen gesehen, konnten jedoch bisher nicht bewiesen werden. Die Entwicklung eines M. Basedow muss daher als ein multifaktorielles Geschehen betrachtet werden.

Dem von außen auf den Menschen einwirkenden Stress kommt dabei möglicherweise eine den Krankheitsprozess triggernde Wirkung zu. Da Stress ein Begriff ist, der unterschiedlich interpretiert wird, ist es schwer, einzelne Ereignisse als sicher krankheitsauslösend für den Einzelpatienten zu bestimmen. Für einen Menschen kann zum Beispiel eine starke berufliche Anspannung stimulierend wirken, während ein anderer dies für sich als Belastung und Bedrohung verspürt. Um die Zusammenhänge zwischen Basedow und Auslösung der Erkrankung durch psychosoziale Faktoren zu untersuchen, wurden 70 Patienten und 70 Kontrollpersonen nach insgesamt 64 Lebensereignissen im Jahr vor der Krankheitsmanifestation befragt [18]. Basedowpatienten berichteten über signifikant mehr solcher Ereignisse als die gesunden Kontrollpersonen. Als belastende Lebensereignisse wurden Arbeitslosigkeit, Veränderung der Arbeitsatmosphäre, Konflikte mit dem Ehepartner, Krankenhausaufenthalt eines Angehörigen sowie finanzielle Schwierigkeiten angegeben. Harris und Mitarbeiter fanden bei 219 Basedowpatienten ein sechsfach höheres Risiko für belastende Lebensereignisse als bei 372 Kontrollpersonen [8].

Aber auch bei Patientinnen mit M. Basedow, die medikamentös über mindestens sechs Monate gut eingestellt waren, fanden sich in einer Cross-sectional-Studie deutlich mehr Symptome im Hinblick auf Ängstlichkeit, Depression und im Gesamtscore der psychosozialen Belastung als in der Normalbevölkerung [16].

Angststörungen und Schilddrüse

Bei Patienten in hyperthyreoter Stoffwechsellage werden nicht selten psychische Exzitationssymptome beobachtet. Einzelne Patienten erleiden sogar Panikattacken, die erstmals in der Schilddrüsenüberfunktion auftreten und nach Einleitung einer adäquaten Schilddrüsenbehandlung auch wieder dauerhaft verschwinden. Geht man von größeren Kollektiven von Patienten mit Angsterkrankungen aus, so sind direkte Zusammenhänge mit der aktuellen Schilddrüsenhormonlage bei Erkrankungsbeginn der psychischen Störung erwartungsgemäß nicht häufig vorhanden. Auf der anderen Seite konnten Gönen und Mitarbeiter erst kürzlich zeigen, dass Patienten auch mit subklinischen Störungen der Schilddrüsenfunktion höhere Ängstlichkeitsscores aufwiesen als gesunde Kontrollpersonen [6]. Eine Zunahme von Ängstlichkeit und Traurigkeit wurde auch von Denicoff bei Patienten gefunden, die eine Substitutionstherapie mit Schilddrüsenhormonen nach vorangegangener operativer Schilddrüsenentfernung ausgesetzt hatten [5].

Als Ursache der vermehrten Ängstlichkeit wird vor allem der permissive Effekt von Schilddrüsenhormonen auf die Wirkung der Katecholamine Adrenalin und Noradrenalin diskutiert. So konnten verschiedene Untersuchungen eine erhöhte Anzahl von Katecholaminrezeptoren in unterschiedlichen Gehirnregionen bei psychischen Erkrankungen nachweisen [19].

Jahreszeitliche Stimmungsschwankungen und Schilddrüsenhormone

Stimmungsschwankungen und depressive Störungen weisen saisonale Unterschiede in ihrer Auftretenshäufigkeit auf. Besonders in den Herbst- und Wintermonaten werden Depressionen manifest.

Auch die Schilddrüsenhormone weisen biologische saisonale Varianzen auf. Technisch besser zu messen als die freien Schilddrüsenhormone und als Reglerhormon besser zu verwerten sind die Werte für TSH (Thyreoidea stimulierendes Hormon). Neben tageszeitlichen Variationen des TSH-Wertes werden auch saisonale Unterschiede beobachtet. So sind die TSH-Werte am niedrigsten im Frühjahr und Sommer und am höchsten im Herbst und Winter. Bei Wissenschaftlern, die sich über lange Zeiträume in der Antarktis aufhalten, sind psychische Probleme ein bekanntes Phänomen. So nimmt der Score für Depressivität im Lauf der Zeit zu und die kognitiven Funktionen lassen nach. Die TSH-Alterationen im Lauf des Kalenderjahres sind in der Antarktis wesentlich prononcierter und lassen klare jahreszeitliche Unterschiede bereits in den kleinen Gruppen der untersuchten Wissenschaftler erkennen. Im Vergleich zu Placebo führt die Gabe von Schilddrüsenhormon dabei zu einer Verbesserung der kognitiven Leistungsfähigkeit und der Stimmungslage [11, 14]. Aus tierexperimentellen Untersuchungen ist bekannt, dass Kälteexposition und nur kurze tageszeitliche Lichtexpositionen die Typ-II-Deiodinase direkt stimulieren können. Hierdurch kommt es zu einem vermehrten Umbau von Thyroxin (T4) in das eigentlich wirksame Schilddrüsenhormon Triiodthyronin (T3) [13]. Dies ist ein möglicher Mechanismus, der auch beim Menschen wirksam sein könnte. Da T3 auch die Effekte von Serotonin, Katecholaminen und ß-Amino-Buttersäure verstärkt und eventuell sogar selbst eine Rolle als Neurotransmitter im Gehirn besitzt, ist es sehr wahrscheinlich, dass Schilddrüsenhormone jahreszeitliche Schwankungen in Stimmung und Verhalten beeinflussen [17].

Zusammenfassend finden sich eindeutige psychische Symptome bei Schilddrüsenfunktionsstörungen und Autoimmunerkrankungen der Schilddrüse. Andererseits weisen primär psychisch kranke Patienten Veränderungen der Schilddrüsenhormonkonzentrationen und des Reglerhormons TSH auf. Zum Teil scheint eine ergänzende Behandlung mit Schilddrüsenhormonen das Ansprechen auf die antidepressive Therapie in bestimmten Patientengruppen mit Depression zu unterstützen.

Die Autoimmunerkrankung M. Basedow entsteht häufig nach psychosozial belastenden Ereignissen. Vermutet wird dies auch für die Hashimoto-Thyreoiditis. Klare Untersuchungen hierzu fehlen noch. Ein jahreszeitlicher Zusammenhang zwischen Stimmungsschwankungen und der Funktion der Schilddrüse ist vorhanden.

Literatur

[1] Altshuler L. L. et al. Does thyroid supplementation accelerate tricyclic antidepressant response? A review and metaanalysis of the literature. Am J Psychiatry (2001) 158: 1617–1622.
[2] Baldini I. M. et al. Psychopathologic and cognitive features in subclinical hypothyroidism. Prog Neuro-Psychopharmacol Biol Psychiat (1997) 21: 925–935.
[3] Bunevicius R. et al. Effects of thyroxine as compared to thyroxine plus triiodothyronine in patients with hypothyroidism. New Engl J Med (1999) 340: 424–429.
[4] Clyde P. W. et al. Combined levothyroxine plus liothyronine compared with levothyroxine alone in primary hypothyroidism: a randomized controlled trial. JAMA (2003) 290: 2952–2958.

[5]   Denicoff K. D. et al. Neuropsychiatric manifestations of altered thyroid state. Am J Psychiatry (1990) 147: 94–99.

[6]   Gönen R. et al. Assessment of anxiety in subclinical thyroid disorders. Endocrine J (2004) 51: 311–315.

[7]   Haddow J. E. et al. Maternal thyroid deficiency during pregnancy and subsequent neuropsychological development of the child. New Engl J Med (1999) 341: 549–555.

[8]   Harris T. et al. Stressful life events and Graves' disease. Br J Psychiatry (1992) 161: 535–541.

[9]   Heinrich T. W., Grahm G. Hypthyroidism presenting as psychosis: myxedema madness revisited. J Clin Psychiatr (2003) 5: 260–266.

[10] Larisch R. et al. Depression and anxiety in different thyroid function states. Horm Metab Res (2004) 36: 650–653.

[11] Do N. V. et al. Elevation in serum thyroglobulin during prolonged antarctic residence: Effect of thyroxine supplement in the polar 3,5,3'-triiodothyronine syndrome. J Clin Endocrinol Metab (2004) 89: 1529–1533.

[12] Pies R. W. The diagnosis and treatment of subclinical hypothyroid states in depressed patients. Review. Gen Hosp Psychiatry (1997) 19: 344–354.

[13] Puig-Domingo M. et al. Activation of cerebrocortical type II 5'-deiodinase activity in Syrian hamsters kept under short photoperiod and reduced ambient temperature. Brain Res Bull (1989) 22: 975–979.

[14] Reed H. L. et al. Impairment in cognitive and exercise performance during prolonged antarctic residence: Effect of thyroxine supplementation in the polar triiodothyronine syndrome. J Clin Endocrinol Metab (2001) 86: 1110–1116.

[15] Sawka A. M. et al. Does a combination regimen of thyroxine (T4) and 3,5,3'-Triiodothyronine improve depressive symptoms better than T4 alone in patients with hypothyroidism? Results of a double-blind, randomized, controlled trial. J Clin Endocrinol Metab (2003) 88: 4551–4555.

[16] Scheffer C. et al. Chronic distress in patients with Graves' disease. Med Klin (München) (2004) 99: 578–584.

[17] Sher L. Thyroid hormones and seasonal mood changes Am J Psychiatr (2001) 155: 323.

[18] Sonino N. et al. Life events in the pathogenesis of Graves' disease. A controlled study. Acta Endocrinol (Copenh) (1993) 128: 293–296.

[19] Sulser F. Serotonin-norepinephrine receptor interactions in the brain: implications for the pharmacology and pathophysiology of effective disorders. J Clin Psychiatry (1987) 48: 12–18.

[20] Vanderpump M. P. et al. The incidence of thyroid disorders in the community: a twenty year follow-up of the Whickham Survey. Clin Endocrinol (Oxf) (1995) 43: 55–68.

[21] Winsa B. et al. Stressful life events and Graves' disease. Lancet (1991) 338: 1475–1479.

2.5 Schilddrüsenerkrankungen, Haut und Haare

R. Finke

Einleitung

Im Vergleich zur menschlichen Haut ist das Organ Schilddrüse mit durchschnittlich 15 g Gewebe vergleichsweise klein. Schilddrüsenhormone haben allerdings wesentliche Einflüsse auf die Haut, das Haar und die Hautanhangsgebilde. Schilddrüsenhormonrezeptoren wies man in fast allen Zellarten dieses Organsystems nach. Aus Tierversuchen weiß man über die Beschleunigung der Mauser durch Thyroxingabe und eine stark verzögerten Haarentwicklung nach Entfernung der Schilddrüse beim Versuchstier.

Haut und Haare bringen wir prinzipiell über zwei Verbindungen mit der Schilddrüse zusammen. Diverse dermatologische Erkrankungen werden überzufällig häufig mit einer gleichzeitig bestehenden Schilddrüsenerkrankung beobachtet. Hier sind die Vitiligo, die Alopezia areata, die Urtikaria und die Candida-Pilzbesiedlung von Haut- und Schleimhaut (mukokutane Candidiasis) zu nennen, die zusammen mit autoimmunen Schilddrüsenerkrankungen auftreten können, sowohl mit dem Morbus Basedow als auch mit der Hashimoto-Thyreoiditis bzw. dem primären Myxödem. Viel seltener sind ganz charakteristische Kombinationen wie ein Lichen amyloidosus cutaneus bei einzelnen Familien mit multipler endokriner Neoplasie Typ 2a (MEN 2a). Schleimhautneurinome sind charakteristische Befunde bei der MEN Typ 2b. Ein prätibiales Myxödem (Dermopathie) ist eine derbe, dunkelverfärbte, nicht eindrückbare, teils nässende, schmerzfreie Schwellung am Schienbein, Unterschenkel oder Vorfuß und ist praktisch immer mit einem Morbus Basedow und einer ausgeprägte Augensymptomatik (endokrine Orbitopathie) vergesellschaft.

Die zweite Verbindung Schilddrüse und Haut/Haare ist eher über die Hormonwirkungen, also mehr pathophysiologisch erklärbar. Erniedrigte oder erhöhte Schilddrüsenhormonspiegel bedingen typische Veränderungen an Haut, Haaren und Hautanhangsgebilden. Diese Veränderungen bilden sich durch eine korrekt dosierte Schilddrüsenhormon-Substitution bzw. gute Einstellung der thyreostatischen Therapie bei Hyperthyreose üblicherweise zwar langsam, aber prinzipiell vollständig zurück.

Während klinische Beschreibungen von Hautsymptomen bei Schilddrüsendysfunktion schon lange bekannt sind, ist es aber erstaunlich, wie wenig fundierte wissenschaftliche Literatur über die Aspekte der pathogenetischen Zusammenhänge aus jüngerer Zeit vorliegt. Auch heute noch erschöpfen sich die meisten Publikationen in Fallbeschreibungen mit spekulativen Erklärungsversuchen oder in retrospektiven statistischen Erhebungen über Vorkommen bestimmter auffälliger Schilddrüsenbefunde (Struma, Antikörper-Nachweis, Fehlfunktion) bei Hauterkrankungen oder von Hautsymptomen und Haarausfall bei Schilddrüsenerkrankungen. Biochemische oder tiefer gehende molekularbiologische Forschungsergebnisse, die in Zellkultur- oder Tierexperimenten gewonnen wurden, sind leider sehr spärlich.

Haut

Wachstum und Ausbildung der Haut und ihrer Anhangsgebilde stehen unter anderem auch unter dem Einfluss der Schilddrüsenhormone. Insbesondere die Erneuerung der äußeren Hautzellschichten ist durch das aktive Schilddrüsenhormon Triiodthyronin vermehrt. Spärliche Experimente an Zellkulturen der Haut (Fibroblasten) weisen darauf hin, dass Triiodthyronin die Glukoseutilisation und die Laktat-Bildung zeit- und konzentrationsabhängig steigert, die Produktion hydrophiler Glykosaminoglykane aber hemmt.

Haare

Die Qualität der Haare beruht unter anderem auf der erreichten Haardicke, die zwischen 1/40 und 1/10 mm variieren kann, stark abhängig von Gesundheit oder Krankheit (Abb. 1). Der Haarwuchs läuft zyklisch ab, mit einer anfänglichen Wachstumsphase (Anagenhaar) über durchschnittlich etwa 3–5 Jahre, im Einzelfall aber deutlich darüber hinaus gehend, der Ruhe- oder Zwischenphase (Katagenhaar) von etwa 3 Wochen und schließlich der End- und Ausfallsphase (Telogenhaar), die etwa 3–4 Monate andauert. Jedes einzelne Haar fällt nach einer geraumen Zeit ganz physiologisch aus, und aus seiner Haarwurzel wächst ein neues Haare heran (Anagenphase). Der jeweilige Anteil der Haare in den verschiedenen Stadien ist stark abhängig von Haardicke, Geschlecht, Genetik und Alter. So findet man, abhängig von der Jahreszeit, den genetischen Bedingungen und äußeren Einflüssen, zwischen 0 und 87% (Mann) bzw. 3 und 51% der Haare (Frau) im Ausfallsstadium (Telogenhaar). Jüngere Erwachsene haben meist maximal 15% der Haare im Telogenstadium. Bei dicken Haare sind 94% im Anagen-, bei mittlerer Haardicke 74% und bei dünnen Haaren nur 12,4% im Anagenstadium. Andere Zahlen nennen 90% der Haare im

Wachstumsstadium, während 50–100 Haare täglich ausfallen. Erwachsene Frauen haben auf dem Kopf durchschnittlich 80–220 Haarwurzeln pro Quadratzentimeter, Männer sogar 100–330/cm^2, insgesamt also etwa 100.000 Kopfhaare. Wie beim Tier (Winter-, Sommerfell) gibt es auch beim Menschen saisonale Änderungen mit vergleichbar mehr Haaren im Wachstumsstadium im Winter als im Sommer. Auch während einer Schwangerschaft sind deutlich weniger Haare in der Ruhe- und Endphase, sodass die schwangere Frau über ihre prächtigen Haare schwärmt, während sich nach der Geburt der Anteil der Telogenhaare rasch verdreifacht und zum verstärkten Haarausfall führt (Abb. 2). Daher beklagen viele Frauen nach einer Geburt einen subjektiv abnormen Haarausfall. Die Haarwuchsgeschwindigkeit ist mit 0,34–0,35 mm/Tag bei Männern wie Frauen und unabhängig von der Haardichte für den Laien überraschend sehr konstant [18]. Mit zunehmendem Alter werden vor allem die frontalen und zentralen Kopfhaare weniger. Auf biochemischer Ebene schreibt man den Glykosaminoglykanen in den Haarfollikeln eine große Bedeutung zu. Neben dem Kollagen (70%) machen sie aber nur 1–1,5% der Hauttrockenmasse aus. Während der Anagenphase sind die Glykosaminoglykane deutlich höher konzentriert als in der Telogenphase. In kultivierten humanen Hautfibroblasten allerdings hemmt Triiodthyronin die Glykosaminoglykansynthese [26]. Die Rolle der Mukopolysaccharide wird auch durch die Haaranomalien beim Hurler-Syndrom und anderen Mukopolysaccharidosen unterstrichen.

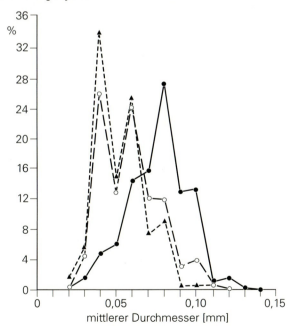

Abb. 1: Verteilung der unterschiedlichen Haardicken bei Hypothyreose (----▲----), bei nicht-endokrinen allgemeinen Erkrankungen (– –o– –) und bei Gesunden (——●——) (nach Jackson D., Church R.E., Ebling F.J.: Hair diameter in female baldness. Dermatol (1972) 87: 361–367).

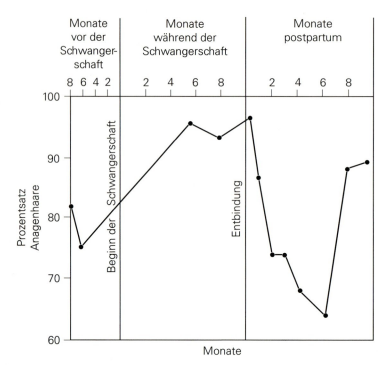

Abb. 2: Verlauf der Haarstadienentwicklung vor, während und nach der Schwangerschaft (nach Lynfield Y.L.: Effect of pregnancy on the human hair cycle. J Invest Dermatol (1960) 35: 323–327).

Haut und Haare bei Hyperthyreose

Hautsymptome werden von mindestens jedem fünften hyperthyreoten Patienten angegeben. Die Haut ist aufgrund des erhöhten Herz-Kreislauf-Volumens und der gesteigerten Thermogenese warm, weich, feucht oder schweißig, glatt und leicht rosig. Die Körperkerntemperatur bei Hyperthyreose ist angehoben, was zu dauerhaftem Schwitzen führt. Auch Pruritus (10%), Urtikaria, Dermographismus, Röte im Gesicht oder der Handinnenfläche oder ein generalisiertes Erythem werden beobachtet. Fast alle Zellen der Haut und deren Anhangsgebilde besitzen als Voraussetzung für die Entfaltung der Schilddrüsenhormonwirkungen die Schilddrüsenhormonrezeptoren. Mit immunologischen Methoden konnten zumindest die TRα-Rezeptoren in Kernen praktisch sämtlicher Hautzellen sicher nachgewiesen werden, so in äußeren Wurzelscheidenzellen, dermalen Papillenzellen, fibrösen Hüllenzellen, dem Musculus erector pili, den Talgdrüsenzellen, nicht aber den Zellen der Haarmatrix [1].

In Tierversuchen ist der Haarwuchszyklus jedes Haarfollikels beschleunigt [3]. Bis zu 40% der Hyperthyreose-Patientinnen beklagen Haarausfall. Dabei korreliert das

Ausmaß der Alopezie weder mit dem Schweregrad anderer Symptome der Hyperthyreose noch mit der Höhe der Serum-Hormonspiegel, vielleicht eher mit der Dauer der hyperthyreoten Stoffwechsellage. Die Haare wirken dünner und feiner. Viele Einzelheiten der biochemischen Vorgänge sind weiter ungeklärt. Noch 1980 wurde die Ursache des Haarausfalls bei Hyperthyreose im Qualitätsmangel der Haare, aber nicht im Haarzyklus vermutet, da ein Trichogramm > 50% dysplastische Haare und > 15% gebrochene Haare zeigte, am betontesten im Hinterkopfbereich [27]. Die Schilddrüsenhormone wie auch Östrogene verkürzen die Anagenphase signifikant, aber nicht erheblich, dafür beschleunigen Schilddrüsenhormone den Haarwuchs, während Östrogene ihn hemmen. Die Telogenphase wird durch Thyroxineinwirkung verkürzt, durch Östrogene verlängert. Letztlich blieb aber die Endlänge der Haare im Tierversuch unter Thyroxingabe zurück.

Die Fingernägel sind glänzend, weicher, brüchiger, weil die keratinisierende Nagelmatrix gestört ist. Das Wachstum ist beschleunigt, es entstehen longitudinale Rillen, zum Teil lösen sich die distalen (bereits nach vorn gewachsenen) Nagelanteile von der Weichteilunterlage (Onycholyse) an Fingern oder Zehen, oft am Ringfinger und eher bei jüngeren Menschen (so genannter Plummer-Nagel).

Ein weiterer Zusammenhang zwischen Haut, Haarausfall und Hyperthyreose kommt durch mögliche Nebenwirkungen thyreostatisch wirksamer Medikamente der Thionamidgruppe zustande, dies sind Thiamazol, Carbimazol und Propylthiouracil. Oft muss der anhaltende Haarausfall aber eher durch die vorausgegangene Hyperthyreosephase erklärt werden als durch eine unerwünschte Thyreostatikanebenwirkung. Leider verweist der Beipackzettel nicht auf solche Überlegungen. Im Einzelfall muss mit Dosisverminderung oder Präparatewechsel reagiert werden. Eine der häufigsten unerwünschten Wirkungen ist ein Exanthem mit Prurigo, der zumeist nach 3–6 Wochen laufender Medikation erstmals auftritt (bis zu 10%). Die Häufigkeit ist unter 40 mg fast doppelt so hoch wie unter 10 mg Thiamazol [20]. Da die eingesetzten Thyreostatikadosen mit initial 20 mg Thiamazol und auf Dauer 2,5–10 mg täglich heute deutlich geringer sind, wird das Exanthem in der klinischen Routine seltener beobachtet. Bei Neugeborenen von Müttern, die in der Schwangerschaft mit Thiamazol behandelt wurden, sind Einzelfälle von Aplasia cutis bekannt geworden [13].

Zur Behandlung eines Hirsutismus wurde u.a. Triiodthyronin erfolgreich versucht, allein oder in Kombination mit oralen Kontrazeptiva. SHBG stieg erwartungsgemäß an, jedoch ohne Einfluss auf Testosteron und Dihydrotestosteron [29]. Eine etablierte Therapie wurde dies nie.

Haut und Haare bei Hypothyreose

Veränderungen an Haut und Haaren stehen an der Spitze der Symptomhäufigkeiten. Am eindrucksvollsten sind sie bei der noch unbehandelten ausgeprägten Hypothyreose. Die kühle Haut ist gespannt, wächsern, verdickt, blass (besonders über den Wangenknochen) durch Kontraktion der Gefäße, Ödembildungen oder Anämie. Sie ist trocken, rau und schuppig. Die Hautoberschichten sind verdünnt, die Hornhautschichten können verdickt sein [9]. Die Haut sieht aufgedunsen und geschwollen aus, vor allem im Gesicht, an den Augenlidern, den Händen und Füßen, gelegentlich sind nur umschriebene Körperpartien betroffen, z.B. die Augenlider (Abb. 3). Im Gegensatz zum Ödem bei Herzinsuffizienz oder nach einer Thrombose lässt sich das Ödem der Haut nicht zu einer stehen bleibenden Delle eindrücken. Es existiert aber eine Durchlässigkeit für Eiweiß und Flüssigkeit ins Gewebe. Das „Ödem" ist vorwiegend intrazellulär lokalisiert. Biochemisch ist eine Mixtur aus sauren Mukopolysacchariden vorhanden, Hyaluronsäure und Chondroitinsulfat, produziert und ausgeschüttet von Fibroblasten und/oder Mastzellen der Haut, die u.a. Natrium und Wasser binden [9]. Der Serum-Natriumgehalt ist vermindert, oft infolge eines SIADH (Syndrom der inadäquaten hohen ADH/Vasopressin-Sekretion), der hohe osmotische Druck führt zu extrazellulärer Natrium- und Wasseransiedlung. Die Wasserausscheidung und Urinkonzentrationsfähigkeit der Niere sind gestört [8]. Oft findet sich eine Ansammlung von lymphatischen Entzündungszellen an Gefäßen entlang. Die elastischen Fasern sind vermindert. Eine lang bestehende schwere Hypothyreose kann durch Hemmung des Caroten-Vitamin-A-Stoffwechsels zur Caroten-Ablagerung mit charakteristischer Gelbfärbung an den Nasenfalten, der Fußsohle oder Handfläche führen, die Lederhaut des Auges allerdings bleibt weißlich. Die Körperkerntemperatur ist bei Hypothyreose herabgesetzt. Bei sekundärer Hypothyreose (infolge einer Hypophysenvorderlappeninsuffizienz) sind die Hautveränderungen viel schwächer ausgeprägt als bei primärer Hypothyreose, oft finden sich aber vermehrt Falten, z.B. tabaksbeutelartig an der Oberlippe.

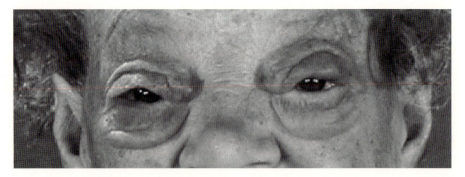

Abb. 3: Ausgeprägte Lidödeme bei einer hypothyreoten Frau.

Das Haar ist trocken, rau und stumpf, nichtfettend, schwach und fällt wie bei Hyperthyreose vermehrt aus. Jeder zweite Hypothyreote beklagt Haarausfall, zumindest am Kopf, gelegentlich auch an den Pubes oder am Bartwuchs. Die Mauser bei Tieren (z.B. beim Dachs) beginnt zum Zeitpunkt der höchsten Thyroxin-Spiegel. Nach Thyreoidektomie fehlen Haarwuchs und Beginn der Mauser, reversibel durch exogene Thyroxin-Gabe. Testosteron dagegen verhindert Haarwuchs und Mauser, Androgenmangel beschleunigt diese. Offenbar wird analog zu Beobachtungen am Tierversuch der Beginn des Haarwuchszyklus auch beim hypothyreoten Menschen verzögert. Haare im Telogenstadium sind vermehrt, nach 8 Wochen Hormonersatz sind die Zahlen wieder normal [7]. Eine der wenigen experimentellen Arbeiten zeigt eine Vermehrung der Haarbalg-Zellen in Teilungsstadien (S, G2+M) bei Schilddrüsenüberfunktion (30%) bzw. die Verminderung bei Hypothyreose [21]. Die Haarwuchsphase ist verkürzt, daher resultiert ein diffuser Haarausfall.

Feten im Mutterleib und Neugeborene mit Schilddrüsenunterfunktion werden durch mütterliches und ab der 14. Woche auch eigenes Thyroxin bis kurz nach der Geburt ausreichend versorgt. Bei einigen kongenital hypothyreoten Kindern kommt es zu dunklem Terminalhaarwuchs am Rücken, der bei adäquater Hormonsubstitution wieder zurückgeht. Der Verlust des lateralen Drittels der Augenbrauen ist nicht spezifisch für hypothyreote Patienten, sondern wird bei mehreren Hauterkrankungen beobachtet.

Nägel können dünn, brüchig oder deformiert sein, insbesondere werden verlangsamter Wuchs, Längs- und Querfurchen sowie Abflachung der Nagelplatten beobachtet.

Bei einer dermatologischen Untersuchung an 152 Patientinnen mit diffusem Haarausfall hatte man im Saarland bei 78% Strumen und andere „Iodspeicherkrankheiten" gefunden; bei der Mehrheit dieser Frauen normalisierte die Thyroxingabe den Haarausfall. Statements in einem Lehrbuch wie „Normalisierung des Haarwuchses in der Mehrzahl der Patienten nach L-Thyroxin-Substitution können als Beweis für die kausale Verknüpfung angesehen werden" sind aus der heutigen Sicht der „Evidence-based Medicine" weit überzogen, spekulativ und daher nicht akzeptabel [30].

Die Schweißdrüsen werden bei Hypothyreose atrophisch, möglicherweise aufgrund entzündlicher Zelleinwanderungen. Schweißdrüsen besitzen Schilddrüsenhormonrezeptoren, die so genannten Basalzellen sind dicht mit dem Schilddrüsenhormon-regulierten Enzym (Na^+-K^+-ATPase) besetzt. Die Schweißsekretion ist ein wichtiges Glied in der sehr engen Regulation der zentralen und peripheren Körpertemperatur. Verminderte Schweißsekretion ist ein auch subjektiv leicht bemerktes Symptom der Hypothyreose.

Prätibiales Myxödem und Akropachie

Das lokalisierte Myxödem besteht aus einer umschriebenen Anreicherung von Gly-kosaminoglykanen, vor allem Hyaluronsäure (90% vs. 5% in normaler Haut), und bildet eine infiltrative, knotig-fleischig imponierende, dunkelrote, selten auch näs-sende Schwellung symmetrisch an Fußrücken und prätibial [25]. Man tastet die betroffenen Stellen ledrig-derb, der Übergang zu normaler Haut ist relativ scharf, auch durch die Erhabenheit (Abb. 4). Das prätibiale Myxödem wurde erstmals von Basedow 1840 beschrieben, später auch sehr detailliert von Osler 1898 [2, 16]. Es tritt bei Patienten mit gleichzeitiger (zumeist schwerer) endokriner Ophthalmo-pathie/Orbitopathie (Basedow-Augensymptomatik) auf, immer sind die Antikörper gegen den TSH-Rezeptor (TRAK) stark erhöht [22]. In den betroffenen Hautpartien wurden diese Antikörper jedoch nicht nachgewiesen. Experimentell konnten sie aber die Proteoglykanbildung in kultivierten Hautzellen stimulieren. Bei weiterhin ungeklärter Ursache sind alle Therapieversuche rein empirisch (Versuche und Erfah-rung). Auch lokale oder systemische Glukokortikoide führen nicht zu vorhersagbaren Ergebnissen [10].

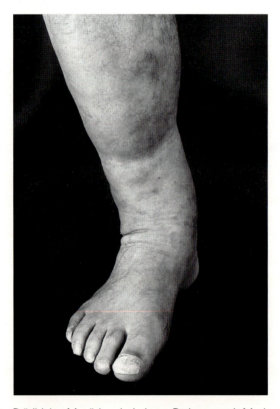

Abb. 4: Prätibiales Myxödem bei einem Patienten mit Morbus Basedow.

Als Akropachie bezeichnet man die schmerzlose Schwellung der Weichteile im Finger- und Zehenbereich mit keulenartiger Auftreibung der Endgelenke durch echte knöcherne Neubildung mit knotiger Umwandlung des Knochenmarkraums (Abb. 5). Die Haut ist darüber oft dunkler und dicker. Die Akropachie ist noch seltener als das prätibiale Myxödem, während der Exophthalmus sehr häufig beim Morbus Basedow gesehen werden kann. Alle Erscheinungen zusammen werden von Dermatologen gern als EMO- (Exophthalmus-, Myxödem-, Osteoarthropathie-) oder Diamond-Syndrom bezeichnet. Eine gesicherte Therapie existiert wie für das prätibiale Myxödem nicht.

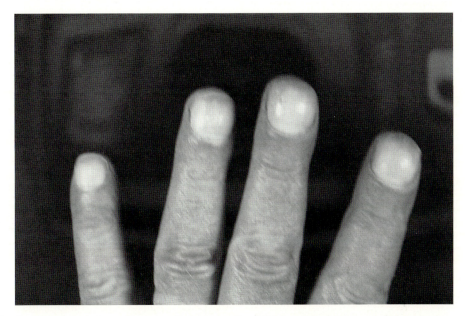

Abb. 5: Acropachie bei einem Basedow-Patienten mit prätibialem Myxödem und endokriner Oprbitopathie.

Assoziation zwischen Haut- und Schilddrüsenerkrankungen

Die Alopecia areata, der „kreisrunde Haarausfall" mit den diversen Unterformen (ganzer Schädel, ganzer Körper inkl. Pubes, Augenbrauen und Wimpern) sei mit autoimmunen Erkrankungen, insbesondere der Schilddrüse, vergesellschaftet [23]. Viele Autorengruppen zeigen einen statistischen Zusammenhang auf, teils mit Häufigkeiten bis zu 40%. Oft fehlte aber ein geschlechts- und altersgemäßes Vergleichskollektiv, denn Alopezie findet man wie autoimmune Schilddrüsenerkrankungen ebenfalls vorwiegend bei jüngeren Frauen. Wir haben in unserem Labor die aus der Universitätshautpoliklinik mit einer entsprechenden Hautdiagnose eingehenden

Serumproben routinemäßig auf das Vorhandensein von Autoantikörpern gegen Thyreoglobulin (TgAK) oder Schilddrüsenperoxidase (TPOAK) überprüft. Bei 111 Patienten mit Alopezia areata fanden wir in 12 Fällen (10,8%) TPOAK, allerdings nur bei 7 (6,3%) mit klinisch relevanteren Titern > 300U/mL. TgAK waren bei 10 Patienten (9%) nachweisbar, nur bei 3 Patienten (2,7%) mit Werten > 300U/mL [4]. Ähnliche Häufigkeiten stammen aus der Bonner Universitätsklinik. Dort fand man an mit Sonographie, Szintigraphie und Labor untersuchten 115 Alopezie-Patienten eine vergrößerte Schilddrüse bei 70%, bei 12% auch knotig, bei nur 3 von 115 eine latente Hypothyreose, bei einem Patienten eine Hashimoto-Thyreoiditis und bei 2 eine latente Hyperthyreose [11]. Während die Autoantikörper-Prävalenzen bei Alopezie fast den erwarteten Häufigkeiten bei Frauen entsprechen, zeigen Antikörper bei der Vitiligo eine überzufällige Häufung, ein Hinweis auf die autoimmunologische Genese. Im gleichen Zeitraum eines Jahres wurden auch 32 Patienten mit Vitiligo im eigenen Labor getestet. Hier waren TPOAK in sieben Fällen (22,6%), nur einmal mit > 300U/mL, und TgAK in sechs Fällen (18,8%) nachweisbar, zweimal höhertitrig. Bei chronischer Urtikaria zeigten drei von 14 Patienten TgAK zwischen 142 und 240 U/mL, zwei Patienten hochtitrig TPOAK (1.586 bzw. 503 U/mL), die beide an einem bisher unerkannten Morbus Basedow litten [4]. Bei autoimmunen Schilddrüsenerkrankungen wurde in Korea bei 20/293 Patienten (6,8%) eine Vitiligo beschrieben, im Vergleich dazu nur bei 2/227 Patienten (0,9%) mit nicht autoimmunen Schilddrüsenstörungen [24]. Vitiligo (20%) und Alopecia areata (6%) zählen wie Perniziosa und Hypogonadismus (je 5%) zu den eher selteneren Organmanifestationen des polyglandulären Autoimmun-Syndroms Typ 2 (APS-2), während als eher typisch Typ-1-Diabetes (61%), Morbus Basedow (33%), Hashimoto-Thyreoiditis (33%) und Morbus Addison (19%) gelten [6]. Bei der jugendlichen Form, dem APS-1, stehen Hypoparathyreoidismus, mukokutane Candidiasis, Alopecia areata, autoimmune Hepatitis, Morbus Addison und primärer Hypogonadismus im Vordergrund, Diabetes oder Hashimoto-Thyreoiditis sind vergleichsweise selten [14]. Weitere statistisch auffällige Häufungen autoimmuner Schilddrüsenerkrankungen bestehen mit Urtikaria, Xanthelasmen, systemischem Lupus erythematodes, Ekzem und Onycholyse. Eine Sonderform stellt die hypohidrote ektodermale Dysplasie dar, mit Hypothyreose, Nageldystrophie, Alopezie, Sommersprossen und weiteren Störungen am Auge, GI-Trakt und der Lunge [19]. Natürlich gibt es Absiedlungen bösartiger Schilddrüsenkarzinome in der Haut, wenn auch nur in sehr seltenen Fällen. Sogar das Auftreten erst 5–30 Jahre nach Entfernung des Tumors ist beim papillären wie follikulären Karzinom beschrieben worden.

Um noch das für die Wissenschaftler interessanteste Kapitel anzusprechen: Es gibt eine Reihe seltener Syndrome, die mit Schilddrüsentumoren oder Funktionsstörungen einhergehen. Sie sind alle so selten, dass kaum ein Arzt mehrere Fälle in seinem Leben zu Gesicht bekommt. Nichtsdestotrotz ist deren Erforschung häufig extrem interessant, weil damit die Funktion einzelner Gene aufgeklärt werden kann. So zeigt der Carney-Komplex kleine linsengroße Hautflecken, Haut-Myxome, blaue oder braune Haut-Naevi und gelegentlich follikuläre Schilddrüsenkarzinome [28]. Beim Cowden-Syndrom findet man diverse Hautveränderungen, kleine bläschenartige Papillome im Mund und an den Lippen, Hornhautvermehrungen an den Akren, Hämangiome, Lipome, Nerventumoren und benigne Schilddrüsenadenome oder -karzinome [12]. Das Gardner-Syndrom zeigt Zysten der Haut (Epidermoidzysten) und Schilddrüsenkarzinome [17], bei der multiplen endokrinen Neoplasie Typ 2b findet man kleine Nerventumoren im Hornhautbereich und in der Mundschleimhaut und ein medulläres Schilddrüsenkarzinom, das, ausgehend von den so genannten C-Zellen in der Schilddrüse, Calcitonin bildet (Abb. 6) [15]. Beim Johannson-Blizzard-Syndrom zeigt sich eine Hautdysplasie am Kopf mit einer Hypothyreose und anderen Missbildungen, z.B. auch der Nasenflügel [5].

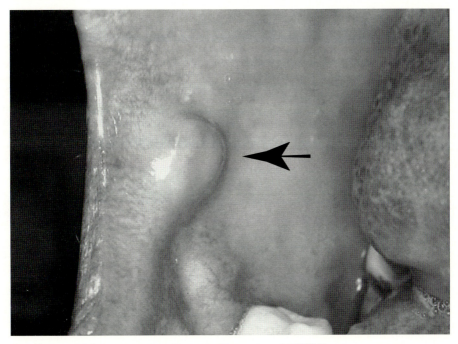

Abb. 6:   Neurinom der Mundschleimhaut bei einer Patientin mit MEN 2b.

Literatur

[1] Ahsan M. K., Urano Y., Kato S., Oura H., Arase S.: Immunohistochemical localization of thyroid hormone nuclear receptors in human hair follicles and in vitro effect of L-triiodothyronine on cultured cells of hair follicle and skin. J Med Invest (1998) 44: 179–184.

[2] Basedow von K. A.: Exophthalmos durch Hypertrophie des Zellgewebes in der Augenhöhle. Wschr Ges Heilk Berlin (1840) 6: 197–220.

[3] Ebling F. J.: Hair. J Invest Dermatol (1976) 67: 98–105.

[4] Finke R.: Schilddrüsenerkrankungen als Ursache für Hautveränderungen und Haarausfall. Med Monatsschr Pharm (2001) 24: 147–153.

[5] Fistarol S. K.: Haut und Haar, Markerorgane für Schilddrüsenerkrankungen. Praxis (2002) 91: 1019–1028.

[6] Forster G., Krummenauer F., Kuhn I., Beyer J., Kahaly G.: Polyglandular autoimmune syndrome type II: epidemiology and forms of manifestation. Dtsch Med Wschr (1999) 124: 1476–1481.

[7] Freinkel R. K., Freinkel N.: Hair growth and alopecia in hypothyroidism. Arch Dermatol (1972) 106: 349–352.

[8] Hierholzer K., Finke R.: Myxedema. Kidney International (1997) 51, Suppl. 59: S82–S89.

[9] Hornstein O. P.: The thyroid gland, the parathyroid gland and the skin. Zschr Hautkr (1984) 59: 1125–1126.

[10] Kriss J. P., Pleshakov V., Rosenblum A., Sharp G.: Therapy with occlusive dressings of pretibial myxedema with fluocinolone acetonide. J Clin Endocrinol Metab (1967) 27: 595–604.

[11] Lutz G., Biersack H. J., Bauer R., Kreysel H. W.: Value of pathologic thyroid gland findings in alopecia areata. Zschr Hautkr (1987) 62: 1253–1261.

[12] Mallory S. B.: Cowden syndrome (multiple hamartoma syndrome). Dermatol Clin (1995) 13: 27–31.

[13] Mandel S. J., Brent G. A., Larsen P. R.: Review of antithyroid drug use during pregnancy and report of a case of aplasia cutis. Thyroid (1994) 4: 129–133.

[14] Neufeld M., Maclaren N. K., Blizzard R. M.: Two types of autoimmune Addison's disease associated with different polyglandular autoimmune (PGA) syndromes. Medicine (Baltimore) (1981) 60: 355–362.

[15] O'Riordain D. S., O'Brien T., Crotty T. B., Gharib H., Grant C. S., van Heerden J. A.: Multiple endocrine neoplasia type 2B: more than an endocrine disorder. Surgery (1995) 118: 936–942.

[16] Osler W.: On diffuse scleroderma observed in middle-aged women. Med Chirurg Trans London (1898) 57: 61.

[17] Parks E. T., Caldemeyer K. S., Mirowski G. W.: Gardner syndrome. J Am Acad Dermatol (2001) 45: 940–942.

[18] Pecoraro V., Astore I. P. L., Barman J. M.: The pre-natal and post-natal hair-cycles in man. In: Baccaredda-Boy A., Morett G., Frey J. R. (Hrsg.): Biopathology of pattern alopecia. Karger, Basel (1968): 29–38.

[19] Pike M. G., Baraitser M., Dinwiddle R. et al.: A distinctive type of hypohidrotic ectoderm dysplasia featuring hypothyroidism. J Pediatr (1986) 108: 109–111.

[20] Reinwein D., Benker G., Lazarus J. H., Alexander W. D.: A prospective randomized trial of antithyroid drug dose in Graves'disease. European multicenter study group on antithyroid drug treatment. J Clin Endocrinol Metab (1993) 76: 1516–1521.

[21] Schell H., Kiesewetter F., Seidel C., von Hintzenstern J.: Cell cycle kinetics of hu-
      man anagen scalp hair bulbs in thyroid disorders determined by DNA flow cytometry.
      Dermatologica (1991) 182: 23–26.
[22] Schermer D. R., Roenigk Jr H. H., Schumacher O. P., McKenzie J. M.: Relationship
      of long-acting thyroid stimulator to pretibial myxedema. Arch Dermatol (1970) 102:
      62–67.
[23] Schwartz R. A., Janniger C. K.: Alopecia areata. Cutis (1997) 59: 238–241.
[24] Shong Y. K., Kim J. A.: Vitiligo in autoimmune thyroid disease. Thyroidology (1991)
      3: 89–91.
[25] Smith T. J., Bahn R. S., Gorman C. A.: Connective tissue, glycosaminoglycans, and
      diseases of the thyroid. Endocr Rev (1987) 10: 366–391.
[26] Spaulding S. W., Smith T. J., Hinkle P. M., Davis F. B., Kung M. P., Roth J. A.: Studies
      on the biological activity of triiodothyronine sulfate. J Clin Endocrinol Metab (1992)
      74: 1062–1067.
[27] Sterry W., Konrads A., Nase J.: Alopecia in thyroid diseases: characteristic trichograms.
      Hautarzt (1980) 31: 308–314.
[28] Stratakis C. A., Kirschner L. S., Carney J. A.: Carney complex: diagnosis and manage-
      ment of the complex of spotty skin pigmentation, myxomas, endocrine overactivity,
      and schwannomas. Am J Med Genet (1998) 80: 183–185.
[29] Szamatowicz M., Kulikowski M.: Triiodothyronine in the treatment of hirsute girls.
      Exp Clin Endocrinol (1983) 82: 15–20.
[30] Zaun H., Perret C.: Endocrine disorders; 1.2 Thyroid. In: Orfanos C. E. (Hrsg.): Haut-
      und Haarkrankheiten. Gustav-Fischer-Verlag, Stuttgart, New York (1979): 590.

2.6 Neugeborenenhypothyreosescreening in Deutschland: Körperliche und geistige Entwicklung von betroffenen Kindern am Beispiel des Bundeslandes Hessen

S. Höpfner, B. Höpfner, E. W. Rauterberg

Die kongenitale Hypothyreose ist unter den angeborenen endokrinen und bisher erfolgreich behandelbaren Erkrankungen die häufigste und wird in Europa mit einer durchschnittlichen Inzidenz von ca. 1 : 3.500 bis 1 : 4.000 beobachtet. Da durch eine Frühbehandlung schwere, irreversible geistige und körperliche Schäden vermeidbar sind und eine klinische Symptomatik post partum in der Regel nicht oder nur unvollständig vorhanden ist, war es ein dringendes Anliegen, eine biochemische Früherkennungsuntersuchung für diese Erkrankung zu entwickeln. Im Jahre 1973 wurde erstmals in Kanada und kurze Zeit später in den USA die radioimmunologische Bestimmung von Thyroxin aus dem für das Stoffwechsel-Screening üblichen, auf Filterpapier getrockneten Blutstropfen durchgeführt. Seit 1979 wurden praktisch alle Neugeborenen, die in Hessen zur Welt kamen, auf das Vorliegen einer Hypothyreose untersucht. In der Zeit von 1979–2001 erfolgte dies in der Regel zwischen dem 5. und 7. Lebenstag, seit 2002 zwischen der 36. und 48. Lebensstunde. Daneben wurden die Kinder in diesem Zeitraum routinemäßig auf Phenylketonurie (PKU), klassische Galaktosämie sowie angeborenen Biotinidasemangel gescreent. Seit Einführung des flächendeckenden Hypothyreosescreenings in Westdeutschland im Jahre 1981 ist die Zahl der hypothyreosebedingten geistigen und körperlichen Behinderungen deutlich gesunken.

Ziel der vorliegenden Arbeit war es, die aktuelle Effizienz des Neugeborenenscreenings in Deutschland am Beispiel des Bundeslandes Hessen zu evaluieren. Um die geistige und körperliche Entwicklung dieser Kinder im Rahmen der vorliegenden Untersuchung beurteilen zu können, sollten die Betroffenen zum Erhebungszeitpunkt zumindest das 3. Schuljahr besuchen. Damit erschien gewährleistet, dass mögliche geistige und körperliche Auffälligkeiten zwischenzeitlich bemerkt worden sind und durch entsprechende Nachforschungen bei Eltern, Ärzten und Klassenlehrern erfasst werden können. Der nachverfolgte Untersuchungszeitraum erstreckte sich auf die Jahrgänge 1988 bis 1992, in dem insgesamt genau 150 „auffällige" Neugeborene im Rahmen des hessischen Hypothyreosescreenings erfasst worden waren. Nach einer Sichtung und Aufarbeitung der in den Laborbüchern dokumentierten Personen- und Analysendaten erfolgte dann der direkten Kontakt mit den betroffenen Kindern,

ihren Eltern und den behandelnden Ärzten. Die ermittelten Daten der Geburtsein-
richtungen, der Eltern, der jeweiligen Lehrkräfte und der behandelnden Kinderärzte
wurde in speziell entwickelten Datenerhebungsbögen dokumentiert.

99,1% aller hessischen Neugeborenen wurden beim Hypothyreosescreening der Jahre 1988 bis 1992 erfasst. Von den Kindern mit auffälligen Testergebnissen, bei denen
jeweils auch eine positive Kontrolluntersuchung (Recall-Test) durchgeführt worden
war, ergaben unsere Untersuchungen, dass hiervon 39 Säuglinge transitorisch hypothyreot waren, von denen wiederum 12 Kinder im Rahmen einer Schilddrüsenhormontherapie passager behandelt wurden. Insgesamt 21 Kinder konnten nicht nach-
verfolgt werden, da entweder die aktuelle Anschrift nicht zu ermitteln war oder sich
die Geburtsakte in der Geburtsklinik nicht mehr auffinden ließ. Die Inzidenz für das
Krankheitsbild der kongenitalen Hypothyreose betrug in dem Beobachtungszeitraum
insgesamt 1 : 3.313. Das Mädchen/Jungen-Verhältnis bei permanenter kongenitaler
Hypothyreose betrug 1,37 : 1. Von den im Untersuchungszeitraum ermittelten 90
Kindern mit permanenter kongenitaler Hypothyreose ließ sich in 69 Fällen (76,7%)
eine ätiologische Zuordnung darstellen. Bei den restlichen 21 Kindern (23,3%) war
dies nicht möglich. Ursache hierfür war zum einen eine ablehnende Haltung der
Eltern gegenüber einer nuklearmedizinischen Untersuchung (Schilddrüsenszintigraphie mit I-131), zum anderen aber auch offensichtlich ein erhebliches Desinteresse
mancher Eltern im Hinblick auf die Ermittlung eines eindeutigen Ätiologienach-
weises – vielfach in Verbindung mit einem fehlenden Krankheitsbewusstsein. Bei
den 69 Kindern mit erfassten Daten lag die Ätiologie der Hypothyreose in 40% in
einer Athyreose, in 24% in einer Hypoplasie, in 8% in einer Dyshormonogenese und
in 5% in einer Ektopie des Schilddrüsengewebes (Tab. 1). Die Hormonsubstitution
wurde in 67% der Fälle (59/88) innerhalb der ersten 14 Lebenstage eingeleitet, in
23,9% (21/88) in der 3. Lebenswoche, in 6,8% (6/88) in der 4. Lebenswoche und
nur in 2,3% (2/88) zu einem späteren Zeitpunkt (Abb. 1). Auffallend war, dass zu
Beginn des Untersuchungszeitraumes (1988) der Behandlungsbeginn im Mittel am
15. Tag lag und am Ende (1992) durchschnittlich auf den 9. Tag reduziert werden
konnte. Somit wurde eine klare Tendenz zum früheren Behandlungsbeginn innerhalb des Untersuchungszeitraumes deutlich. Ein Auslassversuch wurde nur bei 28
Prozent durchgeführt, interessant ist hierbei auch die große Varianz von 2 Monaten
bis zu 5 Jahren! Zudem auffallend war der überdurchschnittlich hohe Anteil von
nichtdeutschen Eltern, auch unter Berücksichtigung der höheren Geburtenrate bei
Nichtdeutschen im Untersuchungsintervall. Die somatische Entwicklung der betroffenen Kinder mit kongenitaler Hypothyreose kann als weitgehend normal bezeichnet
werden, demgegenüber wurden die motorischen Fähigkeiten der Kinder sowohl
von Lehren als auch von Ärzten zu 30% als unterdurchschnittlich bezeichnet. Im
Rahmen der geistigen Entwicklung war eine moderate Tendenz zur Retardierung
– auch bei frühzeitiger Hormonsubstitution – unverkennbar. Bezüglich der besuchten

Schulform wird deutlich, dass Kinder mit kongenitaler Hypothyreose Gymnasien anteilig deutlich seltener und Realschulen etwas häufiger als der entsprechende Kinderanteil in der Normalbevölkerung besuchen (Abb. 2). Den Daten des Statistischen Landesamtes ist ebenfalls zu entnehmen, dass in Hessen 3,2% aller Schüler in Sonderschulen betreut werden. In der vorliegenden Untersuchung wurde ein signifikant höherer Anteil (11,9%) von Sonderschülern mit kongenitaler Hypothyreose ermittelt. Hierzu passen die Angaben der Lehrer, dass 29% der Kinder eine Lernschwäche mit Sprachentwicklungsstörungen aufwiesen.

Tabelle 1: Zahlenmäßige Verteilung der Ätiologien nach Geschlechtern

Ätiologie	Anzahl Kinder	Mädchen	Jungen
Athyreose	36 (40,0%)	22 (24,4%)	14 (15,6%)
Ektopie	5 (5,6%)	2 (2,2%)	3 (3,3%)
Hypoplasie	22 (24,4%)	13 (14,4%)	9 (10,0%)
Dyshormonogenese	6 (6,7%)	4 (4,4%)	2 (2,2%)
ungeklärte Ursache	21 (23,3%)	11 (12,2%)	10 (11,1%)
gesamt	90 (100,0%)	52 (57,8%)	38 (42,2%)

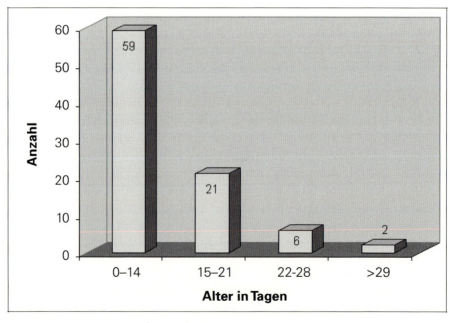

Abb. 1:   Alter der Kinder mit permanenter kongenitaler Hypothyreose zu Therapiebeginn.

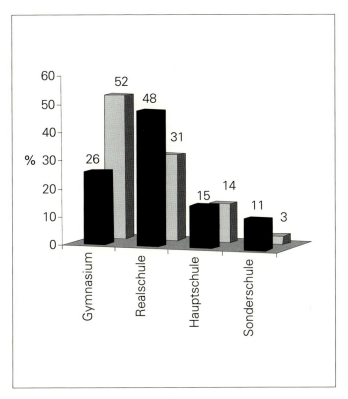

Abb. 2: Vergleich der besuchten Schulformen nach dem 4. Schuljahr im Bundesland Hessen bei Kindern mit kongenitaler Hypothyreose und Kindern der Normalbevölkerung.
■ Kinder mit kongenitaler Hypothyreose; ▨ Landesdurchschnitt

Zusammenfassend ist das Hypothyreosescreening in Hessen seit 1979 erfassungs-mäßig, organisatorisch und analytisch gut etabliert. Neben einer gering unterdurch-schnittlichen somatomotorischen Entwicklung zeigte sich, auch bei frühzeitiger Hormonsubstitution, eine moderate Tendenz zur geistigen Retardierung. Auffallend häufig bestanden Complianceprobleme der Kinder und Eltern, diese sind am ehesten bedingt durch Defizite bei der nachfolgenden Betreuung der auffälligen Kinder. Teilweise handelt es sich hierbei um Probleme aus dem Bereich der „Migranten-Medizin", d.h. um Probleme, die möglicherweise auf Sprachbarrieren und/oder ein anderes Kulturverständnis zurückzuführen sind. Hierzu zählen die mangelnden Be-ratungsmöglichkeiten sowie die uneinheitliche medizinische Versorgung, u.a. belegt durch die große Varianz der Auslassversuche oder die fehlenden Ätiologieklärungen. Entscheidend, wenn auch nur extrem selten detektiert, ist ein verspäteter Beginn der

Hormonsubstitution. Aufgrund dieser Daten wurde im Oktober 2004 in Hessen eine neue Arztstelle geschaffen, die sich ausschließlich mit dem „long-term follow-up" beschäftigt. Neben einer medizinischen und psychologischen Betreuung der Kinder und Eltern wird in Hessen auf die Umsetzung der Empfehlungen der Arbeitsgemeinschaft „Pädiatrische Endokrinologie" geachtet, wonach ein Kind mit kongenitaler Hypothyreose mindestens einmal pro Jahr von einem pädiatrischen Endokrinologen gesehen werden soll. Diese Maßnahme dient der Qualitätsoptimierung des Screenings und kann als Pilotprojekt für andere Bundesländer angesehen werden.

2.7 Ausgeprägte Hypothyreose bei Autoimmunthyreoiditis mit primär atrophischer Verlaufsform bei einer 14-jährigen Jugendlichen mit Kleinwuchs

I. Baus, F. Riepe, W. G. Sippell

Zusammenfassung

Wir berichten über den Fall einer ausgeprägten Hypothyreose bei Autoimmunthyreoiditis mit primär atrophischer Verlaufsform bei einer 14-jährigen kleinwüchsigen Jugendlichen. Trotz massiver Hypothyreose (TSH 783 µU/ml) war die Jugendliche subjektiv beschwerdefrei. 3 Monate nach Beginn der LT4-Therapie wurde die Jugendliche schwanger. Eine euthyreote Stoffwechsellage wurde erst nach einer Dosissteigerung auf 150 µg/Tag in der 24. SSW erreicht. Kinder, deren Mütter im 1. und 2. Trimenon hypothyreot sind, haben ein erhöhtes Risiko einer Entwicklungsstörung.

Einleitung

Die häufigste Ursache einer erworbenen Hypothyreose im Kindes- und Jugendalter ist eine Autoimmunthyreoiditis. Man unterscheidet zwei Verlaufsformen: die im Kindesalter häufige primär hypertrophe Form mit deutlicher Struma und die primär atrophische Verlaufsform, die mit einer frühzeitigen Hypothyreose einhergeht und im Kindesalter selten ist.

Anamnese

Die Vorstellung in unserer kinderendokrinologischen Sprechstunde erfolgte aufgrund eines Kleinwuchses.

Die Schwangerschafts- und Geburtsanamnese war unauffällig (Geburt: 38. SSW, Geb.-Gewicht: 2.750 g, Geb.-Länge: 50 cm). Bislang keine ernsthaften Vorerkrankungen. Der Pubertätsbeginn ist nicht erinnerlich, Menarche mit 11/12 Jahren, Zyklus ist bisher immer unregelmäßig. Die Jugendliche sei körperlich gut belastbar, die vegetativen Funktionen unauffällig. Sie besucht die 8. Klasse einer Hauptschule

mit mäßigen Leistungen. Anamnestisch kein Leistungsknick und keine Gewichts-
schwankungen.

Das Wachstum verlief bis zum 5. Lebensjahr auf der 25. Perzentile, weitere Mess-
daten sind nicht vorhanden. Nach Angabe der Eltern sei sie „immer klein gewesen".
Die Familienanamnese ist unauffällig, die Eltern sind normal groß.

Klinischer Befund

Wir sahen eine 14 9/12 Jahre alte Jugendliche, ausgeprägt proportioniert, kleinwüch-
sig mit einer Körperhöhe von 143,5 cm (-4,05 SDS) und einem Gewicht von 46,7
kg; BMI 22,7 kg/m^2, in guter Allgemeinzustand mit stammbetonter Fettverteilung,
keine Struma, jedoch mit auffallend trockener Haut und tiefer Stimme sowie einer
niedrigen Herzfrequenz von 54 Schlägen/min. als mögliche Symptome einer Hypothyreose. Der übrige Befund war unauffällig, mit einem altersgemäßen Reifestatus
nach Tanner (B4, P4).

Diagnostik

Labor (siehe Tab. 1): Es zeigte sich eine Anämie, erhöhte Transaminasen sowie
erhöhte Fettstoffwechselparameter, somit Laborveränderungen, die bei einer ausgeprägten Hypothyreose beschrieben sind.
- Schilddrüsenwerte: fT3: 0,9 (2,4–4,99) pg/ml, fT4: 0,1 (1,06–1,80) ng/dl, TSH
  787 (0,28–4,31) µU/ml
- Schilddrüsenantikörper: TPO-AK > 6.000 U/ml, TG-AK 3 (< 60) U/ml, TRAK
  0,2 (< 1) U/ml.

Sonographisch lag das Schilddrüsenvolumen mit 5,7 ml im unteren Normbereich bei
angehobener Echogenität. Das Knochenalter (nach Greulich u. Pyle) war passend
zu einer Entwicklungsverzögerung bei Hypothyreose mit 12 Jahren um knapp 3
Jahre retardiert. Eine Chromosomenanalyse zum Ausschluss eines Ullrich-Turner-
Syndroms zeigte einen unauffälligen weiblichen Chromosomensatz 46, XX.

Verlauf

Nach Einleitung der Substitutionstherapie mit 75 µg LT4/Tag empfahlen wir eine
Verlaufskontrolle nach 3 Monaten. Leider stellte sich die Jugendliche erst 6 Monate

später bei uns vor. Zwischenzeitlich war die LT4-Dosis vom Hausarzt auf 100 µg/Tag erhöht worden. Die Jugendliche berichtete, dass sie in der 10. Woche schwanger sei und das Kind austragen möchte. Es erfolgte daher zunächst eine Erhöhung der LT4-Dosis auf 125 µg/Tag sowie ein intensives Beratungsgespräch über die Notwendigkeit kurzfristiger Kontrollen, um eine euthyreote Stoffwechsellage und damit eine optimale Entwicklung des ungeborenen Kindes zu ermöglichen. Trotzdem stellte sich die Jugendliche erst in der 20. SSW wieder vor. Sie war weiterhin hypothyreot. Erst nach Erhöhung der LT4-Dosis auf 150 µg/Tag war sie bis zur Entbindung eines gesunden Mädchens in der 38. SSW euthyreot (Tab. 1).

Tabelle 1: Verlauf der gemessenen Laborparameter

	31.07.03	10. SSW 16.01.04	20. SSW 13.04.04	35. SSW 16.07.04
Hb [g/dl]	10,5	13,2	11,5	
GOT (< 25) [U/l]	52	31	17	
Trig (< 158) [mg/dl]	338	148		
Chol (< 213) [mg/dl]	373	215		
fT3 (2,4–4,99) [pg/ml]	0,9	3,6	2,2	3,8
fT4 (1,06–1,8) [ng/dl]	0,1	0,9	0,7	1,18
TSH (0,28–4,31) [µU/ml]	787,3	5,38	8,43	0,5
Östradiol [pg/ml]	17	575	1005	
Prolaktin (> 11) [ng/ml]	26,3	48,4	66,7	
LH (1,1–4,7) [mU/ml]	1,1	12,1	< 0,5	
FSH (3,1–8,1) [mU/ml]	4,6	< 0,5		
LT4-Dosis [µg/Tag]	75	100 ↑ 25	↑ 150	150

Diagnose

Ausgeprägte Hypothyreose bei Autoimmunthyreoiditis mit primär atrophischer Verlaufsform in Verbindung mit einem Kleinwuchs.

Die primär atrophische Autoimmunthyreoiditis ist im Kindesalter selten und geht mit einer frühzeitigen und ausgeprägten Hypothyreose einher. Die Vorstellung erfolgt meist wegen Kleinwuchs (SDS -3,1 SD) und Adipositas [5].

Erworbene Hypothyreose und Pubertät

Kinder mit einer manifesten Hypothyreose haben oft eine Pubertas tarda, selten eine inkomplette Pubertas präcox.

Bei Mädchen findet sich dann eine vorzeitige Thelarche und isolierte Ovarialzysten sowie selten eine Galaktorrhoe. Die Hormonanalyse zeigt meist ein gegenüber dem LH erhöhtes FSH mit aufgehobener Pulsatilität der Gonadotropinsekretion, welches unter anderem mit erhöhten Prolaktinspiegeln in Verbindung gebracht wird [7, 8].

Die Prolaktin- und FSH-Sekretion wird durch TRH stimuliert. Zusätzlich kann es durch eine Kompression des Hypophysenstiels bei Hyperplasie der Hypophyse infolge vermehrter TSH-Sekretion zu erhöhten Prolaktinspiegeln kommen. Ferner agiert TSH an dem FSH-Rezeptor, woraus eine erhöhte Östradiol-Sekretion resultiert [6].

Postmenarchal resultieren oft Zyklusunregelmäßigkeiten sowie anovulatorische Zyklen.

Thyroxinbedarf in der Schwangerschaft

Der Thyroxinbedarf steigt bei etwa 70% der Schwangeren [1]. Der Bedarf steigt im Mittel um 50% während der ersten Hälfte der Schwangerschaft an, beginnend ab der 8. SSW, ab der 16. SSW wird ein Plateau erreicht. Empfohlen wird eine Erhöhung der LT4-Dosis ab Konzeption zunächst um ca. 30% [2].

Häufigkeit einer Hypothyreose in der Schwangerschaft

In einer kürzlich erschienenen Studie von Casey et al. wurden 25.756 Schwangere untersucht [3].
* 2,3% zeigten eine latente Hypothyreose (TSH erhöht, fT4 im Normbereich),
* 0,2% zeigten eine manifeste Hypothyreose (TSH erhöht, fT4 erniedrigt).

Schwangere mit einer latenten Hypothyreose hatten ein 3-fach erhöhtes Risiko einer Plazentalösung und ein 2-fach erhöhtes Risiko einer Frühgeburt (< 35 SSW).

Einfluss von mütterlicher Hypothyreose auf die geistige Entwicklung

Durch eine mütterliche Hypothyreose im 1. und 2. Trimenon ist das Risiko der geistigen Entwicklungsstörung am höchsten. Vom 3. Trimenon an ist die Versorgung mit Schilddrüsenhormonen überwiegend fetalen Ursprungs. Haddow et al. [4] führte neuropsychologische Untersuchungen mit 7–9-jährigen Kindern durch, deren Mütter während der Schwangerschaft hypothyreot waren.

Er zeigte, dass Kinder von unbehandelten Müttern im Durchschnitt im IQ-Test 7 Punkte unter der Kontrollgruppe lagen. Er konnte zusätzlich nachweisen, dass sogar eine latente Hypothyreose in der Schwangerschaft einen negativen Einfluss auf die geistige Entwicklung hat, da Kinder von Müttern, deren TSH in der 17. SSW über der 98. Perzentile lag, im Durchschnitt einen um 4 Punkte niedrigeren IQ-Wechsler-Test als die Kontrollgruppe hatten.

Literatur

[1] Abdalovich M., Gutierrez S., Alcaraz G., Maccallini G., Garcia A., Levalle O.: Overt and subclinical hypothyroidism complicating pregnancy. Thyroid (2002) 12: 63–68.
[2] Alexander E., Marqusee E., Lawrence J., Jarolim P., Fischer G., Larsen P.: Timing and magnitude of increases in Levothyroxine requirements during pregnancy in women with hypothyroidism. N Engl J Med (2004) 351: 241–249.
[3] Casey B., Dashe J., Wells E., McIntire D., Byrd W., Leveno K., Cunningham F.: Subclinical hypothyroidism and pregnancy outcomes. Obstst Gynecol (2005) 105: 239–245.
[4] Haddow J. E., Palornaki G., Allan W., Williams J., Knight G., Gagnon J., O'Heir C., Mitchell M., Hermos R., Waisbren S. et al.: Maternal thyroid deficiency during pregnancy and subsequent neuropsychological development of the child. N Engl J Med (1999) 34: 549–555.
[5] Matsuura N., Konuishi J., Yuri K., Harada S., Fujieda K., Nohara Y., Mikami Y., Kasagi K., Iida Y., Hosoda A., Okuno A.: Comparison of atrophic and goitrous autoimmune thyroiditis in children: clinical, laboratory and THS-receptor antibody studies. Eur J Pediatr (1990) 149: 529–533.
[6] Niedziela M., Korman E.: Severe hypothyroidism due to autoimmune atrophic thyroiditis predicted target hight and plausible mechanism for sexual precocity. J Pediatr Endocrinol Metab (2001) 14: 901–907.
[7] Pringle P., Stanhope R., Hindmarsh P., Brook C.: Abnormal pubertal development in primary hypothyroidism. Clin Endocrinol (1988) 23: 479–486.
[8] Weber G., Vigone M., Stroppa l., Chiumello G.: Thyroid Function and Puberty. J Pediatr Endocrinol Metab (2001) 16: 253–257.

2.8 Kasuistik – Myxödem-Koma doch nicht ausgestorben

C. Bepperling, U. Schilling, O. Ploner

Einleitung

Das Myxödem-Koma ist eine seltene Erkrankung mit einer Letalität von 40–60%, in der Literatur sind ca. 200 Fälle beschrieben. Im Rahmen einer schweren Hypothyreose kommt es über auslösende Faktoren durch eine zerebrale Hypoxie zu einer Bewusstseinsstörung. Da wir in den letzten Jahren keinen Fall mehr beobachten konnten, hielten wir die Erkrankung bei der guten Verfügbarkeit zur Bestimmung der Schilddrüsenhormone für nahezu ausgestorben.

Fallpräsentation

Durch den Notarzt auf der Intensivstation wurde eine 87-jährige Patientin mit unklarer Bewusstseinstrübung aufgenommen. Nach Angaben der Angehörigen sei die Patientin seit Wochen zunehmend müder geworden. Bisher sei sie noch im Gehwagen in der Wohnung mobil gewesen, seit einigen Stunden sei sie allerdings nicht mehr ansprechbar. An Vorerkrankungen wird eine Herzinsuffizienz mitgeteilt, die bisherige Medikation bestand aus einem Gingko-biloba-Extrakt.

Die Patientin ist apathisch, es fällt eine kalte und blasse Haut auf, die Körpertemperatur wird mit 30 °C gemessen. Die Patientin reagiert schwach auf Ansprache und zeigt eine langsame direkte und indirekte Pupillenreaktion. Der Blutdruck liegt bei 180/100 mmHg bei einer regelmäßigen Herzfrequenz von 35/min. Ansonsten ist der kardiopulmonale Auskultationsbefund regelrecht, Ödeme liegen nicht vor. Paresen sind mangels Mitarbeit nicht zu überprüfen.

In der Röntgenthorax-Aufnahme stellen sich ein biventrikulär vergrößertes Herz und eine Zwerchfellunschärfe links dar, das EKG zeigt einen regelmäßigen Rhythmus von 40/min. ohne erkennbare P-Wellen bei schmalem QRS-Komplex.

Im Labor findet sich eine geringe Erniedrigung der Erythro- und Thrombozyten, normale Elektrolyte, keine Entzündungskonstellation. Die CK mit 1.640 U/l, die

GOT mit 167 U/l und die AP mit 150/Ul sind erhöht. Bei der Blutgasanalyse werden eine leichte Hypoxämie und im Urin Zeichen eines Nitrit-positiven Harnwegsinfektes festgestellt. Bei normaler Serumglukose wird aus differenzialdiagnostischen Erwägungen das TSH basal bestimmt, dieses ist mit 218 µU/ml stark erhöht, das Gesamt-T3 unter der Nachweisgrenze, das FT4 mit 0,1ng/ml gerade noch messbar. Die Befundkonstellation spricht klar für eine ausgeprägte primäre Hypothyreose.

Therapie und Verlauf

Es erfolgt therapeutisch eine initiale Gabe von 500 µg L-Thyroxin i.v. unter gleichzeitiger Gabe von 100 mg Hydrokortison. In den ersten Stunden kommt es neben hohen systolischen und diastolischen Drucken auch zu hypotonen Werten unter 70 mmHg, die zur Katecholaminpflichtigkeit bei einem septisch anmutenden Krankheitsbild führen. Ob die hypotone Kreislaufreaktion Folge der vorsichtigen Erwärmung oder einer Sepsis im Rahmen des Harnwegsinfektes mit Proteus vulgaris oder der im Verlauf vermuteten Aspirationspneumonie ist, bleibt unklar. Folge ist ein prärenales Nierenversagen mit folgender Polyurie. Im weiteren Verlauf kommt es zu Vorhofflimmern mit einem Brady-/Tachykardiesyndrom, Ausbildung von ausgedehnten Pleuraergüssen, Aszites und zu einem hämodynamisch nicht wirksamen Perikarderguss sowie einem passageren Ileus. Es bildet sich keine Hypoglykämie oder Hyponatriämie aus, jedoch eine ausgeprägte Hypokaliämie mit einem hohen Substitutionsbedarf und eine transfusionspflichtige hämolytische Anämie ohne nachweisbare Antikörper. Die Ateminsuffizienz mit CO_2-Retention kann durch CPAP nicht entscheidend gebessert werden, eine invasive Beatmung kam in Absprache mit den Angehörigen aufgrund einer entsprechenden Patientenverfügung nicht in Frage. Unter alleiniger Sauerstoffgabe kann noch eine grenzwertig ausreichende Oxygenierung erreicht werden.

Die Schilddrüse stellt sich sonographisch echoarm mit beidseits je ca. 1 ml Volumen deutlich verkleinert dar, bei massiv erhöhten TPO- und Thyreoglobulin-Antikörpern ist die Ursache der Hypothyreose eine atroph verlaufende Autoimmunthyreoiditis.

Unter Gabe von 100 µg LT4 täglich i.v. vorerst über 5 Tage, nach kurzer frustraner oraler Gabe erneut über 5 Tage i.v. mit anschließender oraler Verabreichung bessern sich die Schilddrüsenhormonwerte rasch (Abb. 1), das bedrohliche Krankheitsbild allerdings nur sehr zögerlich. Nach 10 Tagen ist die erste Nahrungsaufnahme, nach 18 Tagen die Verlegung von der Intensivstation möglich.

In der Folgezeit imponieren die therapieresistenten Pleuraergüsse und die sehr protrahierte zerebrale Besserung der 87-jährigen Patientin. Nach insgesamt fünfwöchigem stationärem Aufenthalt kann die Patientin wieder mobilisiert, allerdings jetzt in ein Pflegeheim, entlassen werden.

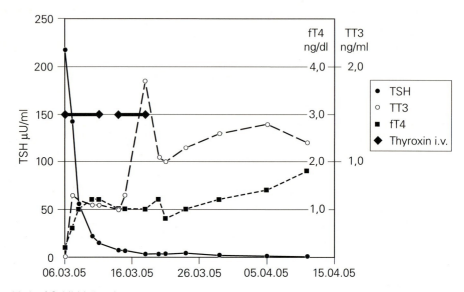

Abb. 1:   Verlauf Schilddrüsenhormonwerte.

Diskussion

Bei der Patientin lag eine atroph verlaufende Autoimmunthyreoiditis vor, die eine langsam zunehmende Hypothyreose verursacht hatte. Auslösend für die Aggravation der Stoffwechsellage zum Myxödem-Koma war vermutlich ein Infekt, am ehesten der Harnwegsinfekt mit Proteus vulgaris. Die absoluten Werte der Schilddrüsenhormone waren nicht entscheidend, es wurden durchaus Patienten mit ähnlichen Hormonkonstellationen gesehen, bei denen noch keine Bewusstseinstrübung vorlag.

Die Initialtherapie mit 500 µg L-Thyroxin mit nachfolgender Gabe von 100 µg/Tag entsprach den Angaben aus der Literatur. Die i.v. Gabe über ca. 10 Tage erschien in Anbetracht der eingeschränkten enteralen Resorption notwendig (s. Abb. 1). Zusätzlich wird eine begleitende Hydrokortisongabe empfohlen, zum einen unter der Annahme einer relativen Nebenniereninsuffizienz im Rahmen der Hypothyreose, zum anderen bei der erhöhten Wahrscheinlichkeit einer Autoimmunadrenalitis bei bekannter Autoimmunhypothyreose. Bei der beschriebenen Patientin konnte die Hydrokortisongabe bei normalen Cortisol- und ACTH-Werten später beendet werden.

Eine Erwärmung der unterkühlten Patienten ist nur bedingt zu empfehlen, da es durch die Erweiterung der Gefäße in der Peripherie zu einem Volumenmangelschock kommen kann. Trotz sehr vorsichtiger Erwärmung (1 °K/5 h) unserer Patientin mag die Katecholaminpflichtigkeit durch den Einsatz einer Wärmedecke (Warmtouch) ausgelöst worden sein.

Eine für die Hypothyreose typische Hyponatriämie wurde nicht beobachtet, die auffällige Hypokaliämie mit einem Substitutionsbedarf bis 200 mval/Tag kann auch als Folge des Nierenversagens gewertet werden.

Die ausgedehnten Pleuraergüsse und der Aszites waren, wie der Verlauf zeigte, nicht nur Folge der Herzinsuffizienz, sondern durch die durch die Hypothyreose bedingte erhöhte Membranpermeabilität und Einlagerung von Mukopolysacchariden bedingt.

Die Myopathie (mit erhöhter CK) führte auch zu alveolarer Hypoventilation und dadurch zum CO_2-Anstieg. Hier verbessert eine maschinelle Beatmung die Situation, der Einsatz von CPAP kann die Situation durch die vermehrte Atemarbeit verschlechtern.

Die zerebrale Situation mit vorherrschender Apathie entsteht durch eine zentrale Hypoxie. Die Erholung zeigte eine deutliche Verzögerung von einigen Wochen nach den schon normalisierten peripheren Hormonwerten.

Unklar blieb die Genese der hämolytischen Anämie und Thrombozytopenie. Bei negativem direkten Coombs-Test, fehlenden Wärme- oder Kälteagglutininen und negativem HIPA-Test auf eine HIT-2 wurde aufgrund der Aetas der Patientin auf eine weiterführende Diagnostik verzichtet.

Die initiale Bradykardie als Folge der myokardialen hypothyreoten Stoffwechsellage normalisierte sich im Verlauf, ob das später auftretende Vorhofflimmern mit dem Bradykardie/Tachykardie-Syndrom durch die i.v. Thyroxingabe bedingt war, ist bei der betagten, kardial vorerkrankten Patientin nicht zu klären. Eine weiterführende Antikoagulation wurde nicht durchgeführt.

Bei einem insgesamt erfreulichen Verlauf wurde auf die konsequente Fortführung der L-T4-Substitutionstherapie nach der Entlassung der Patientin geachtet.

Literatur

[1] Bamberger C., Schulte H.: Notfälle in der Endokrinologie. In: Allolio B., Schulte H. (Hrsg.): Praktische Endokrinologie. Urban & Schwarzenberg, München (1996): 707–708.

[2] Schumm-Draeger P.-M.: Hypothyreose. In: Allolio B., Schulte H. (Hrsg.): Praktische Endokrinologie. Urban & Schwarzenberg, München (1996): 189–190.

[3] Douglas S. R.: Myxedema Coma. In: UpToDate: http://www.uptodateonline.com/application/topic/print.asp?file=thyroid/11535.

[4] Larsen P. R.: The Thyroid Gland. In: Wilson J. D., Foster D. U., Williams R. H. (Hrsg.): Williams Textbook of Endocrinology. 9. Auflage. W. B. Saunders Company, Philadelphia (1998): 460–465.

[5] Wall C. R.: Myxedema Coma: Diagnosis and Treatment. Am Fam Physician (2000); 62: 2485–2490.

[6] Wiersinga W. M.: Adult Hypothyroidism. In: http://www.thyroidmanager.org/Chapter9/ch_9-4.htm.

2.9 Einfluss einer Kurzzeit-Hypothyreose auf die systemische Antikoagulationstherapie bei Patienten mit Schilddrüsenkarzinom und Cumarin-Therapie

J. Bucerius, A. Manka-Waluch, A. Y. Joe, H. Palmedo, M. J. Reinhardt, H.-J. Biersack

Einleitung

Die orale Antikoagulationstherapie mit Cumarinderivaten (z.B. Marcumar®, Falithrom®) ist ein etabliertes Verfahren bei verschiedenen klinischen Indikationen, so z.B. zur Prävention einer venösen Thrombembolie, der Prävention einer systemischen Embolisation bei Patienten mit mechanischen Herzklappenprothesen oder bei Vorhofflimmern auf dem Boden einer absoluten Arrhythmie [8]. Bei den meisten der genannten Indikationen wird ein optimaler therapeutischer Bereich der Antikoagulation mit einer „international normalized ratio" (INR) von 2,0–3,0 empfohlen.

So genannte „Drug-disease"-Interaktionen sind bekannt bei Patienten mit endogener oder medikamenteninduzierter Hyperthyreose, bedingt durch eine Medikation mit L-Thyroxin oder iodhaltigen Medikamenten, wie z.B. Amiodarone (z.B. Cordarex®), und einer oralen Antikoagulationstherapie mit Cumarinderivaten. Bei diesen Patienten zeigt sich ein verstärktes Ansprechen auf die Einnahme von Cumarinderivaten, bedingt durch einen erhöhten Katabolismus von Vitamin-K-abhängigen Gerinnungsfaktoren oder einen veränderten Metabolismus bzw. eine verminderte Proteinbindung von Cumarin [2, 13, 15, 22, 23, 29, 34]. Als Konsequenz sollte bei Patienten mit hyperthyreoter Stoffwechsellage Cumarin in einer reduzierten Dosierung appliziert werden, um eine schwere Koagulopathie zu vermeiden [2]. Im Gegensatz zu diesen bekannten Wechselwirkungen zwischen dem Schilddrüsen- und Gerinnungsstoffwechsel unter hyperthyreoten Bedingungen ist wenig bekannt über den potenziellen Einfluss einer hypothyreoten Stoffwechsellage auf eine systemische Antikoagulationstherapie. Bereits vor mehreren Jahrzehnten wurde angenommen, dass bei Patienten mit Hypothyreose höhere Cumarin-Dosierungen notwendig seien, um den angestrebten therapeutischen Bereich zu erreichen [24]. Allerdings existieren nur wenige experimentelle und klinische Studien, um diese Annahme zu bestätigen. Darüber hinaus sind die meisten hierzu publizierten Daten bereits mehrere Jahrzehnte alt. 1971 wurde von McIntosh und Mitarbeitern in einem Tiermodell gezeigt, dass thyreoidektomierte Ratten 24 Stunden nach Applikation deutlich vermindert auf Cumarin ansprachen [19]. Walters und Mitarbeiter berichteten über zwei Patienten mit Myxödem, die für eine adäquate systemische Antikoagulation höhere Dosierungen mit Cumarin als üblich benötigten [31]. 1989 beschrieben Stephens und Mitarbeiter eine Patientin unter Cumarin-Therapie, die eine reduzierte Prothrombinzeit-Antwort unter hypothyreoten Stoffwechselbedingungen aufwies [28]. In einer prospektiven Studie konnten Rice und Mitarbeiter einen verminderten Anstieg der Prothrombinzeit auf Cumarin-Gabe bei sieben Patienten während eines Schubes des bekannten Myxödems im Vergleich zu euthyreoten Bedingungen feststellen, was auf eine verminderte Prothrombinzeit-Antwort auf eine einzelne Cumarin-Dosis unter hypothyreoten Stoffwechselbedingungen hindeutet [20]. Mehrere andere Studien zeigten einen veränderten Metabolismus der Gerinnungsfaktoren bei Hypothyreose [2, 5, 25, 30]. Ob allerdings eine kurzzeitige hypothyreote Stoffwechsellage einen signifikanten Einfluss auf eine systemische orale Antikoagulationstherapie hat, ist nicht belegt. Daher war das Ziel der vorliegenden Studie, den möglichen Einfluss einer kurzzeitigen Hypothyreose bei Patienten nach totaler Thyreoidektomie aufgrund eines Schilddrüsenkarzinoms und einer medizinisch indizierten systemischen Antikoagulationstherapie zu analysieren.

Patienten und Methoden

Patienten

Zwischen Januar 1995 und Januar 2005 erhielten 908 Patienten mit einem differenzierten Schilddrüsenkarzinom mindestens einmalig eine I-131-Therapie oder eine I-131-Ganzkörper Diagnostik in unserer Klinik. 15 Patienten (1,7%) erfüllten die Einschlusskriterien einer intermittierenden Hypothyreose und einer systemischen Antikoagulationstherapie mit Cumarinderivaten und wurden in die weitere Analyse dieser retrospektiven Studie eingeschlossen. Alle 15 eingeschlossenen Patienten (follikuläres Schilddrüsenkarzinom: n = 9; papilläres Schilddrüsenkarzinom: n = 6) wurden mindestens zweimal für eine ablative I-131-Therapie oder eine I-131-Ganzkörper-Diagnostik stationär aufgenommen. Klinisch relevante Leber- und/oder Nierenfunktionsstörungen waren Ausschlusskriterien für diese Studie. Zur Abklärung beider Organfunktionen wurden die Lebertransaminasen sowie Serum-Kreatinin und -Harnstoff vor jeder stationären I-131-Applikation bestimmt. Zu keinem Zeitpunkt wurden klinische oder laborchemische Zeichen einer Leber- und/oder Nierenfunktionsstörung in unserer Studienpopulation gefunden. Lediglich ein Patient hatte eine leicht erhöhte γ-Glutamyltransferase (γ-GT). Im Gegensatz hierzu waren die Glutamat-Pyruvat- (GPT) sowie die Glutamat-Oxalat-Transaminase (GOT) bei diesem Patienten im Normalbereich, und keine klinischen Zeichen einer Leberfunktionsstörung konnten beobachtet werden. Eine Non-Compliance bezüglich der

Cumarin-Einnahme wurde bei keinem der Patienten in der Anamnese gefunden. Letztere wurde, wann immer möglich, anhand von Patienten-Interviews und darüber hinaus in allen Fällen anhand von Befragungen der behandelnden Hausärzte erhoben. Außerdem wurde der Cumarin-Pass jedes Patienten, der das tägliche individuelle Cumarin-Dosierungsschema dokumentiert, bezüglich einer konsequenten Medikamenten-Einnahme kontrolliert.

Das mittlere Patientenalter zum Zeitpunkt der ersten in die Studie eingeschlossenen I-131-Therapie oder -Ganzkörper-Diagnostik betrug $66 \pm 8,8$ Jahre, sechs Patienten waren männlich. Das individuelle Patientenalter, das Stadium der Erkrankung nach TNM-Klassifikation und die Indikation für die systemische Antikoagulationstherapie sind in Tab. 1 aufgeführt [12].

Tabelle 1: Patienten-Daten

Pt. Nr.	Geschlecht	Alter[1] [Jahre]	Schilddrüsen-Ca[2]	Tumorstadium[3]	Indikation für Antikoagulation[4]
1	m	54	follikulär	pT2 N0 M0	AA, MKE
2	w	70	follikulär	not classified	AA
3	w	64	follikulär	pT2 N0 M0	LE
4	m	48	papillär	pT1 N0 M0	VWI, ZE
5	w	62	papillär	pT1 N0 M0	AA, TVT
6	w	79	papillär	pT2 N0 M0	TVT, LE
7	w	63	follikulär	pT4 N0 M1	AA
8	w	78	follikulär	pT3 N0 M0	AA
9	w	75	follikulär	pT2 N0 M0	TVT, LE
10	w	67	papillär	pT1 N0 M0	TVT
11	m	66	follikulär	pT3 N0 M1	TVT
12	m	74	follikulär	pT4 N0 M0	AA
13	w	71	follikulär	pT2 N0 M0	ZE
14	m	61	papillär	pT2 N1 M0	TVT
15	m	58	papillär	pT1 N0 M0	AA

Pt.	Patient
w	weiblich
m	männlich
[1]	Alter zum Zeitpunkt der ersten eingeschlossenen I-131-Therapie oder -Ganzkörperdiagnostik
[2]	Tumorstadium nach UICC TNM-Klassifikation [12]
[3]	Primärstaging
[4]	AA absolute Arrhythmie bei Vorhofflimmern
	MKE mechanischer Mitralklappenersatz
	TVT tiefe Venenthrombose
	LE Lungenembolie
	VWI Vorderwandinfarkt
	ZE zerebrale Embolie

Methodik

Der angestrebte therapeutische Bereich der Cumarin-Therapie lag für alle Indikationen in der Studienpopulation bei INR-Werten zwischen 2,0 und 3,0. Es erfolgte eine Kontrolle der INR-Werte sowohl bei den niedergelassenen Hausärzten als auch während des stationären Aufenthaltes in unserer Klinik. Die orale Antikoagulationstherapie wurde täglich nach entsprechendem Schema von jedem der 15 Patienten eingenommen. Lagen die ambulanten oder stationären INR-Werte außerhalb des therapeutischen Bereiches, wurde das Einnahmeschema der Cumarin-Therapie vorübergehend durch den betreuenden Arzt angepasst, bis der INR-Wert wieder innerhalb des therapeutischen Bereiches lag. In diesen Fällen wurde dann wieder das ursprüngliche Einnahmeschema verordnet. Die Ergebnisse der ambulanten bzw. stationären Blutuntersuchungen, bei denen neben den INR-Werten zumindest eine Bestimmung der TSH-Werte erfolgte, wurden im Rahmen dieser Studie weiter analysiert. Nahezu alle ambulanten bzw. alle stationären Blutuntersuchungen erfolgten am gleichen Tag. Blutuntersuchungen mit einem Zeitintervall von mehr als einer Woche zwischen der INR- und TSH-Bestimmung waren ein Ausschlusskriterium für eine weitere Analyse. Ein INR-Wert < 2,0 wurde definitionsgemäß als außerhalb des therapeutischen Bereiches für eine suffiziente systemische Antikoagulation liegend klassifiziert. Wenn immer möglich, wurden auch die peripheren Schilddrüsenhormone (freies Triiodthyronin, fT3; Triiodthyronin, T3; freies Thyroxin, fT4; Thyroxin, T4) bestimmt. Allerdings konnten lediglich 44 von insgesamt 88 Blutuntersuchungen bezüglich der fT4-Spiegel weiter analysiert werden.

Datenanalyse

Hypothyreote Stoffwechselbedingungen wurden bei jedem Patienten zunächst durch einen Wechsel der verordneten L-Thyroxin-Substitutionstherapie auf eine T3-Substitution mit Thybon (Thybon® Henning, Sanofi-Synthelabo GmbH, Berlin) vier Wochen vor und vollständiges Absetzen jeder Schilddrüsenhormon-Substitution zwei Wochen vor dem geplanten Termin der I-131-Therapie oder -Ganzkörper-Diagnostik erreicht. Die Kontrolle der TSH-Werte erfolgte am Tag der stationären Aufnahme, um einen adäquaten Anstieg zu dokumentieren. Ein TSH-Wert > 10,0 mU/l wurde a priori als „Hypothyreose" definiert, um den Effekt einer oralen Antikoagulationstherapie unter hypothyreoten Stoffwechselbedingungen nach Absetzen der Thyroxin-Substitution, verglichen mit TSH-Werten ≤ 10,0 mU/l, unter Thyroxin-Substitution zu ermitteln. Diese Definition wurde gewählt, um bei der Analyse des Effekts der Antikoagulationstherapie hypothyreote Stoffwechselbedingungen sicherzustellen. Lediglich 4 Blutuntersuchungen ergaben nach Absetzen der Thyroxin-Substitution TSH-Werte zwischen dem standardisierten oberen TSH-Normwert (4,0 mU/l) und den definitionsgemäß festgelegten TSH-Werten von 10,0 mU/l. Darüber hinaus erfolgte eine Überprüfung der kontinuierlichen TSH- und INR-Werte auf eine mögliche signifikante Korrelation.

Statistik

Kontinuierliche Variablen wurden als Mittelwert ± Standardabweichung, kategorische Variablen als Proportionen im gesamten Manuskript dargestellt. Der Vergleich zwischen kategorischen Variablen erfolgte mittels der Pearson-χ^2-Analyse, Korrelationen zwischen kontinuierlichen Variablen anhand des Pearson-Korrelationskoeffizienten. Eine Wahrscheinlichkeit (p-Wert) kleiner 0,05 wurde als statistisch signifikant angenommen. Alle p-Werte waren 2-seitig. Alle statistischen Analysen wurden mit Hilfe der SPSS® 10.0 Statistiksoftware durchgeführt (SPSS Corp., Chicago, IL).

Resultate

Antikoagulationstherapie

Absolute Arrhythmie bei Vorhofflimmern (AA) und tiefe venöse Thrombose (TVT) waren die Indikationen für eine systemische Antikoagulationstherapie in 7 bzw. 6 Fällen. Drei Patienten wiesen eine Lungenembolie in ihrer Anamnese auf, ein Patient musste aufgrund eines mechanischen Mitralklappenersatzes (MKE) antikoaguliert werden. Weitere Gründe für eine Antikoagulationstherapie waren zerebrale Embolie (n = 2; ZE) und ein Vorderwandinfarkt (VWI; Tab. 1).

TSH- und INR-Analyse

Eine Gesamtzahl von 88 Blutuntersuchungen wurde bei den 15 Patienten (Rang: 1–16; Mittelwert pro Patient: 5,9 ± 3,5) hinsichtlich der TSH- und INR-Werte analysiert (Tab. 2). 38 Laboruntersuchungen ergaben einen TSH-Wert ≤ 10,0 mU/l (43,2%; Rang: 0–8; Mittelwert pro Patient: 2,5 ± 2,0), 50 Tests einen TSH-Wert > 10,0 mU/l (56,8%; Rang: 1–8; Mittelwert pro Patient: 3,3 ± 1,9). Mit Ausnahme von zwei Patienten (Pts. 12 + 13), bei denen keine TSH-Werte ≤ 10,0 mU/l festgestellt wurden, konnte jeweils mindestens eine Untersuchung pro Patient der Gruppe der TSH-Werte ≤ 10,0 oder > 10,0 mU/l zugeordnet werden (Tab. 2). 34 der 88 Blutuntersuchungen (38,6%) wurden unter L-Thyroxin-Substitution analysiert und ergaben eine latente Hyperthyreose in 24 (70,6%) und eine Euthyreose in 10 Fällen (29,4%). 54 Blutproben (61,4%) wurden nach Absetzen der L-Thyroxin-Substitution untersucht und ergaben TSH-Werte > 10,0 mU/l in 50 Fällen (92,6%), 4 Blutuntersuchungen ergaben TSH-Werte zwischen 4,0 und 10,0 mU/l. Definitionsgemäß erfolgte eine Zuordnung dieser Werte in die Gruppe von TSH-Werten ≤ 10,0 mU/l. Der Vergleich der INR-Werte zwischen beiden Gruppen ergab INR-Werte unterhalb des therapeutischen Bereiches (< 2,0) in 38 von 50 Untersuchungen mit einem TSH-Wert > 10,0 mU/l (76,0%). Im Gegensatz hierzu lagen lediglich bei 8 von 38 Blutuntersuchungen die INR-Werte < 2,0, wenn der TSH-Wert ≤ 10,0 mU/l (21,1 %; $p < 0,0001$) war. Zwischen den kontinuierlichen TSH- und INR-Werten konnte eine negative Korrelation ($r = -0,589$; $p < 0,0001$; Abb. 1) gezeigt werden. Aufgeteilt in TSH-Werte ≤ 10,0 mU/l und > 10,0 mU/l, konnte keine Korrelation zwischen den INR-Werten und den TSH-Werten ≤ 10,0 mU/l ($r = -0,133$; $p = 0,427$), jedoch eine signifikant negative Korrelation zwischen den TSH-Werten > 10,0 mU/l und den INR-Werten ($r = -0,51$; $p < 0,0001$) festgestellt werden. Darüber hinaus zeigte sich eine positive Korrelation zwischen den kontinuierlichen fT4- und INR-Werten ($r = 0,525$; $p = 0,0001$).

Tabelle 2: TSH- und INR-Werte von den 15 Studienpatienten

Patient Nr.	gesamt	TSH ≤ 10 mU/l	TSH > 10 mU/l	TSH ≤ 10 mU/l INR		TSH > 10 mU/l INR	
				< 2,0	≥ 2,0	< 2,0	≥ 2,0
1	6	2	4	0	2	3	1
2	7	2	5	0	2	5	0
3	4	1	3	0	1	2	1
4	8	3	5	0	3	3	2
5	7	5	2	2	3	1	1
6	5	3	2	1	2	2	0
7	5	3	2	3	0	0	2
8	16	8	8	1	7	7	1
9	4	2	2	0	2	0	2
10	4	2	2	1	1	2	0
11	8	2	6	0	2	6	0
12	2	0	2	0	0	2	0
13	1	0	1	0	0	1	0
14	7	4	3	0	4	2	1
15	4	1	3	0	1	2	1
gesamt	88	38	50	8	30	38	12

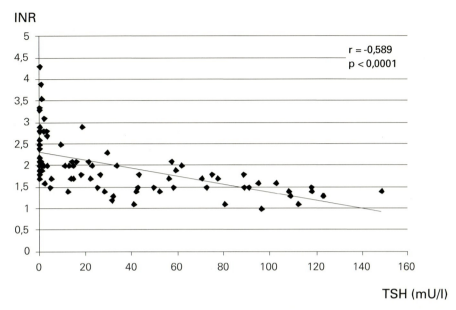

Abb. 1:   Korrelation zwischen den kontinuierlichen TSH- und INR-Werten.

Diskussion

Obwohl eine „Drug-disease"-Interaktion zwischen hyperthyreoten Stoffwechselbedingungen und einer oralen Antikoagulation mit einer erhöhten Sensitivität für Cumarinderivate hinreichend bekannt ist, existieren lediglich wenige Daten bezüglich einer solchen Interaktion in hypothyreoter Stoffwechsellage [2, 6, 13, 15, 22–24, 28, 29, 34].

In diesem Zusammenhang zeigen die vorliegenden Daten von 15 Patienten mit einem differenzierten Schilddrüsenkarzinom ein vermindertes Ansprechen der systemischen Antikoagulation mit Cumarinderivaten in Hypothyreose. Eingeteilt in TSH-Werte > 10,0 und ≤ 10,0 mU/l, führt der reduzierte Schilddrüsenstoffwechsel zu einer signifikanten Abnahme der INR-Werte unterhalb des angestrebten therapeutischen Bereiches (INR 2,0) in 76,0% der Blutuntersuchungen in der Gruppe der TSH-Werte > 10,0 mU/l. Wir haben diese Definition von Hypothyreose gewählt, um in möglichst allen Fällen von erhöhten TSH-Werten sicher hypothyreote Stoffwechselbedingungen vorliegen zu haben. Huber und Mitarbeiter unterstützen diese Definition, indem sie in einer prospektiven Studie lediglich bei Patienten mit einer subklinischen Hypothyreose und TSH-Werten > 10,0 mU/l ein erhöhtes Risiko für einen Progress hin zu einer manifesten Hypothyreose beschreiben [9]. Darüber hinaus empfehlen Staub und Mitarbeiter eine Substitution mit L-Thyroxin in bestimmten

Fällen bei Patienten mit einer latenten Hypothyreose, aber, aufgrund der bekannten metabolischen Effekte auf verschiedene Zielorgane, in allen Fällen bei Patienten mit hohen TSH-Werten (> 12,0 mU/l) [27].

Die Korrelation zwischen den kontinuierlichen TSH- und den dazu korrespondierenden INR-Werten zeigt eine signifikante Beziehung zwischen dem Schilddrüsen- und dem Gerinnungsstoffwechsel mit einer negativen Korrelation zwischen TSH- und INR-Werten. Betrachtet man lediglich die kontinuierlichen TSH-Werte > 10,0 mU/l, kann diese Korrelation wiederum festgestellt werden, wohingegen bei TSH-Werten ≤ 10,0 mU/l keine signifikante Korrelation zu den INR-Werten gezeigt werden kann. Das deutet daraufhin, dass die Antikoagulation tendenziell umso ineffektiver ist, je höher die TSH-Werte sind, wenn manifeste hypothyreote Stoffwechselbedingungen mit erniedrigten peripheren Schilddrüsenhormonen vorliegen. Im Gegensatz dazu scheint der Einfluss des Schilddrüsen- auf den Gerinnungsstoffwechsel unter euthyreoten bzw. latent hyperthyreoten Stoffwechselbedingungen mit normwertigen peripheren Schilddrüsenhormonwerten marginal zu sein. Beide Beobachtungen bestätigen unsere Annahme, dass die Veränderungen des Gerinnungsstoffwechsels hauptsächlich vom Serumspiegel der peripheren Schilddrüsenhormonen abhängig sind. Da in unserer Studie lediglich die Blutuntersuchungen während des stationären Aufenthaltes für eine I-131-Therapie oder -Ganzkörper-Diagnostik ausreichende Daten zu den peripheren Schilddrüsenhormonen ergaben, standen uns nur Daten zu den peripheren Schilddrüsenhormonen unter hypothyreoten Bedingungen zur Verfügung. Die vorhandenen fT4-Werte unter hypothyreoten Stoffwechselbedingungen zeigen eine positive Korrelation, hauptsächlich aufgrund der geringen Varianz der fT4- und INR-Werte.

1957 fanden Lowenthal und Fisher ein vermindertes Ansprechen auf Cumarin in einem Tiermodell mit hypothyreoten Ratten, ein Ergebnis, das einige Jahre später auch in Studien im Menschen bestätigt wurde [16, 17, 20, 31]. Rice und Mitarbeiter zeigten, dass sich dieses verminderte Ansprechen auf Cumarin durch eine L-Thyroxin-Substitution bei 7 Patienten mit Myxödem ausgleichen ließ. Darüber hinaus konnte diese Arbeitsgruppe zeigen, dass die verminderte Wirkung von Cumarin unter hypothyreoten Bedingungen nicht auf Änderungen der Plasma-Halbwertszeit, des Plasmaspiegels oder des Verteilungsvolumens der Cumarinderivate zurückzuführen ist [20]. Vielmehr scheint, wie bereits in dem Tiermodell von 1976 gezeigt, die biologische Halbwertzeit der Vitamin-K-abhängigen Gerinnungsfaktoren II, VII, IX und X aufgrund eines verminderten Katabolismus in Hypothyreose signifikant verlängert zu sein. Auf der anderen Seite ist die biologische Halbwertzeit dieser Gerinnungsfaktoren unter hyperthyreoten Stoffwechselbedingungen aufgrund des gesteigerten Katabolismus signifikant reduziert [2, 3, 16, 22, 30, 33]. Darüber hinaus scheinen mehrere bekannte Mechanismen, wie z.B. Veränderungen der Absorption, der Proteinbindung sowie der Rezeptor-Affinität, eine wichtige Rolle bei der Wirkung von Cumarin auf den Gerinnungsstoffwechsel in Hypothyreose zu spielen [2, 4]. Während die Relevanz der Absorption und Proteinbindung von einigen Arbeitsgruppen angezweifelt wird, scheint die Rolle der Rezeptor-Affinität von Interesse zu sein, da gezeigt werden konnte, dass durch D-Thyroxin-Applikation die Affinität des Rezeptors für Cumarin erhöht wird [19, 20, 26, 32]. Im Gegensatz hierzu kann die verminderte Wirkung der oralen Antikoagulanzien unter hypothyreoten Stoffwechselbedingungen mit erniedrigten peripheren Schilddrüsenhormon-Spiegeln durch eine erniedrigte Affinität der Cumarin-Rezeptoren erklärt werden.

Es ist bekannt, dass aufgrund der hepatischen Synthese von Plasmaproteinen einschließlich der Gerinnungsfaktoren Leberfunktionsstörungen einen starken Einfluss auf den Gerinnungsstoffwechsel haben [3]. Daher ist es offensichtlich, dass eine relevante Lebererkrankung eine defiziente Hämostase mit sich bringt, was konsekutiv zu einem verminderten Gerinnungsmetabolismus führt [14, 18]. Mehrere bereits publizierte Studien zeigten darüber hinaus Veränderungen des Gerinnungs- sowie des Cumarin-Stoffwechsels bei Patienten mit Nierenfunktionsstörungen [1, 10, 21]. Da in der vorliegenden Studie jedoch keiner der eingeschlossenen Patienten unter einer klinisch relevanten Leber- oder Nierenfunktionsstörung litt, kann hier der Einfluss einer Funktionsstörung eines der beiden Organe auf den Gerinnungsstoffwechsel ausgeschlossen werden.

Aufgrund des retrospektiven Designs müssen einige Studien-Limitationen in Kauf genommen werden. So können individuelle Änderungen der Patienten-Compliance hinsichtlich einer regelmäßigen und akkuraten Einnahme der verordneten Cumarin-Medikation nicht gänzlich ausgeschlossen werden. Es muss diesbezüglich betont werden, dass eine Non-Compliance der Patienten generell und hinsichtlich jeder medizinischen Maßnahme bei Patienten unter hypothyreoten Stoffwechselbedingungen wahrscheinlicher ist. Um den Einfluss einer solchen Non-Compliance auf die Ergebnisse unserer Studie möglichst gering zu halten, wurden, wann immer möglich, die Patienten und in jedem Fall die behandelnden Hausärzte hinsichtlich der Compliance der eingeschlossenen Studien-Patienten ausführlich befragt. Patienten mit einer nachweislich eingeschränkten Compliance wären nicht in die Studie eingeschlossen worden. Somit kann a priori eine regelmäßige und akkurate Einnahme der Cumarin-Medikation nach entsprechendem Schema in unserem Patientenkollektiv angenommen werden. Darüber hinaus wurde die Wirkung der oralen Antikoagulation regelmäßig, sowohl unter ambulanten als auch stationären Bedingungen, durch Kontrolle der INR-Werte überprüft. Eine weitere Einschränkung der aktuellen Studie liegt in der geringen Anzahl eingeschlossener Patienten. Allerdings muss hierbei berücksichtigt werden, dass eine prospektive Studie mit einer entsprechend größeren Studienpopulation kaum durchführbar erscheint, da alleine 908 Patienten in einem

Zeitraum von 10 Jahren retrospektiv analysiert werden mussten, um 15 Studienpatienten einschließen zu können, die alle Einschlusskriterien aufwiesen.

Zusammenfassend zeigen die Ergebnisse der vorliegenden Studie ein signifikantes Abweichen der INR-Werte unterhalb des angestrebten therapeutischen Bereiches in 76% der Blutuntersuchungen bei Patienten mit einem TSH-Wert > 10,0 mU/l und einer systemischen Antikoagulationstherapie mit Cumarinderivaten. Da gezeigt werden konnte, dass bereits eine subklinische Hypothyreose ein Risikofaktor für eine arteriosklerotische Erkrankung und einen Myokardinfarkt sein kann und darüber hinaus Patienten mit z.B. einer mechanischen Herzklappenprothese oder Vorhofflimmern ein erhöhtes Risiko für thrombembolische Ereignisse haben, muss eine suffiziente systemische Antikoagulation auch unter hypothyreoten Stoffwechselbedingungen sichergestellt sein [7, 11]. Daher scheint es aufgrund der vorliegenden Daten notwendig zu sein, dass die INR-Werte bereits bei Patienten mit latenter Hypothyreose häufiger kontrolliert werden und außerdem entweder die Hypothyreose entsprechend mit L-Thyroxin substituiert oder, in Fällen einer erwünschten hypothyreoten Stoffwechsellage, die Therapie mit Cumarin entsprechend angepasst wird, um eine suffiziente Antikoagulation zu gewährleisten. Die Anpassung der Cumarin-Dosierung sollte jedoch entsprechend vorsichtig vorgenommen werden, um eine Überdosierung nach Ansetzen bzw. Wiederbeginn der L-Thyroxin-Substitution zu vermeiden.

Literatur

[1]   Bachmann K., Shapiro R., Mackiewicz J.: Warfarin elimination and responsiveness in patients with renal dysfunction. J Clin Pharmacol (1977) 17: 292–299.

[2]   Chute J. P., Ryan C. P., Sladek G., Shakir K. M.: Exacerbation of warfarin-induced anticoagulation by hyperthyroidism. Endocr Pract (1997) 3: 77–79.

[3]   Demirkan K., Stephens M. A., Newman K. P., Self T.H.: Response to warfarin and other oral anticoagulations: effects of disease states. South Med J (2000) 93: 448–454.

[4]   Dykin D.: Warfarin therapy. N Engl J Med (1970) 283: 801–803.

[5]   Edson J. R., Fecher D. R., Doe R. P.: Low platelet adhesiveness and other hemostatic abnormalities in hypothyroidism. Ann Intern Med (1975) 82: 342–346.

[6]   Ford H. C., Carter J. M.: Haemostasis in hypothyroidism. Postgrad Med J (1990) 66: 280–284.

[7]   Hak A. E., Pols H. A. P., Visser T. J., Drexhage H. A., Hofman A., Witteman J. C. M.: Subclinical hypothyroidism is an independent risk factor for artherosclerosis and myocardial infarction in elderly women: The Rotterdam Study. Ann Intern Med (2000) 132: 270–278.

[8]   Hirsh J., Dalen J. E., Anderson D. R. et al.: Oral anticoagulants: Mechanism of action, clinical effectiveness, and optimal therapeutic range. Chest (2001) 119: 8S–21S.

[9]   Huber G., Staub J. J., Meier C. et al.: Prospective study of the spontaneous course

of subclinical hypothyroidism: Prognostic value of thyrotropin, thyroid reserve, and thyroid antibodies. J Clin Endocrinol Metabol (2002) 87: 3221–3226.

[10] Ifudu O., Dulin A.: Pharmacokinetics and dialysability of warfarin in endstage renal disease. Nephron (1993) 65: 150–151.

[11] Imaizumi M., Akahoshi M., Ichimaru S. et al.: Risk for ischemic heart disease and all-cause mortality in subclinical hypothyroidism. J Clin Endocrinol Metabol (2004) 89: 3365–3370.

[12] International Union Against Cancer: TNM classification of malignant tumours, 5th ed. New York, Wiley-Liss (1997).

[13] Kellett H. A., Sawers J. S., Boulton F. E. et al.: Problems of anticoagulation with warfarin in hyperthyroidism. Q J Med (1986) 58: 43–51.

[14] Kovacs M. J., Wong A., MacKinnon K. et al.: Assessment of the validitiy of the INR system for patients with liver impairment. Thromb Haemost (1994) 71: 727–730.

[15] Kurnik D., Loebstein R., Farfel Z. et al.: Complex drug-drug-disease interactions between amiodarone, warfarin, and the thyroid gland. Medicine (2004) 83: 107–113.

[16] Loeliger E. A., van der Esch B., Mattern M. J., Hemker H. C.: The biological disappearance rate of prothrombin, factors VII, IX and X from plasma in hypothyroidism, hyperthyroidism, and during fever. Thromb Diath Haem (1963) 10: 267–277.

[17] Lowenthal J., Fisher L. M.: The effect of thyroid function on the prothrombin time response to warfarin in rats. Experientia (1957) 13: 253–254.

[18] Mammen E. F.: Coagulation abnormalities in liver disease. Hematol Oncol Clin North Am (1992) 6: 1247–1257.

[19] McIntosh T. J., Wilson W. R., Waters L., Fouts J. R.: Response to warfarin in hypothyroid rats. European J Pharmacol (1971) 14: 176–182.

[20] Rice A., McIntosh T. J., Fouts J. R., Brunk S. F., Wilson W. R.: Decreased sensitivity to warfarin in patients with myxedema. Am J Med Sci (1971) 262: 211–215.

[21] Sachs J. J., Henderson R.: Use of bishydroxycoumarin (dicumarol) in the presence of impaired renal function. JAMA (1952) 148: 839–841.

[22] Self T .H., Straughn A. B., Weisburst M. R.: Effect of hyperthyroidism on hypoprothrombinemic response to warfarin. Am J Hosp Pharm (1976) 33: 387–389.

[23] Self T., Weisburst M., Wooten E., Straughn A., Oliver J.: Warfarin-induced hypoprothrombinemia. Potentiation by hyperthyroidism. JAMA (1975) 231: 1165–1166.

[24] Shenfield G. M.: Influence of thyroid dysfunction on drug pharmacokinetics. Clin Pharmacokinet (1981) 6: 275–297.

[25] Simoe J. V., Abildgaard C. F., Schulman I.: Blood coagulation in thyroid dysfunction. N Engl J Med (1965) 273: 1057–1061.

[26] Solomon H. M., Schrogie J. J.: Change in receptor affinity: a proposed explanation for the potentiating effect of d-thyroxine on the anticoagulant response to warfarin. Clin Pharmacol Ther (1967) 8: 797–799.

[27] Staub J. J., Althaus B. U., Engler H. et al.: Spectrum of subclinical and overt hypothyroidism: effect on thyrotropin, prolactin, and thyroid reserve, and metabolic impact on peripheral target tissues. Am J Med (1992) 92: 631–642.

[28] Stephens M. A., Self T. H., Lancaster D., Nash T.: Hypothyroidism: Effect on warfarin anticoagulation. South Med J (1989) 82: 1585–1586.

[29] Vagenakis A. G., Cote R., Miller M. E., Braverman L. E., Stohlman F. Jr.: Enhancement of warfarin-induced hypoprothrombinemia by thyrotoxicosis. Johns Hopkins Med J (1972) 131: 69–73.

[30] van Oosterom A. T., Mattie H., Hermens W. T., Veltkamp J. J.: The influence of the thyroid function on the metabolic rate of prothrombin factor VII, and factor X in the rat. Thrombos Haemostas (1976) 35: 607–619.

[31] Walters M. B.: The relationship between thyroid function and anticoagulant therapy. Am J Cardiol (1963) 11: 112–114.

[32] Weiner M.: The significance of the physiologic disposition of drugs in anticoagulant therapy. Sem Hematol (1964) 1: 345–350.

[33] Wittkowsky A. K.: Warfarin and other coumarin derivates: pharmacokinetics, pharmacodynamics, and drug interactions. Sem Vasc Med (2003) 3: 221–230.

[34] Woeber K. A., Warner I.: Potentiation of warfarin sodium by amiodarone-induced thyreotoxicosis. West J Med (1999) 170: 49–51.

2.10 Das multifokale papilläre Mikrokarzinom der Schilddrüse als Zufallsbefund: Reicht die subtotale Strumaresektion vor ablativer Radioiodtherapie?

M. Dietlein, W. A. Luyken, A. Larena-Avellaneda, H. Schicha

Einleitung

Während für alle follikulären Schilddrüsenkarzinome und für die papillären Schilddrüsenkarzinome über 1 cm Durchmesser die Thyreoidektomie, die stadiengerechte Lymphknotendissektion sowie die ablative Radioiodtherapie interdisziplinär empfohlen werden, besteht Diskussionsbedarf bei den Tumoren mit exzellenter Prognose, den solitären papillären Karzinomen ≤ 1 cm (so genannte Mikrokarzinome) und den multifokalen papillären Karzinomen ≤ 1 cm [3, 8, 9]. Legt man den Vergleich der Leitlinien [3, 5, 6, 17, 19] und die heterogene Entscheidung in der flächendeckenden Versorgung [12, 13, 15] zugrunde, werden das erforderliche Ausmaß der Schilddrüsenresektion, die Notwendigkeit der zentralen Lymphknotendissektion als auch die Notwendigkeit der ablativen Radioiodtherapie bei Patienten mit einem postoperativ zufällig diagnostizierten solitären bzw. multifokalen Mikrokarzinom der Schilddrüse unterschiedlich beurteilt.

Bei den solitären papillären Schilddrüsenkarzinomen ≤ 1 cm werden limitierte chirurgische Resektionsverfahren als onkologisch adäquat erachtet, in der Diskussion steht die Notwendigkeit einer adjuvanten Radioiodtherapie zur Ablation von postoperativ verbliebenem Schilddrüsengewebe. Empfohlen wird die Radioiodtherapie teilweise im Einzelfall in Abhängigkeit von anderen prognostischen Faktoren (Nähe des Tumors zur Schilddrüsenkapsel, Familiarität, ggf. molekulargenetische Marker) [5], teilweise als Standardverfahren [19], teilweise wird die Radioiodtherapie nicht empfohlen [3, 17]. In jedem Fall erleichtert die ablative Radioiodtherapie die Nachsorge: Nach der Ablation des Restschilddrüsengewebes stehen mit der Thyreoglobulin-Messung unter TSH-Stimulation und mit der Radioiod-Ganzkörperszintigraphie exzellente Verfahren in der Tumornachsorge zur Verfügung. Daten aus Beobachtungsstudien [2, 18] haben für Patienten mit papillären Schilddrüsenkarzinomen ≤ 1 cm niedrigere lokoregionäre Rezidivraten nach ablativer Radioiodtherapie dokumentiert, verglichen mit solchen Patienten, bei denen auf eine Radioiodtherapie verzichtet worden war. Limitationen der Studien liegen in der Heterogenität des Patienteneinschlusses, wobei retrospektiv auch Patienten mit multifokalen oder randständig invasiven Karzinomen bzw. mit lymphogenen Metastasen eingeschlossen worden waren und die Definition eines so genannten Mikrokarzinoms nicht erfüllten.

Bei den multifokalen papillären Schilddrüsenkarzinomen ≤ 1 cm ist hingegen die adjuvante Radioiodtherapie generell notwendig. Diskussionsbedarf ergibt sich hier um den Stellenwert einer Komplettierungsoperation mit dem Ziel der totalen Thyreoidektomie und der Lymphknotendissektion im zentralen Kompartiment, wenn das multifokale Karzinom ≤ 1 cm postoperativ als Zufallsbefund erst bei der histopathologischen Begutachtung aufgefallen ist. Technisch ist eine ablative Radioiodtherapie sogar nach einer Hemithyreoidektomie und einem kleineren kontralateralen Schilddrüsenlappen erfolgreich durchführbar, und zwar einzeitig bei Verwendung von Standardaktivitäten (3,7 GBq I-131) [14] oder zweizeitig bei Verwendung einer reduzierten Therapieaktivität bei der ersten Ablation (1,2 GBq I-131) [1]. Insbesondere nach Durchführung einer beidseits subtotalen Resektion kann die Radioiodablation eines Schilddrüsenrestes somit bei Patienten, die eine solche Ablation wünschen, eine Komplettierungsoperation aber ablehnen oder bei der Erstoperation eine Recurrensparese erlitten haben, eine durchaus attraktive Alternative sein. Zu hinterfragen bleibt die langfristige rezidivfreie Überlebensrate. Da es hierzu keine randomisierten Studien gibt, bleibt der Evidenzgrad zwangsläufig niedrig und die notwendigen Behandlungsempfehlungen müssen sich auf kontrollierte Beobachtungsstudien als beste verfügbare Evidenz stützen. In dieser Studie [4] wurde die Radioiodablation einer konsekutiven Patientengruppe nach einzeitiger Operation eines postoperativ zufällig diagnostizierten multifokalen papillären Schilddrüsenkarzinoms ≤ 1 cm angeboten. Primäre Endpunkte waren die erfolgreiche Ablation und die Rezidivfreiheit.

Methode

Zwischen 1993 und 2001 unterzogen sich in einer chirurgischen Klinik 4.120 Patienten einer Schilddrüsenoperation. Ein papilläres Mikrokarzinom ≤ 1 cm wurde histologisch bei 142 Patienten gefunden, davon multifokal bei 22 Patienten (15,5%). 20 der 22 Patienten (17 Frauen, 3 Männer, 26–71 Jahre) erfüllten die Einschlusskriterien, wonach weder prä- noch intraoperativ der Verdacht auf ein Malignom oder eine Lymphknotenmetastasierung bestanden hatte. Das Ausmaß der Operation bestand aus einer bilateral subtotalen (n = 15), ipsilateral totalen, kontralateral subtotalen (n = 4) oder aus einer bilateral totalen Resektion (n = 1), jeweils aber ohne Lymphknotendissektion. Das mittlere Volumen des Schilddrüsenrests betrug sonographisch 4,3 ml.

Ergebnisse

Bei 16 der 20 Patienten (80%) konnte die Ablation des Restgewebes bereits mit der ersten Radioiodtherapie erzielt werden, wobei Aktivitäten von 3,7 GBq I-131 (n = 15) bzw. von 1,85 GBq I-131 (n = 1) eingesetzt wurden. 3 Patienten erhielten eine zweite und ein Patient eine dritte Radioiodablation. Der Erfolg der Ablation wurde für alle 20 Patienten durch eine unauffällige I-131-Ganzkörperszintigraphie und einen Thyreoglobulinspiegel < 1 ng/ml (TSH > 30 mU/l nach Schilddrüsenhormon-entzug, Wiederfindung ungestört) dokumentiert. Innerhalb des Nachsorgeintervalls von im Median 65 Monaten (24–120 Monate) ergab sich bei keinem der 20 Patienten der Hinweis auf ein Rezidiv oder Metastasen. Ein Patient verstarb 7 Jahre nach der Diagnose des Schilddrüsenkarzinoms an einem Bronchialkarzinom; eine 2 Monate zuvor durchgeführte Schilddrüsenuntersuchung hatte gleichfalls keinen Hinweis auf ein Rezidiv ergeben [4].

Diskussion

Unter den papillären Schilddrüsenkarzinomen wird eine Multifokalität bei etwa 20% der Patienten beobachtet, beide Schilddrüsenlappen sind bei etwa 10% der Patienten betroffen [11]. Wird also beim solitären papillären Mikrokarzinom die Hemithyreoidektomie ohne Komplettierungsoperation und ohne ablative Radioiodtherapie als onkologisch adäquat bei exzellenter Prognose erachtet, so tragen diese Patienten letztlich ein Risiko von 10% für ein zweites Mikrokarzinom in dem verbliebenen kontralateralen Lappen. Die lokoregionäre Rezidivrate beim solitären papillären Mikrokarzinom liegt aber deutlich niedriger [11]. Diese Beobachtung stützt einerseits die Überlegung, dass papilläre Mikrokarzinome, ob solitär oder multipel, möglicherweise ohnehin Zufallsbefunde von geringer biologischer Aggressivität darstellen. Andererseits aber können beim multifokalen Mikrokarzinom bei einer ohnehin geforderten Radioiodtherapie kleine Schilddrüsenreste, auch mit darin noch enthaltenen weiteren Mikrokarzinomherden, wahrscheinlich aufgrund der hohen lokalen Strahlenexposition sicher beseitigt werden. Wird nach subtotaler Strumaresektion also zufällig ein multifokales Schilddrüsenkarzinom ≤ 1 cm entdeckt, kann nach der eigenen Datenerhebung dem Patienten nach entsprechender Aufklärung die ablative Radioiodtherapie ohne Komplettierungsthyreoidektomie und ohne Lymphknotendissektion als eine gut begründbare Option angeboten werden. Mögliche Komplikationen einer Zweitoperation (Recurrensschädigung, Hypokalzämie, revisionsbedürftige Blutung, Wundinfektion), die in einzelnen Studien mit bis zu 10% angegeben worden sind [16], werden vermieden. Große Beobachtungsstudien aus den USA stützen dieses Vorgehen, da die Radikalität der Erstoperation nicht mit der Prognose des Patienten korreliert ist [10]: Unter 4.402 Patienten mit einem Low-risk-Schilddrüsenkarzinom fand sich kein Überlebensvorteil für die 3.663 Patienten nach totaler Thyreoidektomie gegenüber 739 Patienten, die nur eine partielle Thyreoidektomie erhalten hatten.

Der Vergleich der Überlebenskurven in historischen Kollektiven mit früher begrenzten diagnostischen Möglichkeiten in der Nachsorge hilft bei der Frage einer Über- oder Untertherapie heutzutage nicht weiter. Nach einer Kombination aus subtotaler Strumaresektion und ablativer Radioiodtherapie mit 3,7 GBq I-131 können in der Nachsorge anhand der Sonographie, der Thyreoglobulin-Messung unter TSH-Stimulation (nach Injektion von rekombinantem humanem TSH oder Schilddrüsen-hormon-Entzug), der Radioiod-Ganzkörperszintigraphie, bei diskrepanten Befunden erweitert um die FDG-PET und die CT der Lunge, die wenigen Patienten mit einem lokoregionären Rezidiv zuverlässig erkannt werden. Bei Bedarf kann eine Lymph-knotendissektion immer noch in kurativer Zielsetzung gezielt durchgeführt werden [9]. Die exzellente Prognose des multifokalen papillären Karzinoms ≤ 1 cm wird auch in der Zukunft einen höheren Evidenzgrad der Therapieempfehlung auf der Basis randomisierter, multizentrischer Studien kaum ermöglichen.

Literatur

[1]   Bal C. S., Kumar A., Pant G. S.: Radioiodine lobar ablation as an alternative to comple-tion thyroidectomy in patients with differentiated thyroid cancer. Nucl Med Commun (2003) 24: 203–208.

[2]   Chow S. M., Law S. C. K., Chan J. K. C. et al.: Papillary microcarcinoma of the thyroid – prognostic significance of lymph node metastasis and multifocality. Cancer (2003) 98: 31–40.

[3]   Deutsche Krebsgesellschaft und Deutsche Gesellschaft für Chirurgie: Interdisziplinäre Leitlinie: Maligne Schilddrüsentumoren. 3. Aufl. (2002). http://www.uni-duesseldorf. de/AWMF.

[4]   Dietlein M., Luyken W. A., Schicha H., Larena-Avellaneda A.: Incidental multifocal papillary microcarcinomas of the thyroid: Is subtotal thyroidectomy combined with radioiodine ablation enough? Nucl Med Commun (2005) 26: 3–8.

[5]   Dietlein M., Dressler J., Farahati J., Grünwald F., Leisner B., Moser E., Reiners C., Schicha H., Schober O.: Verfahrensanweisung zur Radioiodtherapie (RIT) beim diffe-renzierten Schilddrüsenkarzinom (Version 2). Nuklearmedizin (2004) 43: 115–120.

[6]   Dietlein M., Dressler J., Eschner W., Leisner B., Reiners C., Schicha H.: Verfahrens-anweisung für die Iod-131-Ganzkörperszintigraphie beim differenzierten Schilddrüsen-karzinom (Version 2). Nuklearmedizin (2003) 42 : 123–125.

[7]   Dietlein M., Schober O., Schicha H.: Über- oder Untertherapie des papillären Mikrokar-zinoms der Schilddrüse? Überlegungen zur ablativen Radioiodtherapie. Nuklearmedizin (2004) 43: 107–114.

[8]   Dralle H.: Der Schilddrüsenknoten – Übertherapie? Stellungnahme aus chirurgischer Sicht. In: Dietlein M., Schicha H. (Hrsg). Schilddrüse 2003. de Gruyter, Berlin 2004.

[9]   Goretzki PE, Lammers B. Therapie des okkulten Schilddrüsenkarzinoms. In: Dietlein M, Schicha H (Hrsg.): Schilddrüse 2003. de Gruyter, Berlin (2004).

[10] Haigh P. I., Urbach D. R., Rotstein L. E.: Extent of thyroidectomy is not a major determinant of survival in low- or high-risk papillary thyroid cancer. Ann Surg Oncol (2005) 12: 81–89.

[11] Hay I. D., Grant C. S., van Heerden J. A. et al.: Papillary thyroid microcarcinoma: a study of 535 cases observed in a 50-year period. Surgery (1992) 112: 1139–1147.

[12] Hölzer S., Reiners C., Mann K. et al.: Patterns of care for patients with primary differentiated carcinoma of the thyroid gland treated in Germany during 1996. Cancer (2000) 89: 192–201.

[13] Hölzer S., Steiner D., Bauer R. et al.: Current practice of radioiodine treatment in the management of differentiated thyroid cancer in Germany. Eur J Nucl Med (2000) 27: 1465–1472.

[14] Hoyes K. P., Owens S. E., Millns M. M., Allan E.: Differentiated thyroid cancer: radioiodine following lobectomy – a clinical feasibility study. Nucl Med Commun (2004) 25: 245–251.

[15] Hundahl S. A., Cady B., Cunningham M. P. et al.: Initial results from a prospective cohort study of 5583 cases of thyroid carcinoma treated in the United States during 1996. Cancer (2000) 89: 202–217.

[16] Menegaux F., Turpin G., Dahman M. et al.: Secondary thyroidectomy in patients with prior thyroid surgery for benign disease: a study of 203 cases. Surgery (1999) 126: 479–483.

[17] National Comprehensive Cancer Network (NCCN). Clinical Practice Guidelines in Oncology: Thyroid Carcinoma – Version 1.2005. http://www.nccn.org/professionals/physician_gls/PDF/thyroid.pdf.

[18] Pelizzo M. R., Boschin I. M., Toniato A. et al.: Natural history, diagnosis, treatment and outcome of papillary thyroid microcarcinoma (PTMC): a monoinstitutional 12-year experience. Nucl Med Commun (2004) 25: 547–552.

[19] Wieler H., Bartenstein P., Becker H. P. et al.: Plädoyer für die Aktualisierung der Leitlinien zur Therapie maligner Schilddrüsentumoren. Nuklearmedizin (2004) 43: 121–123.

3 Hypothyreose in verschiedenen Lebensabschnitten

3.1 Hypothyreose im Kindesalter und in der Adoleszenz

J. Pohlenz

Die Schilddrüse ist für die normale psychomotorische Entwicklung des Kindes von essenzieller Bedeutung. Abhängig vom Lebensalter, können die Auswirkungen einer Hypothyreose katastrophale Folgen für den pädiatrischen Patienten haben. Ist ein Kind in den ersten drei bis vier Wochen seines Lebens nicht ausreichend mit Schilddrüsenhormon versorgt, so wird seine psychomotorische Entwicklung schlecht sein. Auch eine dann eingeleitete Schilddrüsenhormonsubstitution kann daran nichts mehr ändern. Somit ist es besonders bei sehr jungen Kindern wichtig, Erkrankungen, die mit einer Unterfunktion der Schilddrüse einhergehen, früh zu erkennen und zu behandeln. Damit dies möglich ist, sollte jeder Arzt, der mit pädiatrischen Patienten zu tun hat, hierüber gut Bescheid wissen.

Die angeborene Hypothyreose kommt mit einer Häufigkeit von ungefähr 1 : 4.000 vor. Während die Mehrzahl der Fälle durch eine Anlagestörung der Schilddrüse verursacht wird, sind ungefähr 15–20% durch eine Hormonsynthesestörung und der Rest durch eine verminderte Ansprechbarkeit des TSH-Rezeptors, der Schilddrüsenhormonrezeptoren oder durch andere Defekte bedingt.

Genaue Zahlen zur erworbenen Hypothyreose im Kindesalter liegen für Deutschland nicht vor. Die Ursachen für dieses Krankheitsbild können vielfältig sein. Vor allem muss an eine entzündliche Genese, an extremen Iodmangel oder an einen Zustand nach medikamentöser Behandlung, Bestrahlung oder Operation gedacht werden.

Die Symptome, die auf eine Hypothyreose hindeuten können, sind altersabhängig. Beim Neugeborenen und jungen Säugling stehen das typische Aussehen (Makroglossie, marmorierte Haut, Nabelhernie, Ikterus, offene kleine Fontanelle) und eine Hypotonie mit Trinkschwäche, Bradykardie und Obstipation im Vordergrund. Da eine verspätete Einleitung einer Schilddrüsenhormonsubstitution irreversible Schäden nach sich zieht, ist eine frühzeitige Diagnosestellung wichtig, die durch das Neugeborenenscreening möglich ist. Hierbei wird dem Neugeborenen zwischen dem 3. und 5. Lebenstag Blut entnommen und an eine zentrale Untersuchungsstelle geschickt, wo das TSH untersucht wird. Bei erhöhtem TSH ist dadurch die frühzeitige Diagnose einer primären Hypothyreose möglich. So kann diese Erkrankung auch bei

Neugeborenen diagnostiziert werden, die noch nicht das Vollbild einer Hypothyreose zeigen. Da in Deutschland nur das TSH untersucht wird, gelingt es nicht, eine zentrale Hypothyreose durch das Neugeborenenscreening zu erfassen.

Beim älteren Kind können eine Verzögerung der psychomotorischen Entwicklung, Schwerhörigkeit, Kleinwuchs, Antriebsarmut oder eine Störung der sexuellen Entwicklung Symptome einer Hypothyreose sein.

Laborchemisch ist bei der Hypothyreose das TSH erhöht, während die peripheren Schilddrüsenhormone erniedrigt sind. Der Nachweis von Antikörpern (TPO-AK, TAK) kann in vielen Fällen die Ursache der Hypothyreose (z.B. Hashimoto-Thyreoiditis) klären. Eine weitere diagnostische Hilfe ist die Ultraschalluntersuchung der Schilddrüse, die nicht nur die Größe präzise ausmessen kann, sondern auch noch wertvolle Informationen über die Parenchymstruktur und die Durchblutung des Organs gibt.

Die Behandlung der Hypothyreose erfolgt durch die Gabe von Schilddrüsenhormon. Der Bedarf an Schilddrüsenhormon sinkt mit zunehmendem Alter. Während die Dosis in den ersten drei Lebensmonaten noch 10–15 µg/kg/Tag beträgt, benötigt ein 10–16 Jahre altes Kind zwischen 2 und 4 µg/kg/Tag.

Kinder mit einer angeborenen Hypothyreose werden in den ersten zwei Lebensjahren oft kontrolliert und vor allem ihre psychomotorische Entwicklung sorgfältig verfolgt.

Ein eventueller Auslassversuch der Behandlung sollte nicht vor dem dritten Geburtstag und dann auch nur bei vorhandener Schilddrüse und unauffälligem vorherigem Verlauf erfolgen.

Wird die Behandlung der angeborenen Hypothyreose rechtzeitig eingeleitet und regelrecht durchgeführt, so ist die Prognose normalerweise gut. Auch die erworbenen Hypothyreosen haben eine gute Prognose.

3.2 Hypothyreose und Schwangerschaft/Fertilität

K. Frank-Raue

Einleitung

Eine Schwangerschaft hat erheblichen Einfluss auf die Schilddrüsenfunktion und auf den Verlauf von Schilddrüsenerkrankungen, wie umgekehrt Schilddrüsenerkrankungen die Schwangerschaft beeinflussen, dies gilt insbesondere für Autoimmunthyreopathien. Bei ca. 10% der Bevölkerung in Deutschland lassen sich Schilddrüsenautoantikörper nachweisen, mit einer höheren Prävalenz bei Frauen. Auch bei Kindern, besonders bei peripubertären Mädchen, wird die Hashimoto-Thyreoiditis zunehmend häufiger diagnostiziert. Somit ist zu erwarten, dass bei ca. 10% der Schwangerschaften eine Autoimmunthyreopathie besteht [1]. Die Häufigkeit der subklinischen Hypothyreose wird in der Literatur mit 2,5–5%, die der manifesten Hypothyreose mit 0,3–0,7% angegeben. In der Altergruppe von 15–30 Jahren lag die Häufigkeit eines TSH über 4,5 mU/l bei 1,5%, bei Frauen zwischen 31 und 44 Jahren bereits bei 3,5% [2]. Es ist deshalb besonders wichtig, die zu erwartenden physiologischen Veränderungen der Schilddrüsenfunktion in einer normalen Schwangerschaft zu verstehen und zu wissen, wie die Schwangerschaft Einfluss nimmt auf vorbestehende Autoimmunerkrankungen, wie z.B. die Hashimoto-Thyreoiditis.

Schilddrüsenphysiologie in der Schwangerschaft

Der Östrogenanstieg in der Schwangerschaft führt durch Synthesesteigerung in der Leber und verzögerten Abbau zu einer Erhöhung des wesentlichen Bindungsproteins für Schilddrüsenhormone im Blut, dem Thyroxin bindenden Globulin (TBG). Dies führt zu einem deutlichen Anstieg von Gesamt-T4 und Gesamt-T3 über die Norm im Verlauf der Schwangerschaft (Tab. 1).

Tabelle 1: Physiologische Veränderungen des Schilddrüsenstoffwechsels in der Schwangerschaft

Schwangerschaftsbedingte Änderung	Auswirkung
Östrogene↑ → TBG↑	Gesamt-T3 und Gesamt-T4 ↑
hCG↑	freies T4↑, TSH ↓ (1.Trimenon)
Plasmavolumen↑ (2.+3.Trimenon)	freies T3↓, freies T4↓
Iodausscheidung↑	Iodmangel, Schilddrüsenvolumen↑
fetaler Iodbedarf↑	Iodmangel, Schilddrüsenvolumen↑
Schilddrüsenhormonbedarf↑	Iodbedarf↑

Im 1. Trimenon steigen Choriongonadotropin- (hCG-) vermittelt die freien Schilddrüsenhormone innerhalb des Normbereichs an [3, 4]. Ursache ist die schwache TSH-Rezeptor-stimulierende Wirkung von nichtsialionisiertem hCG, einem Glykoprotein wie TSH mit identischer alpha-Untereinheit. Es kommt im weiteren Verlauf der Schwangerschaft zu einem leichten Abfall von fT3 und fT4 bei gleichzeitigem Anstieg des TSH innerhalb des Normbereiches.

Aus Untersuchungen von Schwangeren mit Hypothyreose weiß man, dass der Schilddrüsenhormonbedarf in der Schwangerschaft um 25–50 Prozent ansteigt. Diese Bedarfssteigerung beginnt bereits in der 5. SSW; in der 10. SSW ist eine Steigerung um 29% (± 25) zu verzeichnen, die zwischen der 16. und 20. SSW ein Maximum erreicht (+47%), danach ist ein stabiles Plateau erreicht [5].

Fetale Schilddrüsenfunktion und Plazenta

Obwohl die mütterliche und die fetale Schilddrüsenfunktion voneinander unabhängig reguliert werden, sind sie doch eng miteinander gekoppelt, da sehr viele Substanzen mütterlichen Ursprungs über die Plazenta ausgetauscht werden (Abb. 1). Die Vorstellung, dass es nur einen minimalen oder überhaupt keinen Transfer von mütterlichen Hormonen über die Plazenta gibt, muss durch neuere Befunde korrigiert werden: Feten mit einer hereditären kompletten Synthesestörung für Schilddrüsenhormone oder Feten ohne Schilddrüsenanlage sind bei Geburt noch unauffällig und haben eindeutig messbare Schilddrüsenhormonwerte, die etwa 50 Prozent der Werte von Gesunden entsprechen, und entwickeln erst post partum die typische Hypothyreosesymptomatik. Bei normaler Entwicklung kann die fetale Schilddrüse ab der 10. Schwangerschaftswoche Iod konzentrieren und ab der 14. Schwangerschaftswoche

T3 und T4 synthetisieren. Bis zu diesem Zeitpunkt ist der Fetus auf das mütterliche Schilddrüsenhormon angewiesen. Die Plazenta ist unter normalen Umständen für das mütterliche TSH nicht und für die Schilddrüsenhormone nur in sehr eingeschränktem Maße durchgängig; dies ändert sich offensichtlich, wenn ein signifikanter Gradient zwischen Mutter und Fetus existiert [3, 6].

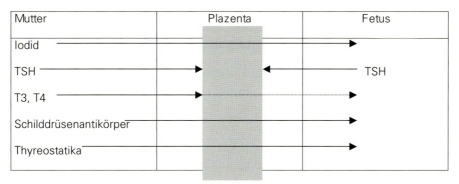

Abb. 1: Physiologie des Plazentatransfers für schilddrüsenrelevante Substanzen.

Autoimmunthyreopathien, „subklinische Hypothyreose?" und Fertilität

Frauen mit klinisch manifester Hypothyreose haben in ¼ der Fälle Zyklusstörungen, die Fertilität ist eingeschränkt und eine Schwangerschaft tritt oft nicht ein. Aber auch eine milde subklinische Hypothyreose scheint die Fertilität zu beeinträchtigen; in einem Kollektiv von 223 infertilen Frauen, die in einem Beobachtungszeitraum von 5 Jahren niemals ein TSH unter 2,5mIU/l aufwiesen, hatten diese Frauen niedrigere Konzeptionsraten [7]. Poppe et al. [8] konnten bei 438 infertilen Frauen im Vergleich zu einer Kontrollgruppe ein signifikant höheres TSH nachweisen (1,3 vs. 1,1 mIE/l), die Häufigkeit eines erhöhten TSH (> 4,2 mIE/l) war in beiden Kollektiven jedoch nicht unterschiedlich. In der Gruppe von Frauen mit weiblicher Ursache der Infertilität lag die Häufigkeit positiver TPO-AK mit 18% signifikant über der Kontrollgruppe (8%), die höchste Prävalenz von TPO-AK war bei Frauen mit Endometriose nachweisbar (29%). Diese Studie zeigt, dass Frauen mit Fertilitätsproblemen häufiger Autoimmunphänomene der Schilddrüse aufweisen, auch wenn keine latente Hypothyreose vorliegt.

Autoimmunthyreopathien, Euthyreose und erhöhte Abortrate

Unabhängig von der Schilddrüsenfunktion ist die Rate rezidivierender Aborte bei Autoimmunthyreopathien auch in der Euthyreose erhöht [9]. Eine aktuelle Metaanalyse von 8 Fall-Kontroll-Studien und 10 prospektiven Studien zeigt eine Risiko-erhöhung auf das 2,73- bzw. 2,3-fache [10]. Die Ursache für die rezidivierenden Aborte bei Autoimmunthyreopathien ist weitgehend unklar. Drei Möglichkeiten werden diskutiert:

1. Die erhöhte Abortrate ist nicht direkt durch die zirkulierenden Schilddrüsenanti-körper bedingt, sondern spiegelt eine mehr allgemeine immunologische Störung wider, die zu einer verstärkten Abstoßung des Feten führt. Eine erhöhte Abortrate wird auch bei anderen Autoimmunerkrankungen, wie z.B. dem Antiphospholipid-Syndrom oder beim systemischen Lupus erythematodes, beobachtet. Schilddrü-senantikörper könnten nur ein Marker für die verstärkte immunologische Aus-einandersetzung mit der feto-plazenaren Einheit sein. Dies zeigt sich u.a. an der Beobachtung, dass Frauen mit rezidivierenden Aborten eine pathologische Aktivierung des Immunsystems aufweisen [11], bzw. an der veränderten T-Zell-Funktion von Frauen mit Schilddrüsenantikörpern [12].

2. Trotz Euthyreose könnte die Autoimmunthyreopathie zu einer geringfügigen Ver-minderung der Schilddrüsenhormon-Konzentration oder zu einer Einschränkung des Anpassungsvermögens an den gesteigerten Bedarf an Schilddrüsenhormon in der Schwangerschaft führen. Die Daten der Metaanalyse [10] zeigen auch, dass die analysierten Frauen mit erhöhter Abortrate und positiven Schilddrü-senantikörpern zwar nur leicht, aber signifikant höhere TSH-Spiegel aufwiesen, sodass möglicherweise eine beginnende Schilddrüsenunterfunktion zur erhöhten Abortrate beitragen könnte.

3. Die Autoimmunthyreopathie könnte durch ihre Einschränkung der Fertilität zu ei-ner Verzögerung des Eintrittes einer Schwangerschaft führen, sodass die Schwan-gerschaft erst in einem höheren Alter eintritt. Dazu passen auch die Daten der Metaanalyse [10]: Die analysierten Frauen mit erhöhter Abortrate und positiven Schilddrüsenantikörpern waren im Mittel 6 Jahre älter, sodass die mit dem Alter zunehmende Abortrate eine weitere mögliche Einflussgröße wäre.

Therapeutische Ansätze ergäben sich lediglich aus dem 2. Punkt: Durch Studien müsste gezeigt werden, ob eine Optimierung des TSH in den unteren Normbereich (0,5–2 mU/l) die Abortrate reduzieren würde.

Hypothyreose und Schwangerschaft –
Auch eine milde Hypothyreose der Mutter in der Frühschwangerschaft kann die intellektuelle Entwicklung des Kindes beeinträchtigen

Die mütterliche Hypothyreose ist mit einer erhöhten Rate an Schwangerschaftskom-plikationen assoziiert und beeinträchtigt die kindliche Entwicklung. Bei mütterlicher Hypothyreose ist im Vergleich zu Kontrollgruppen die Abortrate (8 vs. 3,3%) und die Frühgeborenenrate (9,3 vs. 3,4%) eindeutig erhöht. Kinder hypothyreoter Mütter haben ein erniedrigtes Geburtsgewicht (22 vs. 6,8%), und die perinatale Sterblichkeit ist erhöht (8 vs.0,9%). Die Häufigkeit des SS-Hochdrucks nimmt zu (11,6 vs. 3,8%) [13]. Kinder hypothyreoter Mütter sind in ihrer intellektuellen Entwicklung eingeschränkt [14]. In der viel diskutierten Arbeit von Haddow [14] wurden 62 Kinder von Müttern mit Hypothyreose in der 17. SSW (mittleres TSH 13 mU/l) im Alter von 7–9 Jahren mittels 15 verschiedener neuropsychologischer Tests untersucht. Der IQ der Kinder unbehandelter Mütter mit Hypothyreose lag im Mittel 7 Punkte niedriger im Vergleich zu den Kindern im Kontrollkollektiv.

Die häufigste Ursache einer Hypothyreose bei gebärfähigen Frauen ist die Autoimmunthyreoiditis, die Hashimoto-Thyreoiditis, die durch positive TPO-Antikörper und eine diffuse Echoarmut einer meist kleinen Schilddrüse charakterisiert ist. Die Thyreoidektomie wegen Struma maligna oder die Radioiodtherapie bei M. Basedow sind weitere Ursachen einer Hypothyreose im gebärfähigen Alter.

Bei bekannter substituierter Hypothyreose sollte direkt mit Sicherung der SS die Schilddrüsenhormondosierung um 25 μg L-Thyroxin erhöht und TSH im 4–6-Wochenabstand bis zur 20. SSW kontrolliert werden, um ggf. die Dosierung anzupassen [5, 15].

Bei Kinderwunsch sollte auf jeden Fall eine latente Hypothyreose (erhöhtes TSH bei noch normalen peripheren fT3- und fT4-Werten) substituiert werden (in der Regel 50 bis 75 μg L-Thyroxin/Tag). Ob eine Absenkung des oberen Grenzwertes des TSH-Normbereichs auf unter 2,5 IU/l und damit die Empfehlung, bei Frauen mit Infertilität TSH in diesen Bereich einzustellen, sinnvoll ist, müssen weitere Studien zeigen.

Außerhalb von Schwangerschaft und Stillzeit ist eine Iodsubstitution bei Frauen mit Autoimmunthyreopathien nicht sinnvoll, da zum einen die Fähigkeit zur Iodaufnahme in die Schilddrüse verringert oder ganz aufgehoben ist und zum anderen höhere Ioddosen den Entzündungsprozess verstärken können. Eine Ausnahme stellen Schwangere mit Autoimmunthyreopathie dar; bei ihnen sollte zur ausreichenden Iodversorgung des Kindes in Schwangerschaft und Stillzeit Iodid (200 μg/Tag) substituiert werden, eine Hyperthyreose sollte ausgeschlossen sein.

Präkonzeptionelle Beratung

Der Erkenntnisgewinn bezüglich Autoimmunthyreopathien im Verlauf der letzten 10 bis 15 Jahre einschließlich einiger aktueller Studien in Schwangerschaft und Stillzeit erlauben eine präkonzeptionelle Beratung. Patientinnen, die eine Schwangerschaft

planen und bei denen eine Autoimmunerkrankung der Schilddrüse oder eine Hypothyreose bekannt ist, sollten im Hinblick auf folgende Punkte beraten werden:

1. Frauen mit Hypothyreose durch Hashimoto-Thyreoiditis oder nach definitiver
   Therapie eines M. Basedow oder nach Thyreoidektomie benötigen in der Schwangerschaft eine 30–50% höhere Thyroxindosis, um Schwangerschaftskomplikati-
   onen und eine Beeinträchtigung der kindlichen Entwicklung zu vermeiden. Für
   die Praxis bedeutet dies, dass mit Feststellung der Schwangerschaft die Thyroxindosis um 25 µg gesteigert wird und 4 bis 6 Wochen später eine Kontrolluntersuchung des TSH ansteht, um ggf. die Thyroxindosis weiter anzupassen. Ziel
   ist es, das TSH in den unteren Normbereich einzustellen.
2. Die Iodversorgung in der Schwangerschaft und Stillzeit ist in Deutschland noch
   nicht ausreichend. Auch Frauen mit Autoimmunerkrankung der Schilddrüse sollten bei euthyreoter Stoffwechsellage während Schwangerschaft und Stillzeit 200
   µg Iodid pro Tag bekommen. Dies gilt auch für Patientinnen mit Hashimoto-
   Thyreoiditis, die außerhalb von Schwangerschaft und Stillzeit nur L-Thyroxin
   zur Substitution einer Hypothyreose erhalten.

Literatur

[1] Lazarus J. H., Kokandi A.: Thyroid disease in relation to pregnancy: a decade of change.
     Clin Endorinol (2000) 53: 265–278.
[2] Smallridge R. C., Glinoer D., Hollowell J. G., Brent G.: Thyroid function inside and
     outside of pregnancy: What do we know and what don't we know? Thyroid (2005)
     15: 54–59.
[3] Burrow G. N., Fisher D. A., Larsen P. R.: Maternal and fetal thyroid function. N Engl
     J Med (1994) 331: 1072–1078.
[4] Glinoer D., De Nayer P., Bourdoux P. et al.: Regulation of maternal thyroid during
     pregnancy. J Clin Endocrinol Metab (1990) 71: 276–287.
[5] Alexander E. K., Marqusee E., Lawrence J., Jarolim P., Fischer G. A., Larsen P. R.:
     Timing and magnitude of increases in Levothyroxine requirements during pregnancy
     in women with hypothyroidism. N Engl J Med (2004) 351: 241–249.
[6] Vulsma T., Gons M. H., De Vijlder J. M. M.: Maternal fetal transfer of thyroxine in
     congenital hypothyroidism due to a total organification defect of thyroid dysgenesis.
     N Engl J Med (1989) 321: 13–16.
[7] Raber W., Nowotny P., Vytiska-Binstorfer E., Vierhapper H.: Thyroxine treatment
     modified in infertile women according to thyroxine-releasing hormone testing: 5 year
     follow-up of 283 women referred after exclusion of absolute causes of infertility. Hum
     Reprod (2003) 18: 707–714.
[8] Poppe K., Glinoer D., Steirteghem van A., Tournaye H., Devroey P., Schiettecatte J.,
     Velkeniers B.: Thyroid dysfunction and autoimmunity in infertile women. Thyroid
     (2002) 12: 997–1001.
[9] Bussen S., Steck T.: Thyroid autoantibodies in euthyroid nonpregnant women with
     recurrent spontaneous abortions. Hum Reprod (1995) 10: 2938–2940.

[10] Prummel M. F., Wiersinga W. M.: Thyroid autoimmunity and miscarriage. Eur J Endocrinol (2004) 150: 751–755.

[11] Roberts J., Jenkins C., Wilson R. et al.: Recurrent miscarriage is associated with increased numbers of CD5/20 positive lymphozytes and an increased incidence of thyroid antibodies. Eur J Endocrinol (1996) 134: 84–86.

[12] Matalon S. T., Blank M., Ornoy A., Shoenfeld Y.: The association between anti-thyroid antibodies and pregnancy loss. Am J Reprod Immunology (2001) 45: 72–77.

[13] LaFranchi S. H., Haddow J. E., Hollowell J. G.: Is thyroid inadequacy during gestation a risk factor for adverse pregnancy and developmental outcomes? Thyroid (2005) 15: 60–71.

[14] Haddow J. E., Palomaki G. E., Allan W. C. et al.: Maternal thyroid deficiency during pregnancy and subsequent neuropsychological development of the child. N Engl J Med (1999) 341: 549–555.

[15] Rotondi M., Maziotti G., Sorvillo F., Piscopo M., Cioffi M., Amato G., Carella C.: Effects of increased thyroxine dosage pre-conception on thyroid function during early pregnancy. Europ J Endocrionol (2004) 151: 695–700.

3.3 Hypothyreose im Alter

M. Beyer

Die Schilddrüsenfunktion und die dafür zuständige hypothalamisch-hypophysäre Steuerung sind in den letzten Jahren nicht wie andere hormonelle Systeme in den Strudel einer rein substitutiven Endokrinologie geraten, die vorwiegend darauf abhebt, mehr oder weniger physiologische Veränderungen im Alter zu erkunden, als Mangelzustand zu deklarieren und dann zu ersetzen.

Umso wichtiger scheint es zu sein, sich über Vorkommen, medizinische Bedeutung und Sinn einer Substitution beim alten Menschen Gedanken zu machen. Studien hierzu werden mit zunehmendem Alter der Probanden immer schwieriger. Das hängt nicht nur mit einem sehr variablen Altersbegriff zusammen, sondern auch damit, dass gerade bei Hochbetagten gut definierte Kontrollgruppen (Schilddrüsengesunde ohne wesentliche Zusatzerkrankungen) praktisch nicht zu erhalten sind.

Häufigkeitsangaben zur latenten Hypothyreose ab dem 50. Lebensjahr variieren zwischen 5% und 20% je nach Studie. Zum Beispiel konnten Glonti et al. 2005 in dieser Altersgruppe bei 17,7% der georgischen Frauen eine subklinische Hypothyreose diagnostizieren [1], dagegen Szabolcs et al. in Budapest 1995 bei deutlich älteren Patienten nur bei 3% [2].

Es wird in verschiedenen Untersuchungen davon berichtet, dass sowohl ein Iodmangel als auch das Vorhandensein schilddrüsenspezifischer Antikörper nicht signifikant mit der Häufigkeit latenter Hypothyreosen korreliert [3], wohl aber die Antikörper-positiven Patienten deutlich häufiger eine manifeste Hypothyreose erleiden [4].

Die menschliche Schilddrüse ist im hohen Alter verschiedenen (altersabhängigen) Einflüssen ausgesetzt:
- allgemeine Gefäßsklerose,
- Nachlassen von hypothalamisch-hypophysären Aktivitäten,
- Vermehrung von Sklerosierungen und damit Verminderung der Hormon produzierenden Zellmasse trotz eher voluminöserer Schilddrüse [5],
- Zunahme von Knotenbildung, autonomen Bezirken und Karzinomen,
- Einnahme von Medikamenten, die die Schilddrüsentätigkeit beeinflussen,

- höhere Zahl von Strumaresektionen und aufgetretenen Autoimmunthyreopathien als bei jungen Menschen,
- höhere Zahl von Radioiodtherapien und externe Bestrahlungen,
- Fokussierung der medizinischen Fürsorge auf offensichtlichere Erkrankungen wie koronare Herzerkrankung, Diabetes, Frakturen, Demenz.

Ist darüber hinaus „das Alter" oder der Alterungsprozess eine eigene Entität, die jenseits der rein zeitlichen Einwirkung von Störfaktoren Krankheitsrisiken in sich birgt?

Dazu versucht seit längerer Zeit die Demenz-Forschung mit umfangreichen Studien Antworten zu finden:
- SD-Funktionsstörungen sind die bei weitem häufigste Ursache für reversible, behandelbare Demenzphasen (bisher einzig klinisch relevante sekundäre Störung [6]).
- Verminderte, nicht aber erhöhte TSH-Werte sind ein unabhängiger Risikofaktor für die Entwicklung einer Demenz bzw. Alzheimererkrankung [7].
- TSH-Stimulation führt möglicherweise zu einer vermehrten Stimulation von APP in Thyreozyten bzw. von dessen Fragmenten (Alzheimer-beta-Amyloid-Precursor-Protein) [8].

Klinisch lässt sich insbesondere die latente Hypothyreose oft nur schwer diagnostizieren [2]. Die Symptomatik ist meist durch andere alterstypische Erkrankungen überlagert. Dazu zählen Bewegungseinschränkungen, Hautveränderungen, Schmerzzustände, kardiale Symptome, Depressionen und Demenzzustände.

Umgekehrt kann bereits eine geringfügige Schilddrüsenfunktionsstörung deutliche Auswirkungen auf kognitive Leistungen, Angst- und Müdigkeitssymptomatik des alten Menschen haben [9].

Die peripheren SD-Hormone sind bei alten Menschen durch gerichtete, aber sehr diskrete Veränderungen charakterisiert, z.B. eine fT3-Verminderung durch verminderte funktionelle Reserve in der thyreoidalen T3-Produktion [10]. Die hohe Inzidenz der latenten und manifesten Hypothyreosen bei alten Menschen verlangt nach einem TSH-Screening in der ambulanten und stationären Versorgung alter Menschen. Hingegen ist eine generelle Bestimmung der schilddrüsenspezifischen Antikörper bei alten Menschen zugunsten einer Stufendiagnostik abzulehnen [11].

Sowohl die Sonographie und auch die Szintigraphie der Schilddrüse sind bezüglich der Diagnosestellung der Hypothyreose beim alten Menschen wenig richtungweisend. Echoarmut scheint im Alter kein so gut zu verwertender Hinweis auf das Vorhandensein einer Autoimmunthyreopathie zu sein [12]. Hegedus et al. haben 1990 nach Reihenuntersuchungen altersabhängige Normwerte für die Volumetrie der Schilddrüse berechnet [5].

Trotz der Tatsache, dass es Untersuchungen gibt, die den Beginn einer Substitution gleich mit der Erhaltungsdosis als ungefährlich einstufen [13], hat sich die anfänglich vorsichtige Dosierung der L-Thyroxin-Präparate bewährt. Dabei ist eine entsprechende Begleitung des Patienten wichtig, um früh genug auf die Entwicklung zum Beispiel kardialer Beschwerden reagieren zu können. Das Behandlungsziel muss nicht unbedingt eine exakte Wiederfindung der Laborwerte in den Normbereichen sein, sondern die Rückbildung der klinischen Symptomatik unter Vermeidung von schilddrüsenhormonbedingten Risiken.

Zusammenfassend ist die Altershypothyreose eine häufige Erkrankung im Alter mit manchmal gravierenden Auswirkungen. Wie bei vielen anderen endokrinologischen Störungen scheint das wichtigste diagnostische Mittel das „Daran-Denken" des betreuenden Arztes zu sein. Danach ist die Behandlung bei Beachtung einiger Grundregeln relativ unproblematisch.

Literatur

[1] Glonti S. Z., Dzhashi L. N.: [Prevalence of minimal thyroid deficiency (subclinical hypothyreosis) and subclinical thireotoxicosis among females of average and elderly ages who hadn't been examined before]. Georgian Med News (2005) 118: 32–35.

[2] Szabolcs I. et al.: Prevalence of thyroid dysfunction in different geriatric subpopulations from a moderately iodine-deficient Hungarian region. Comparative clinical and hormonal screening. Eur J Endocrinol (1995) 133: 294–299.

[3] Radácsi A. et al.: Mortality Rate of Chronically Ill Geriatric Patients with Subnormal Serum Thyrotropin Concentration: A 2-yr Follow-up Study. Endocrine (1995) 21: 133–136.

[4] Diez J. J. et al.: Spontaneous subclinical hypothyroidism in patients older than 55 years: an analysis of natural course and risk factors for the development of overt thyroid failure. J Clin Endocrinol Metab (2004) 89: 4890–4897.

[5] Hegedus L.: Thyroid size determined by ultrasound. Influence of physiological factors and non-thyroidal disease. Dan Med Bull (1990) 37: 249–263.

[6] Cordes J. et al.: [Reversible dementia in hypothyroidism]. Nervenarzt (2000) 71: 588–590.

[7] van Osch L. A. et al.: Low thyroid-stimulating hormone as an independent risk factor for Alzheimer disease. Neurology (2004) 62: 1967–1971.

[8] Pietrzik C. U. et al.: From differentiation to proliferation: the secretory amyloid precursor protein as a local mediator of growth in thyroid epithelial cells. Proc Natl Acad Sci USA (1998) 95: 1770–1775.

[9] Stern R. A. et al.: Preliminary study of the relationship between thyroid status and cognitive and neuropsychiatric functioning in euthyroid patients with Alzheimer dementia. Cogn Behav Neurol (2004) 17: 219–23.

[10] Herrman J. et al.: Thyroid function and thyroid hormone metabolism in elderly people. Low T3-syndrome in old age? Klin Wochenschrift (1981) 59: 315–323.

[11] Wells B. J. et al.: Are thyroid peroxidase antibodies associated with cardiovascular disease risk in patients with subclinical hypothyroidism? Clin Endocrinol (Oxf.) (2005) 62: 580–584.

[12] Szabolcs I. et al.: Comparative screening for thyroid disorders in old age in areas of iodine deficiency, long-term iodine prophylaxis and abundant iodine intake. Clin Endocrinol (Oxf) (1997) 47: 87–92.

[13] Roos A. et al.: Evaluation of cardiac ischaemia in cardiac asymptomatic newly diagnosed untreated patients with primary hypothyroidism. Neth J Med (2005) 63: 97–102.

4 Diagnostik und Therapie

4.1 Diagnostik der Hypothyreose

F. Raue

Einleitung

Die Hypothyreose ist eine mit dem Alter zunehmende Erkrankung, die besonders Frauen betrifft (5–20% der Frauen und 3–8% der Männer). Die häufigste Ursache ist eine Autoimmunthyreopathie. Die Symptome einer Hypothyreose sind unspezifisch und wenig richtungweisend, sodass allein aufgrund von klinischen Symptomen und Befunden die Diagnose schwierig ist. Der Nachweis eines erhöhten TSH Spiegels im Blut in Verbindung mit einem erniedrigten fT4-Spiegel ist beweisend für eine primäre Hypothyreose, häufiger findet man jedoch zunehmend als Zufallsbefund nur einen erhöhten TSH-Spiegel bei normalen fT4- und fT3-Werten, eine subklinische Hypothyreose [1–4]. Die klinische und therapeutische Bedeutung der subklinischen Hypothyreose bei asymptomatischen Patienten bleibt umstritten.

Definition und Ausprägungsgrad der Hypothyreose

Die Hypothyreose ist gekennzeichnet durch die Minderversorgung des Körpergewebes mit Schilddrüsenhormonen, meist bedingt durch eine Minderproduktion durch Zerstörung von Schilddrüsengewebe: primäre Hypothyreose. Die erniedrigten Schilddrüsenhormone im Blut führen zu einer Überstimulation von TSH aus der Hypophyse. Seltener kann es durch eine primär verminderte Sekretion von TSH oder TRH, z.B. durch einen Hypophysentumor, auch zu einer verminderten Schilddrüsenhormon-Produktion kommen: sekundäre, tertiäre Hypothyreose (zentrale Hypothyreose). Eine Rarität ist die Schilddrüsenhormonresistenz, bei der es durch Mutation im T3-Rezeptor zu einer verminderten Wirkung von T3 in der Zelle kommen kann. In diesem Fall sind sowohl das TSH als auch die peripheren Hormone erhöht. Der Ausprägungsgrad der Hypothyreose reicht von der klinisch asymptomatischen Form mit nur erhöhtem TSH bis zum lebensbedrohlichen Myxödem-Koma mit nicht mehr messbaren peripheren Schilddrüsenhormonen (Tab. 1). Die erste Veränderung beim Übergang von der Euthyreose zur Hypothyreose ist ein leichter Anstieg des

TSH-Spiegels bei normalem, aber innerhalb des Normbereiches abgesenktem T4-Spiegel und normalen T3-Spiegeln (subklinische oder latente Hypothyreose) [1]. Bei Fortschreiten der Hypothyreose ist als Nächstes ein erniedrigter T4-Spiegel bei deutlich erhöhtem TSH und noch normalen T3-Spiegeln zu beobachten (klinisch manifeste Hypothyreose), zuletzt fällt der T3-Spiegel bei schwerer Hypothyreose ab (Myxödem-Koma).

Tabelle 1: Einteilung der primären Hypothyreose nach Schweregraden

Grad der Hypothyreose	TSH	fT4	fT3
subklinische (latente) Hypothyreose	↑	n	n
manifeste Hypothyreose	↑↑	↓	n
Myxödem-Koma	↑↑↑	↓↓	↓

Epidemiologie und Ursachen der Hypothyreose

Eine Hypothyreose mit TSH-Spiegeln > 6 mIE/l tritt bei 7,5% der Frauen und 2,8% der Männer jenseits des 60. Lebensjahrs (Wickham-Studie [5, 6]; Tab. 2) und 21% Frauen und 16% Männer jenseits des 74. Lebensjahres (Colorado Thyroid Disease Prevalence Study [7]) auf. Der überwiegende Teil der Patienten hatte nur eine subklinische Hypothyreose. Frauen sind offensichtlich häufiger betroffen als Männer, und mit dem Alter zeigt sich eine deutliche Zunahme. Insbesondere Frauen, die einen positiven TPO-Antikörper und einen leicht erhöhten TSH-Spiegel haben, entwickeln im Verlauf der Jahre eine manifeste Hypothyreose (Prävalenz 4,3% pro Jahr).

Tabelle 2: Prävalenz und Inzidenz der Hypothyreose (Wickham-Studie [5, 6])

Prävalenz	Frauen %	Männer %
TPO-Antikörper positiv	10,3	2,7
TG-Antikörper positiv	3	0,9
subklinische Hypothyreose	7,5	2,8
manifeste Hypothyreose	1,8	1
Inzidenz		
Hypothyreose	0,41/Jahr	0,06/Jahr
wenn TSH↑ und AK+	4,3/Jahr	
wenn AK+	2,1/Jahr	

Als Ursachen der Hypothyreose kommen mit abnehmender Häufigkeit die hypertrophe und atrophische Autoimmunthyreoiditis (Hashimoto-Thyreoiditis), ein nicht substituierter Zustand nach Strumaresektion oder Radioiodtherapie, die unkontrollierte Einnahme von Thyreostatika oder eine Lithiumtherapie in Frage. Eine Langzeittherapie mit Lithium führt zu einer subklinischen Hypothyreose und zur Strumaentwicklung, da Lithium und Iod denselben Stoffwechselweg nehmen. Die Therapie mit alpha-Interferon oder Interleukin 2 führt zu einer Verstärkung der Immunthyreopathie mit Anstieg der Autoantikörper und Verschlechterung der Stoffwechselsituation. Medikamente, die die Resorption von LT4 hemmen, wie Eisen und Cholestyramin, können auch zur Unterfunktion führen. Iodid in hohen Dosen kann die Synthese von LT4 hemmen, ein ausgeprägter Iodmangel kann zur Unterfunktion führen (Tab. 3).

Tabelle 3: Ursachen der Hypothyreose

Autoimmun	• atrophische Thyroiditis • Hashimoto-Thyreoiditis
Iod-induziert	• Iodmangel • Iodüberschuss
postablativ	• Radioiodtherapie • Thyreoidektomie
infiltrativ	• Riedelsche Thyreoiditis • Sklerodermie • Hämochromatose
medikamenteninduziert	• Thyreostatika • Lithium • Amiodarone • Interferon • LT4-resorptionshemmend (Eisen, Cholestyramin)
neonatal/angeboren	• Schilddrüsen-Agenesie, -Ektopie • TSH-Rezeptor-Muationen • Pendred-Syndrom • Schilddrüsenhormonresistenz
sekundär	• hypophysäre, hypothalamische Störung

Klinik

Die manifeste Schilddrüsenunterfunktion entwickelt sich meist langsam über Monate oder Jahre; die Symptome werden vom Patienten und dessen Umgebung häufig nicht bewusst wahrgenommen oder dem Alterungsprozess angelastet. Die Symptome sind meist unspezifisch, wie Müdigkeit, Antriebslosigkeit, Konzentrationsschwäche,

Gedächtnisstörung, Depression, Kälteempfindlichkeit, Obstipation, Myopathie. Verschiedene Hypothyreose-Scores sind nicht in der Lage, frühe oder milde Formen der Hypothyreose zu erfassen [8]. Die subklinische Hypothyreose hat klinisch kein sicheres Korrelat und ist nur laborchemisch zu erfassen. Die klinisch manifeste Hypothyreose ist durch kalte, gelblich schimmernde, trockene und schuppige Haut, spröde Haare, Lidödeme, Heiserkeit und Herzinsuffizienz mit restriktiver Kardiomyopathie gekennzeichnet. Die Entwicklung eines hypothyreoten Komas (Myxödem-Koma) wird durch einen interkurrenten Infekt häufig in den Wintermonaten ausgelöst. Hypothermie, Hyponatriämie und Hypoglykämie sind neben neurologischen Symptomen die Leitbefunde bei einem hypothyreoten Koma, das durch eine hohe Mortalität gekennzeichnet ist.

Der erste Schritt in der Diagnostik bei klinischem Verdacht auf Hypothyreose dient dem Nachweis eines Schilddrüsenhormonmangels. Klinische Daten sind dazu allein meist nicht in der Lage, insbesondere lassen sich asymptomatische oder milde Formen der Hypothyreose häufig nur biochemisch sichern. Durch standardisierte Scores, die die hypothyreoten Symptome und klinische Zeichen bewerten, lassen sich bis 69% der manifesten und 24% der milden Hypothyreosen klinisch vorhersagen [8]. Der entscheidende Schritt in der Diagnostik der Hypothyreose ist jedoch die TSH-Bestimmung: Ist das TSH normal, kann mit großer Wahrscheinlichkeit eine Hypothyreose ausgeschlossen werden. Ausnahme ist die zentrale Hypothyreose, die bei einem niedrig normalen oder sogar erniedrigten TSH eine niedriges fT4 aufweist. Ist das TSH erhöht, liegt mit großer Wahrscheinlichkeit eine Hypothyreose vor. Die Sicherheit der Diagnostik wird durch die gleichzeitige fT4-Bestimmung erhöht (Abb. 1). Die typische Laborkonstellation für eine primäre Hypothyreose ist das erhöhte TSH bei niedrig normalem oder erniedrigtem fT4, bei schwereren Formen auch erniedrigtem fT3. Wegen der großen Häufigkeit der milden bis asymptomatischen Hypothyreose, die sich klinisch schlecht fassen lässt, wird von verschiedenen wissenschaftlichen Gesellschaften ein TSH-Screening bei asymptomatischen älteren Menschen (> 50 Jahre) und/oder Frauen ab 35 Jahre empfohlen [9]. Findet man bei einem erhöhten TSH-Spiegel einen normalen fT4-Spiegel, ist von einer subklinischen Hypothyreose auszugehen. Eine Bestimmung des fT3-Spiegels ist nicht zwingend notwendig, da er nur bei schwerer Hypothyreose erniedrigt ist. Nach klinischer und laborchemischer Sicherung und Einteilung in den Schweregrad, subklinisch, manifest, schwer, ist die Pathogenese der Hypothyreose weiter abzuklären.

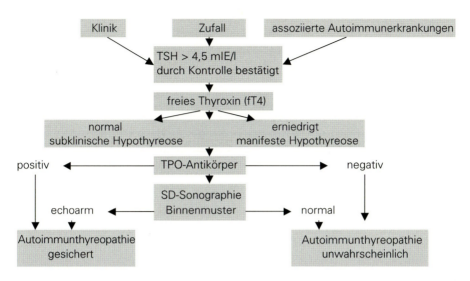

Abb.1:   Diagnostik der Hypothyreose.

Der nächste Schritt in der Diagnostik dient der Erfassung der Ursache (Abb. 1). Zum Nachweis der häufigsten Ursache der Hypothyreose, der Immunthyreopathie, sollte eine Bestimmung des TPO-Antikörpers erfolgen, der in 90% der Immunthyreopathien positiv ausfällt. Bei der Schilddrüsensonographie zeigt sich bei Immunthyreopathie häufig ein typisches echoarmes Binnenmuster. Assoziierte Autoimmunerkrankungen, wie Vitiligo, rheumatoide Arthritis, perniziöse Anämie oder Diabetes mellitus Typ1, erleichtern die Diagnose Immunthyreopathie. Eine ergänzende zytologische Untersuchung ist nur selten notwendig. Andere Ursachen der Hypothyreose, Z.n. Schilddrüsenoperation oder Radioiodtherapie, sollten schon anamnestisch oder klinisch ausgeschlossen worden sein, das Gleiche gilt für medikamentös induzierte Hypothyreosen durch Lithium oder alpha-Interferon. Zur Erfassung der klinischen Auswirkung der Hypothyreose sollte ein Cholesterinspiegel (Anstieg des LDL-Cholesterins, Abfall des HDL-Cholesterins) und die CK (Erhöhung) bestimmt werden, auch eine Erfassung der kardialen Situation mit Echokardiographie (Perikarderguss, herabgesetzte Pumpfunktion) ist bei älteren Patienten mit klinisch manifester Hypothyreose angebracht.

Je nach Ausprägung der Hypothyreose ergibt sich aus dem Befund die Indikation zur Schilddrüsenhormon-Therapie, absolut: manifeste Hypothyreose, relativ: subklinische Hypothyreose, keine: passagere TSH-Erhöhung.

Literatur

[1] Raue F., Frank-Raue K.: Subklinische Funktionsstörungen der Schilddrüse, diagnostische und therapeutische Bedeutung. Viszeralchirurgie (2005) 39: 1–4.

[2] Schumm-Draeger P. M., Mueller O. A.: Hypothyreose – Diagnostik und Therapie. Dtsch Med Wochenschr (2004) 129: 1570–1573.

[3] Surks M., Ortiz E., Daniels G. H. et al.: Subclinical thyroid disease, scientific review and guidelines for diagnosis and management. JAMA (2004) 291: 228–238.

[4] Col N. A., Surks M. I., Daniels G. H.: Subclinical thyroid disease, clinical applications. JAMA (2004) 291: 239–243.

[5] Tunbridge W. M., Evered D. C., Hall R. et al.: The spectrum of thyroid disease in a community: the Whickham survey. Clin Endocrinol (1977) 7: 481–488.

[6] Vanderpump M. P., Turnbridge W. M., French J. M. et al.: The incidence of thyroid disorders in the community: a twenty-year follow-up of the Whickham survey. Clin Endocrinol (1995) 43: 55–61.

[7] Canaris G. J., Manowitz N. R., Mayor G., Ridgway E. C.: The Colorado thyroid disease prevalence study. Arch Intern Med (2000) 160: 526–534.

[8] Zulewski H., Müller B., Exer P. et al.: Estimation of tissue hypothyroidism by a new clinical score: evaluation of patients with various grades of hypothyroidism and controls. J Clin Endcrinol Metab (1997) 82: 771–776.

[9] Cooper D. S.: Subclinical hypothyroidism. N Engl J Med (2001) 345: 260–265.

4.2 Therapie mit Schilddrüsenhormonen –
Bringt eine T4/T3-Kombinationstherapie Vorteile?

M. Grußendorf

Seit der ersten Therapie mit Schilddrüsenhormonen im Jahr 1891 (damals wurde der Extrakt einer Schafschilddrüse einer schwer hypothyreoten Patientin mit sehr gutem Erfolg gegeben) gab es bzgl. der Therapie der Hypothyreose immer wieder neue Erkenntnisse:

- Nach der ersten Synthese des Thyroxins 1926 wurde dieses Hormon 1950 als Hauptbestandteil der Schilddrüsenextrakte identifiziert.
- 1970 erkannte die Gruppe um Braverman erstmalig, dass T3 in athyreoten Patienten durch periphere Konversion aus T4 gebildet wird [2].

Letzteres war die Ursache dafür, dass in den 70er-Jahren die bisher verwandten getrockneten Schilddrüsenextrakte langsam durch reine Thyroxin-Präparate bei der Therapie der Hypothyreose verdrängt wurden, ebenso die Kombinationspräparate mit einem Gehalt von T4 und T3 [12].

In den letzten 25 Jahren hat sich jedoch nichts Wesentliches mehr in der Therapie der Hypothyreose geändert. Dies ist umso erstaunlicher, als es sich um ein großes Patientenkollektiv (jährlich ca. 100.000 operierte Patienten allein in Deutschland!) handelt und nach unserer Erfahrung 20–30% dieser Patienten Probleme mit der Substitutionstherapie haben (die allerdings meist von ärztlicher Seite nicht ernst genommen werden).

Aufsehen erregten dann in den Jahren von 1995 bis 1997 die Arbeiten aus der Gruppe um Gabriella Morreal de Escobar [7–9], die erstmalig zeigte, dass bei thyreoidektomierten Ratten auch unter unphysiologischen (zweifach zu hohen!) Thyroxin-Substitutionsdosen keine normalen Gewebsspiegel für T3 erreicht werden konnten.

In Tab. 1a sind die Ergebnisse dieser Gruppe dargestellt: Es zeigte sich, dass erst nach Zugabe von T3 in die Substitutionslösung der Tiere ein normaler Gewebshormonspiegel in faktisch allen untersuchten Geweben der thyreoidektomierten Tiere gemessen werden konnte [7, 8].

Noch eindrucksvoller sind die Messungen der Deiodase-Aktivitäten in den Geweben [9] (Tab. 1b): Bereits 1977 hatte unsere Gruppe bei thyreoidektomierten Ratten nachgewiesen, dass unter einer T3-Substitution die Deiodase1-Aktivität der Leber deutlich stärker stimuliert wird als unter T4-Gabe [11]. Dies wurde jetzt eindrucksvoll bestätigt.

Tabelle 1: Hormonkonzentrationen und Deiodaseaktivitäten in Serum und Körpergeweben von thyreoidektomierten Ratten unter verschiedenen Substitutionsdosen mit T4 und T3 (nach [8, 9])

Tabelle 1a: Gewebsformen-Konzentrationen

Substitution mit:

T4 (µ/d)	0	0,80	0,80	0,90	0,90
T3 (µ/d)	0	0	0,20	0	0,20

Konzentration von	T4	T3	TSH	T4	T3	TSH	T4	T3	TSH	T4	T3	TSH	T4	T3	TSH
Plasma	⇓	⇓	⇑	=	⇓	⇑	=	=	=	=	⇓	⇑	=	=	=
Großhirn	⇓	⇓		=	=		=	=		=	⇑				
Hypophyse	⇓	⇓		=	⇓		=	=		=	⇓		=	=	
Leber	⇓	⇓		=	⇓		=	=		=	=			=	
Kleinhirn	⇓	⇓		=	=		=	=		=	⇓			=	
Herz	⇓	⇓		=	⇓		⇓	=		=	⇓		=	=	
Lunge	⇓	⇓		=	⇓		⇓	=		=	⇓			=	
Nieren	⇓	⇓		=	⇓		=	=		=	⇓		=	=	
Milz	⇓	⇓		=	⇓		=	=		=	=		=	=	
Muskel	⇓	⇓		=	⇓		=	⇑		=	⇓		=	=	
Nebennieren	⇓	⇓	⇑	=	⇓		⇓	=		=	=		=	⇑	
Ovarien	⇓	⇓		=	⇓		=	=		=	⇓		=	=	

Tabelle 1b: 5'-Deiodase Aktivitäten

	Typ 1	Typ 2	Typ 1	Typ 2	Typ 1	Typ 2	Typ 1	Typ 2	Typ 1	Typ 2
Großhirn		⇑		=		=		=		=
Hypophyse	⇓	⇑	⇓	⇑	=	=	⇓	⇑	=	=
Leber	⇓		⇓			=	⇓			=
Lunge	⇓		⇓			=	⇓			=

Natürlich wurden diese sehr sauber durchgeführten Arbeiten überaus heftig diskutiert [13], gerade im Hinblick auf die therapeutischen Konsequenzen beim Menschen: Es wurde argumentiert, dass die Verhältnisse bei der Ratte nicht auf den Menschen übertragen werden könnten und dass die gegenläufige Regulation der Deiodase im Gehirn T3-Defizite leicht ausgleichen könnte.

Trotzdem, ein gewisses Unbehagen blieb, und dies war wohl der Grund, dass ein relativ schwacher Artikel von Bunevicius et al. im renommierten New England Journal of Medicine akzeptiert und veröffentlicht wurde [3]: Zwar handelte es sich um eine prospektive, randomisierte Studie, bei der 33 hypothyreote Patienten sowohl mit T4 als auch mit T4 und T3 behandelt wurden, jedoch war die Behandlungszeit sehr kurz (2×5 Wochen), das Kollektiv sehr uneinheitlich, sodass es sehr verwundert, dass bereits in dieser kurzen Zeit 6 von 17 Parametern, die die kognitiven Fähigkeiten und die Stimmung der Patienten untersuchten, signifikant besser für die T4/T3-Therapie ausfielen.

Diese Arbeit löste eine große Welle von Protesten aus. In den nächsten 4 Jahren wurden 8 Untersuchungen veröffentlicht, die sich alle mit der gleichen Thematik befassten [4–6, 10, 14–16, 18] (siehe Tab. 2): Kein einziger Autor fand einen signifikanten Unterschied zwischen den beiden Behandlungsgruppen (Thyroxin versus Kombination T4/T3) bei hypothyreoten Patienten.

Tabelle 2: Folgestudien nach der Arbeit von Bunevicius et al. [4]

Autor	Jahr	n	Hypo Ursache	Dauer	Ergebnis	bevorz.	Literatur
Bunevicius	2002	10	Tx	10 W	n.s.	T4/T3	[4]
Clyde et al.	2003	44	n.a.	4 M	n.s.	keine	[6]
Cassio et al.	2003	14	Neugeb. konn. Hypo	12 M	n.s.	n.a.	[5]
Sawka et al.	2003	40	AI	15 W	n.s.	n.a.	[15]
Walsh et al.	2003	101	AI + Tx	10 W	n.s.	n.a.	[18]
Siegmund et al.	2004	25	Tx	6 M	n.s.	keine	[16]
Escobar-M et al.	2005	28	AI	4 M	n.s.	T4/T3	[10]
Saravanan et al.	2005	697	AI	12 M	n.s.	n.a.	[14]

Abkürzungen: Hypo = Hypothyreose; AI = Autoimmunthyreoiditis; Tx = nach Schilddrüsenoperation; n.s. = Unterschiede zwischen den Therapiegruppen nicht signifikant; W = Wochen; M = Monate; n.a. = nicht angegeben

Eine Ausnahme bildete lediglich die Arbeit von Appelhof et al [1]: Diese Autoren hatten als Hauptkriterium ihrer prospektiven, 15 Wochen dauernden Studie das Kriterium „Welche der drei Therapieformen bevorzugen Sie?" gewählt und fanden hierbei signifikante Unterschiede:

Bei den drei getesteten Substitutionstherapien (reines T4, Kombination T4/T3 im Verhältnis 10 : 1, Kombination T4/T3 im Verhältnis 5 : 1) wurde eindeutig die T4/T3-5 : 1-Gruppe bevorzugt. In dieser Gruppe hatten die Patienten im Schnitt unter dieser Therapie 1,7 kg abgenommen, versus minus 0,5 kg in der Gruppe T4/T3-10 : 1 und plus 0,1 kg in der Gruppe reines T4.

Es wurde gefolgert, dass die Gewichtsabnahme ein wichtiges Kriterium des Wohlbefindens der Hypothyreose-Patienten unter Substitutionstherapie ist.

Dass diese Problematik nicht trivial ist, kann man allein aus der Tatsache schließen, dass immer noch in Deutschland derzeitig ca. 100.000 Schilddrüsenoperationen durchgeführt werden und bei einem großen Anteil dieser Patienten postoperativ unbehandelt eine deutliche Hypothyreose besteht. Auch unter gut eingestellter Substitutionstherapie nehmen ca. 30% dieser Patienten an Gewicht zu [17].

Wir haben bei 260 operierten Patienten retrospektiv den postoperativen Verlauf bei guter Einstellung der Substitutionstherapie untersucht. Dabei konnten bei 69 Patienten Angaben zum Gewichtsverlauf im ersten postoperativen Jahr ausgewertet werden. Die Ergebnisse sind in Abb. 1 zusammengefasst: 32% dieser Patienten gaben eine Zunahme von 1–3 kg und 47% eine Zunahme von über 3 kg im ersten Jahr an.

Natürlich ist eine retrospektive Untersuchung diesbezüglich insbesondere dann nicht aussagefähig, wenn nicht gezielt jeder Patient zum Gewichtsverlauf befragt wurde. Aus diesem Grund ist jetzt eine prospektive Studie über den Gewichtsverlauf von total thyreoidektomierten Patienten unter T4- und T4/T3-Therapie geplant. Schon jetzt kann man jedoch sagen, dass es durchaus einen Versuch wert ist, bei Patienten mit deutlicher Gewichtszunahme nach Operation einen Umstellungsversuch auf ein T4/T3-Präparat (z.B. Prothyrid) zu machen.

% der Pat.

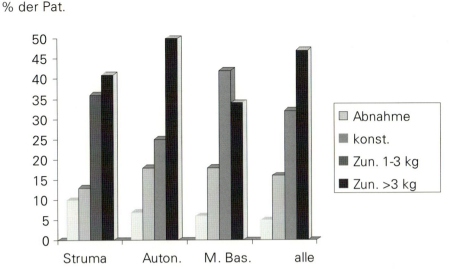

Abb. 1: Retrospektive Auswertung von 69 Patienten nach Schilddrüsenoperation: Gewichtsverlauf im ersten postoperativen Jahr.

Literatur

[1] Appelhof B. C., Fliers E., Wekking E. M., Schene A. H., Huyser J., Tijssen J. G., Endert E., van Weert H. C., Wiersinga W. M.: Combined therapy with levothyroxine and liothyronine in two ratios, compared with levothyroxine monotherapy in primary hypothyroidism: a double-blind, randomized, controlled clinical trial. J Clin Endocrinol Metab (2005) 90: 2666–2674.

[2] Braverman L. E., Ingbar S. H., Sterling K.: Conversion of thyroxine (T4) to triiodothyronine (T3) in athyreotic human subjects. J Clin Invest (1970) 49: 855–864.

[3] Bunevicius R., Kazanavicius G., Zalinkevicius R., Prange A. J. Jr.: Effects of thyroxine as compared with thyroxine plus triiodothyronine in patients with hypothyroidism. N Engl J Med (1999) 340: 424–429.

[4] Bunevicius R., Jakubonien N., Jurkevicius R., Cernicat J., Lasas L., Prange A. J. Jr.: Thyroxine vs thyroxine plus triiodothyronine in treatment of hypothyroidism after thyroidectomy for Graves' disease. Endocrine (2002) 18: 129–133.

[5] Cassio A., Cacciari E., Cicognani A., Damiani G., Missiroli G., Corbelli E., Balsamo A., Bal M., Gualandi S.: Treatment for congenital hypothyroidism: thyroxine alone or thyroxine plus triiodothyronine? Pediatrics (2003) 111: 1055–1060.

[6] Clyde P. W., Harari A. E., Getka E. J., Shakir K. M.: Combined levothyroxine plus liothyronine compared with levothyroxine alone in primary hypothyroidism: a randomized controlled trial. JAMA (2003) 290: 2952–2958.

[7] Escobar-Morreale H. F., Obregon M. J., Escobar del Rey F., Morreale de Escobar G.: Replacement therapy for hypothyroidism with thyroxine alone does not ensure euthyroidism in all tissues, as studied in thyroidectomized rats. J Clin Invest (1995) 96: 2828–2838.

[8] Escobar-Morreale H. F., del Rey F. E., Obregon M. J., de Escobar G. M.: Only the combined treatment with thyroxine and triiodothyronine ensures euthyroidism in all tissues of the thyroidectomized rat. Endocrinology (1996) 137: 2490–2502.

[9] Escobar-Morreale H. F., Obregon M. J., Hernandez A., Escobar del Rey F., Morreale de Escobar G.: Regulation of iodothyronine deiodinase activity as studied in thyroidectomized rats infused with thyroxine or triiodothyronine. Endocrinology (1997) 138: 2559–2568.

[10] Escobar-Morreale H. F., Botella-Carretero J. I., Gomez-Bueno M., Galan J. M., Barrios V., Sancho J.: Thyroid hormone replacement therapy in primary hypothyroidism: a randomized trial comparing L-thyroxine plus liothyronine with L-thyroxine alone. Ann Intern Med (2005) 142: 412–424.

[11] Grussendorf M., Hüfner M.: Induction of the thyroxine (T4) to triiodothyronine (T3) converting enzyme in rat liver by thyroid hormones and analogs. Clin Chim Acta (1977) 80: 61–66.

[12] Inada M., Nishikawa M., Naito K., Ishii H., Tanaka K., Kurata S., Oishi M., Imura H.: Effect of 3,5,3'L-triiodothyronine administration on serum thyroid hormone levels in hypothyroid patients maintained on constant doses of thyroxine. Endocrinol Jpn (1980) 27: 291–295.

[13] Oppenheimer J. H., Braverman L. E., Toft A., Jackson I. M., Ladenson P. W.: A therapeutic controversy. Thyroid hormone treatment: when and what? J Clin Endocrinol Metab (1995) 80: 2873–2883.

[14] Saravanan P., Simmons D. J., Greenwood R., Peters T. J., Dayan C. M.: Partial substitution of thyroxine (T4) with tri-iodothyronine in patients on T4 replacement therapy: results of a large community-based randomized controlled trial. J Clin Endocrinol Metab (2005) 90: 805–812.

[15] Sawka A. M., Gerstein H. C., Marriott M. J., MacQueen G. M., Joffe R. T.: Does a combination regimen of thyroxine (T4) and 3,5,3'-triiodothyronine improve depressive symptoms better than T4 alone in patients with hypothyroidism? Results of a double-blind, randomized, controlled trial. J Clin Endocrinol Metab (2003) 88: 4551–4555.

[16] Siegmund W., Spieker K., Weike A. I., Giessmann T., Modess C., Dabers T., Kirsch G., Sanger E., Engel G., Hamm A. O., Nauck M., Meng W.: Replacement therapy with levothyroxine plus triiodothyronine (bioavailable molar ratio 14 : 1) is not superior to thyroxine alone to improve well-being and cognitive performance in hypothyroidism. Clin Endocrinol (Oxf) (2004) 60: 750–757.

[17] Tigas S., Idiculla J., Beckett G., Toft A.: Is excessive weight gain after ablative treatment of hyperthyroidism due to inadequate thyroid hormone therapy? Thyroid (2000) 10: 1107–1111.

[18] Walsh J. P., Shiels L., Lim E. M., Bhagat C. I., Ward L. C., Stuckey B. G., Dhaliwal S. S., Chew G. T., Bhagat M. C., Cussons A. J.: Combined thyroxine/liothyronine treatment does not improve well-being, quality of life, or cognitive function compared to thyroxine alone: a randomized controlled trial in patients with primary hypothyroidism. J Clin Endocrinol Metab (2003) 88: 4543–4550.

4.3 Therapie der Hypothyreose (L-Thyroxin bzw. T4/T3-Kombinationen?)

R. Hehrmann

Die Therapie der Hypothyreose wurde – historisch betrachtet – jeweils weitgehend unabhängig von der Ursache der erworbenen Hypothyreose im Erwachsenenalter durchgeführt.

Vor der Ära der synthetischen Schilddrüsenhormonpräparate wurde mit Extrakten aus tierischen Schilddrüsen behandelt (z.B. Thyreoidea sicca, Thyreoid dispert u.a.).

Seit die synthetisch hergestellten Schilddrüsenhormone zur Verfügung stehen, wurden reine Thyroxin-Präparate, reine Triiodthyronin-Präparate und Kombinationen von T3 und T4 im Verhältnis 5 : 1 bzw. 10 : 1 auf den Markt gebracht. Während in den 60er- und 70er-Jahren die Kombinationspräparate sowohl in der Strumatherapie als auch in der Therapie der Hypothyreose sehr häufig eingesetzt wurden (z.B. Novothyral®, Thyroxin-T3 Henning® [T4 : T3 im Verhältnis 5 : 1] bzw. Prothyrid® [T4 : T3 im Verhältnis 10 : 1]), entwickelte sich in den 80er- und 90er-Jahren die reine Thyroxin-Therapie als die Standardtherapie der Hypothyreose.

Ursachen für die erworbene Hypothyreose im Erwachsenenalter sind vor allem die
1. Autoimmunthyreoiditis (Hashimoto)
2. behandelte Struma bzw. Hyperthyreosen
   - durch thyreostatische Therapie
   - durch Schilddrüsenoperationen
   - durch Radioiodtherapie
3. Lithiumtherapie
4. hohe Iod-Exposition/Iodzufuhr.

Zweck und Ziele der Therapie der Hypothyreose sind:
- Linderung von Symptomen und Beschwerden,
- Normalisierung des Stoffwechsels,
- Normalisierung von TSH (keine Suppression),
- Normalisierung von T3 und T4,
- Vermeidung von Nebenwirkungen und Risiken.

Die Therapie der Hypothyreose ist rational begründet, sie ist kausal, einfach, effektiv und preiswert. Sie besteht im Ersatz des fehlenden Hormons, und zwar als Standardtherapie im Ersatz von reinem synthetischem L-Thyroxin. Bei jungen, sonst gesunden Patienten wird in der Regel rasch die endgültige Dosierung angestrebt: initial oft mit 50 µg L-Thyroxin pro Tag für etwa 2 Wochen, dann 100 µg pro Tag, dann Kontrolle mit TSH-Bestimmung und ggf. Dosis-Anpassung bei noch erhöhtem oder bereits supprimiertem TSH.

Bei älteren Patienten und bei Patienten mit bekannter koronarer Herzerkrankung wird sehr viel vorsichtiger und einschleichender dosiert, z.B. initial mit 12,5–25 µg L-Thyroxin, Steigerung um 25 µg alle 4 Wochen bis zur Normalisierung des basalen TSH.

Diese Standardtherapie geriet ins Wanken durch die 1999 im New England Journal of Medicine publizierte Arbeit von Bunevicius und Mitarbeitern aus der Medizinischen Universität Kaunas in Litauen in Zusammenarbeit mit A. J. Prange, University of North Carolina, Chapel Hill.

Bei dieser Arbeit handelt es sich um eine randomisierte, offene Studie mit 33 Patienten mit Hypothyreose. 31 der Patienten waren weiblich, 16 hatten eine Hypothyreose durch chronische Autoimmunthyreoiditis, 17 Patienten waren hypothyreot nach Thyreoidektomie wegen Schilddrüsenkarzinoms. Es wurden zwei Therapiegruppen gebildet: Die erste erhielt die bisherige Thyroxindosis, die zweite Gruppe erhielt 50 µg Thyroxin weniger als bisher und stattdessen zusätzlich 12,5 µg T3. Die Therapie erfolgte für 5 Wochen, anschließend fand ein Cross-over statt.

Die Effekte auf die T4-/T3-Konzentrationen waren wie erwartet: T4 und fT4 waren höher in der Thyroxin-Gruppe, T3 war höher in der Kombinationsgruppe, die übrigen Laborparameter waren praktisch unverändert. Mehrere kognitive Tests ergaben keine signifikante Differenz zwischen den beiden Gruppen, aber die sog. Mood-Scores waren zum Teil signifikant unterschiedlich, z.B. Depression, Müdigkeit (Fatigue), Anger-Hostility.

Die Autoren zogen die Schlussfolgerung, dass bei Patienten mit Hypothyreose die partielle Substitution mit Triiodthyronin anstelle von Thyroxin die Stimmung und neurophysiologischen Funktionen verbessern könne und dass dies Hinweis sei auf einen spezifischen Effekt von T3, das ja auch normalerweise von der Schilddrüse sezerniert werde.

Zur Pathophysiologie der Hormonproduktion der Schilddrüse gibt eine Arbeit von A. Pilow et al. aus dem American Journal of Physiology 1990 (E 715-726) Aufschluss über die Produktionsraten von T4 und T3: Für einen Erwachsenen von 70 kg ergibt sich eine mittlere Produktionsrate der Schilddrüse für T4 von 101 µg pro

Tag und für T3 von 6 µg pro Tag, d.h. etwa 6% der Gesamtmenge von T3 von 26 µg pro Tag stammen aus der direkten Sekretion der Schilddrüse. 20 µg T3, also der überwiegende Anteil, stammt aus der Konversion von T4 zu T3.

Dies bedeutet, dass die physiologische T3-Produktion der Schilddrüse deutlich unter den Anteilen liegt, die in den handelsüblichen T4-/T3-Kombinationspräparaten üblich sind, nämlich 20% bzw. 10%.

Allgemeine Argumente für die reine Thyroxintherapie sind
- konstantere T4-/T3-Konzentrationen,
- die längere Halbwertszeit von Thyroxin,
- höhere T4-Konzentrationen,
- keine postresorptionellen T3-Spitzenkonzentrationen,
- keine Hyperthyreose-analogen Nebenwirkungen (Herzklopfen, Palpitationen, Herzrasen, Schwitzen, innere Unruhe).

Auch die Expertenmeinung von D. S. Ross, in Uptodate 2003, liefert Argumente gegen die Kombinationstherapie:

Die Therapie der Wahl bei Hypothyreose sei synthetisches L-Thyroxin. Andere Präparationen, wie Mischungen aus T4 und T3, sollten aus folgenden Gründen nicht verwendet werden:
- starke Schwankungen der T3-Konzentrationen,
- kurze Halbwertszeit,
- niedrige T4-Konzentrationen.

Im Herbst 2003 erschienen insgesamt vier Studien zur gleichen Fragestellung. Alle Studien waren randomisiert, kontrolliert und zum Teil doppelblind. In den drei Studien mit erwachsenen Hypothyreose-Patienten waren 40 Patienten (Sawka et al.), 101 Patienten (Walsh et al.), 46 Patienten (Clyde et al.) und in einer pädiatrischen Untersuchung 14 Patienten (Casio) eingeschlossen, mit einer Gesamtzahl von n = 187.

Die beiden Studien von Sawka und Walsh sind im Journal of Clinical Endocrinology and Metabolism 88 (2003) erschienen, die Studie von Clyde im Journal of American Medical Association im Dezember 2003 und die pädiatrische Studie von Casio et al in Pediatrics im Mai 2003. Alle 4 Studien kamen zu dem gleichen Ergebnis, nämlich dass kein positiver Effekt von T3 auf Stimmung und kognitive Funktionen bei den behandelten Patienten feststellbar war.

Auch eine in Mecklenburg-Vorpommern durchgeführte Untersuchung von Meng und Mitarbeitern, die eine Substitutionsbehandlung mit T4 plus T3 im Verhältnis 14 : 1 durchgeführt hatten, zeigte keine Verbesserung der Lebensqualität im Vergleich zu einer Monotherapie mit Thyroxin bei Hypothyreose.

Somit sprechen auch heute noch viele Argumente für die Beibehaltung der bisherigen Standardtherapie mit reinem synthetischen L-Thyroxin in der oben angegebenen Weise, mit Unterschieden in der Dosissteigerung bei jungen, sonst gesunden Patienten und bei älteren Patienten bzw. bei Patienten mit KHK, wo nach wie vor die einschleichende Dosierung mit langsamer Steigerung indiziert und angebracht ist.

Zur Frage der Indikation zur Schilddrüsenhormonsubstitution bei subklinischer Hypothyreose gibt es insoweit Konsens unter Experten, dass eine geringfügige TSH-Erhöhung zwar nicht in jedem Fall behandlungsbedürftig ist, aber in speziellen Risikosituationen doch behandelt werden sollte. Hierzu gehören

- Pubertät,
- bei Fertilitätsproblemen,
- in der Schwangerschaft,
- bei gleichzeitiger Struma,
- bei gleichzeitiger Fettstoffwechselstörung,
- bei Hashimoto-Thyreoiditis (mit hohen AK-Titern),
- bei Patienten, die Symptome einer manifesten Hypothyreose aufweisen.

Literatur

[1] Bunevicius R., Kazanavicius G., Zalinkewicius R., Prange A. J.: Effect of thyroxine as compared with thyroxine plus triiodothyronin in patients with hypothyroidism. NEJM (1999) 340: 424–429.

[2] Kaplan M., Sarne D. H., Schneider A. B.: In search of the impossible dream? Hormone replacement therapy that treats all symptoms in all hypothyroid patients. J Clin Endocrinol Metab (2003) 88: 4540–4542.

[3] Sawka A. M., Gerstein H. C., Marriott M. J., MacQueen G. M., Joffe R. T.: Does a combination regimen of thyroxine (T4) and 3,5,3-triiodothyronine improve impressive symptoms better than T4 alone in patients with hypothyroidism? Results of a double-blind, randomised, controlled trial. J Clin Endocrinol Metab (2003) 88: 4551–4555.

[4] Walsh J. P., Shiels L., Lim E. M., Bhagat C. I., Ward L. C., Stuckey B. G., Dhalival S. S., Chew G. D., Bhagat M. C., Cussons A. J.: Combined thyroxine/liothyronine treatment does not improve well being quality of life or cognitive function compared with thyroxin alone: a randomized controlled trial in patients with primary hypothyroidism. J Clin Endocrinol Metab (2003) 88: 4543–4550.

[5] Clyde P. W., Harari A. E., Getka E. J., Shakir K. M.: Combined levothyroxine plus levothyronine compared with levothyroxine alone im primary hypothyroidism: a randomized controlled trial. JAMA (2003) 290: 2952–2958.

[6] Casio A., Cacciari E., Cicognani A., Damiani G., Missiroli G., Corbelli E., Balsamo A., Bal M., Gualandi S.: Treatment for congenital hypothyroidism: thyroxine alone or thyroxine plus triiodothyronine? Pediatrics (2003) 111: 1055–1060.

5 Sonderformen und seltene Situationen mit Hypothyreose

5.1 Hypothyreose nach Schilddrüsenkarzinom

B. Leisner

Die primäre Standardtherapie des differenzierten Schilddrüsenkarzinoms ist die möglichst totale Thyreoidektomie mit adäquater Lymphknotendissektion. Bei einem unifokalen, papillären Tumor von ≤ 1 cm Durchmesser wird wegen der äußerst niedrigen Rezidivrate (< 2%) nach ausschließlich chirurgischer Therapie auf eine Radioiodablation verzichtet [5]. Bei allen anderen Tumorstadien erfolgt bisher eine postoperative Iod-131-Therapie. Sie zielt in erster Linie auf die Ausschaltung kleiner, intraoperativ belassener Schilddrüsengewebereste. Dem liegt die Überlegung zugrunde, dass nur bei kompletter Athyreose die Bestimmung von Thyreoglobulin im Serum ihre volle Aussagekraft als Tumormarker erreicht. Ist die Resektion inkomplett und/oder liegen lokoregionäre oder Fernmetastasen vor, kann die Iod-131-Therapie die kurative Ausschaltung dieser mikro- oder makroskopischen Herde erreichen. Voraussetzung einer ausreichenden Strahlendosis im Zielgewebe ist eine möglichst hohe I-131-Speicherung. Sie hängt vom Differenzierungsgrad des Tumors und vom Ausmaß der TSH-Stimulation ab.

Tabelle 1: Quantitative und qualitative Konsequenz des Absetzens von TSH-suppressiver L-Thyroxin-Medikation im Vergleich zu Tag 3 nach rhTSH i.m. (nach [3])

	Off-Levothyroxin	rhTSH
TSH (Mittelwert)	84 mU/ml	152 mU/ml
Bereich	10–500	25–407
Asthenie-Score	2,28	0,15
[0–3]		
Billewicz-Score	17	0,32
Arbeitsunfähigkeit	944 Tage/69 Patienten	70 Tage/97 Patienten

Nach einer Thyreoidektomie sind 4–5 Wochen ohne Schilddrüsenhormonsubstitution ausreichend, um einen TSH-Spiegel > 30 mU/l zu erreichen (Tab. 1). Bei Jugendlichen und jüngeren Erwachsenen steigt das TSH in dieser Zeit bisweilen bis auf 80–120 mU/l an. Auch wenn die Symptome der Hypothyreose unterschiedlich wahrgenommen werden, leidet der größte Teil der Patienten insbesondere am Ende dieser Phase erheblich unter Müdigkeit, Schwäche und Antriebslosigkeit. Dies gilt ebenso, wenn in der Tumornachsorge ein steigender hTg-Wert das I-131-Ganz-körperszintigramm und ggf. F-18-PET zur Metastasensuche oder die unmittelbare I-131-Therapie anzunehmender Metastasen erforderlich macht.

Verkürzen kann man diese iatrogene Hypothyreose auf 14 Tage durch Umsetzen von Levothyroxin auf Liothyronin (0,06–0,08 mg/Tag).

Vollständig vermeidbar wird sie durch Verabreichung von rekombinantem humanem TSH (rhTSH, Thyrogen®). Es wird unter Fortführung der Levothyroxinmedikation 48 und 24 h vor der gewünschten Untersuchung (hTg-Bestimmung und/oder I-131-Ganzkörperszintigraphie) bzw. der Radioiodablation i.m. injiziert und führt in 83–88% zu einem TSH-Anstieg im Serum auf > 80 mU/l (Tab. 1) [2]. Nur bei 2,3% der Patienten liegt der Wert unter 50 mU/l. Nebenwirkungen sind Kopfschmerzen in 3,5–11% und Übelkeit in 7,7–17% [1]. Bei Einsatz von Radioiod ist die Ganzkör-perstrahlenexposition gegenüber der endogenen TSH-Stimulation vermindert, da die Reduktion der Nierenclearance in der hypothyreoten Stoffwechsellage entfällt [2]. Es muss allerdings mit einer kürzeren Verweildauer von Iod-131 in speichernden Herden gerechnet werden. In einer neueren Metaanalyse nach EBM-Kriterien von 6 Studien im Hinblick auf Sicherheit, diagnostische Treffsicherheit, Lebensqualität und Kosteneffektivität im Vergleich zum Hormonentzug fanden Blamey et al eine Sensitivität und Spezifität von rhTSH von 87% bzw. 95%. Demnach führt der Einsatz von rhTSH in 11% zu einer Fehleinschätzung des Krankheitsverlaufs [1]. Nach einer in diese Arbeit angeführten Modellrechnung über fünf Jahre unter Einbeziehung der diagnostischen Treffsicherheit, der Patienten-Compliance im Follow-up und der ver-änderten Lebensqualität ist rhTSH weniger kosteneffektiv. Die zusätzlichen Kosten pro „quality adjusted life year" (QALY) betragen danach 51.344 $.

Indikationen für rhTSH

Im Follow-up des differenzierten Schilddrüsenkarzinoms sowohl mit hTg-Bestim-mung wie mit Radioiod-Ganzkörper- (RIGK-) Szintigraphie sind rhTSH und Hy-pothyreose durch Hormonentzug weitgehend gleichwertig, wenn der Faktor Le-bensqualität unberücksichtigt bleibt. Unabhängig davon besteht in Fällen, wo ein Langzeiteffekt von TSH wegen der Wirkung auf die Tumormasse (Volumenzu-nahme) nicht erwünscht ist, eine absolute Indikation für den Einsatz von rhTSH. Wegen seiner kurzen biologischen Halbwertzeit liegt bereits fünf Tage nach der letzten rhTSH-Injektion das Serum-TSH wieder unter 0,1 mU/l. Von besonderer Bedeutung ist dies z.B. bei ZNS- und Wirbelsäulenmetastasen mit neurologischer

Symptomatik oder bei Tumoren mit hoher biologischer Aggressivität, z.B. insuläres follikuläres Karzinom, Hürthlezell-Karzinom oder die diffus sklerosierende und die tall und columnar cell-Varianten des papillären Karzinoms. Eine weitere absolute Indikation besteht, wenn durch Hormonentzug kein ausreichender Anstieg des endogenen TSH eintritt.

Zusammenfassung

Die Hypothyreose als Sammelbegriff für die klinischen und laborchemischen Zeichen des Schilddrüsenhormonentzugs ist in der unmittelbar postoperativen und in der Langzeit-Nachsorge des differenzierten Schilddrüsenkarzinoms nicht mehr zwingend erforderlich.

Unter deutlichem Gewinn an Lebensqualität und Vermeidung von Arbeitsunfähigkeit kann der erforderliche TSH-Anstieg durch Injektion von rhTSH erreicht werden. In die Entscheidung zu dieser Maßnahme müssen allerdings auch gesundheitsökonomische Erwägungen einfließen. Ihre Bedeutung wird durch publizierte Daten relativiert, die eine höhere Sensitivität des stimulierten hTg-Spiegels gegenüber der RIGK-Szintigraphie zumindest beim zahlenmäßig heute überwiegenden, papillären Low-risk-Karzinom belegen [4]. Durch den Wegfall der Kosten für stationäre RIGK-Szintigramme im Follow-up kann der hohe Preis für rhTSH zumindest partiell aufgefangen werden.

Literatur

[1] Blamey S., Barraclough B., Delbridge L. et al.: Using recombinant human thyroid-stimulating hormone für the diagnosis of recurrent thyroid cancer. ANZ J Surg (2005) 75: 10–20.
[2] Kohlfürst S. et al.: Recombinant human thyrotropin is helpful in the follow-up and I-131-therapy of patients with thyroid cancer. Thyroid (2005) 15: 371–376.
[3] Leclère J. et al.: EANM Satellitensymposium, Paris (2000).
[4] Mazzaferri E. L., Robbins R. J., Spencer C. A., Braverman L. E. et al.: A consensus report of the role of serum thyroglobulin as a monitoring method for low-risk patients with papillary thyroid carcinoma. J Clin Endocrinol Metab (2003) 88: 1433–1441.
[5] Pacini F., Schlumberger M., Harmer C., Berg G. G. et al.: Post-surgical use of radio-iodine in patients with papillary and follicular thyroid cancer and the issue of remnant ablation: a consensus report. Eur J Endocrinology (2005) 153: 651–659.

5.2 Sonderformen der Hypothyreose: Schilddrüsenhormonresistenz

L. C. Möller, K. Mann, O. E. Janßen

Schilddrüsenhormonresistenz

Die Schilddrüsenhormonresistenz ist ein Syndrom der verminderten Wirkung der Schilddrüsenhormone am Schilddrüsenhormonrezeptor (thyroid hormone receptor, TR) β, in den meisten Fällen verursacht durch Rezeptormutationen, die die T3-Bindung reduzieren [1]. Die Inzidenz der RTH liegt bei etwa 1 : 40.000 Lebendgeburten [2] und über 1.000 Fälle mit bislang 122 Mutationen des TRβ sind beschrieben worden [3]. In bis zu 16% der Patienten mit klinisch gesicherter Schilddrüsenhormonresistenz kann allerdings keine Mutation im TRβ gefunden werden (sog. nonTR-RTH) [4, 5]. Die Abwesenheit einer Mutation schließt das Vorliegen einer RTH daher nicht aus. In jedem Fall ist die Resistenz nur relativ und kann durch erhöhte Schilddrüsenhormonkonzentrationen überwunden werden.

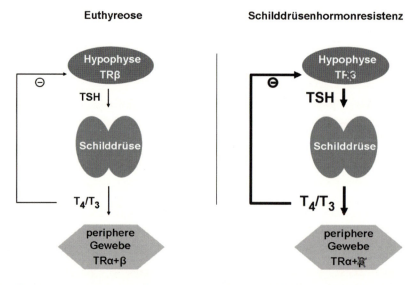

Abb. 1: Mechanismus der Schilddrüsenhormonresistenz (die TRβ-Mutation mit verminderter T3-Wirkung am Rezeptor ist durch das Kreuz angedeutet). Die verminderte Rückkopplung durch T4/T3 am hypophysären TRβ führt zu erhöhten TSH- und T4/T3-Spiegeln.

Da die Wirkung des T3 am TRβ herabgesetzt ist und die TSH-Suppression durch T3 in der Hypophyse durch den TRβ2 vermittelt wird, ist auch der Rückkopplungsmechanismus betroffen, und erst höhere T3/T4-Spiegel führen zu einer TSH-Suppression. Die Schilddrüsenhormonresistenz führt so zu einer Konstellation mit erhöhtem fT4 und normalem, nicht supprimiertem oder sogar erhöhtem TSH (Abb. 1).

Symptome

Patienten mit Schilddrüsenhormonresistenz zeigen wenig Symptome. Dies liegt zum Teil daran, dass die erhöhten T4/T3-Spiegel, die in der Hypophyse zu einer Rückkopplung auf TSH führen, auch in den peripheren Geweben die Resistenz teilweise überwinden können. Die häufigsten Symptome sind eine Struma, die in 66–95% der Fälle vorliegt, und Tachykardie mit einer Häufigkeit von 33–75% (Abb. 2) [3].

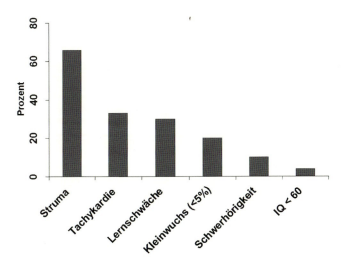

Abb. 2: Häufigkeit klinischer Symptome der Schilddrüsenhormonresistenz (untere Grenze der beobachteten Häufigkeit).

Der Struma bei der Schilddrüsenhormonresistenz liegt, ähnlich wie bei der Iodmangelstruma, die konstante Stimulation der Schilddrüse zugrunde, hier allerdings bedingt durch die erst bei höheren T4/T3-Spiegeln erfolgende Rückkopplung auf die Hypophyse und TSH. Dies wird auch deutlich im Fall einer Patientin, die Anselmo und Refetoff mit bis zu 250 µg L-T3 alle zwei Tage behandelten und durch die Suppression des TSH eine Strumareduktion erreichen konnten [6].

Während in den meisten Geweben der mutierte TRβ einen negativ dominanten Effekt auf den nicht mutierten TRβ und den TRα ausüben kann, überwiegt im Herzen der TRα (Abb. 3), sodass der Einfluss des mutierten Allels geringer ist. Die erhöhten Schilddrüsenhormone können hier am TRα wirken und es kommt zu einer Tachykardie [7]. Diese kann mit Betablockern behandelt werden.

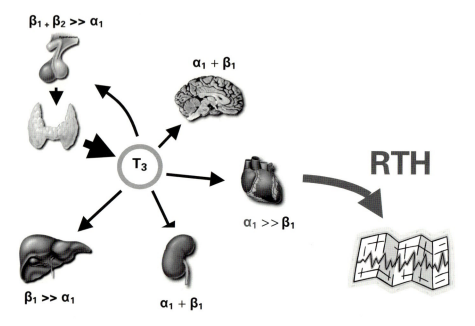

Abb. 3:   Verteilung der Schilddrüsenhormonrezeptoren TRα und β in verschiedenen Organen.

Eine Wachstumsverzögerung ist bei Kindern mit Schilddrüsenhormonresistenz häufig. Eine Abweichung des Knochenalters von mehr als zwei Standardabweichungen vom tatsächlichen Alter lässt sich in etwa der Hälfte der Patienten finden. Hierbei zeigen sich auch typische radiologische Zeichen einer Hypothyreose. Bei der Indexpatientin der ersten beschriebenen Familie mit Schilddrüsenhormonresistenz hat die Konstellation aus verminderter Epiphysenossifikation als Zeichen einer Hypothyreose im Röntgenbild der Hüfte („stippled epiphysis") nach einem Verkehrsunfall bei gleichzeitig erhöhten Schilddrüsenhormonen im Serum zu der Verdachtsdiagnose Endorganresistenz für Schilddrüsenhormone geführt [8]. Die Wachstumsverzögerung kann bis zum Erwachsenenalter weitgehend wieder aufgeholt werden. In einer großen Familie aus Norwegen waren betroffene Männer und Frauen nur um ca. 4,5 cm kleiner als nicht betroffene Familienmitglieder [9].

In einem Teil der Patienten kann eine Lernschwäche vorliegen. In der Familie aus Norwegen gab es allerdings keinen Unterschied im erreichten Bildungsabschluss oder Beruf zwischen betroffenen und nicht betroffenen Familienmitgliedern [9].

Schilddrüsenhormonresistenz und Hypothyreose

Bei der Schilddrüsenhormonresistenz ist die Wirkung der Schilddrüsenhormone am Rezeptor durch Rezeptormutationen vermindert. Da allerdings die Hypophyse wie die peripheren Gewebe auch betroffen ist und eine negative Rückkopplung auf das TSH erst bei höheren T4/T3-Spiegeln erfolgt, liegt eine „endogene Kompensation" vor. Diese ist nicht perfekt. Zum einen kommt es zu Symptomen der Hyperthyreose, wenn die erhöhten Schilddrüsenhormonspiegel über den im Herzen überwiegenden TRα zur Tachykardie führen.

Zum anderen finden sich Zeichen der Hypothyreose mit Wachstumsverzögerung und, seltener, Lernschwäche, was zeigt, dass die Kompensation nicht in allen Geweben ausreicht. Das häufigste Symptom der Schilddrüsenhormonresistenz ist die Struma, die durch TSH-suppressive Schilddrüsenhormongabe behandelt werden kann.

Bei klinischen Zeichen der Hypothyreose und der Behandlung der Patienten mit Schilddrüsenhormonen oder Hormonanaloga (z.B. Triac) kann man von einer Sonderform der Hypothyreose sprechen, die allerdings nicht auf verminderten Schilddrüsenhormonspiegeln, sondern einer verminderten Wirkung der Schilddrüsenhormone beruht. Das gleichzeitige Vorliegen von Hyperthyreosesymptomen zeigt jedoch, dass diese Charakterisierung die Schilddrüsenhormonresistenz nur unvollständig beschreibt.

Literatur

[1] Refetoff S., Weiss R. E., Usala S. J.: The syndromes of resistance to thyroid hormone. Endocr Rev (1993) 14: 348–399.

[2] Lafranchi S. H., Snyder D. B., Sesser D. E., Skeels M. R., Singh N., Brent G. A., Nelson J. C.: Follow-up of newborns with elevated screening T4 concentrations. J Pediatr (2003) 143: 296–301.

[3] Refetoff S.: Resistance to thyroid hormone. In: Braverman L. E., Utiger R. E. (Hrsg.): Werner and Ingbar's The Thyroid: A Fundamental and Clinical Text. Lippincott, Williams and Wilkins, Philadelphia (2005): 1109–1129.

[4] Weiss R. E., Hayashi Y., Nagaya T., Petty K. J., Murata Y., Tunca H., Seo H., Refetoff S.: Dominant inheritance of resistance to thyroid hormone not linked to defects in the thyroid hormone receptor alpha or beta genes may be due to a defective cofactor. J Clin Endocrinol Metab (1996) 81: 4196–4203.

[5] Pohlenz J., Weiss R. E., Macchia P. E., Pannain S., Lau I. T., Ho H., Refetoff S.: Five new families with resistance to thyroid hormone not caused by mutations in the thyroid hormone receptor beta gene. J Clin Endocrinol Metab (1999) 84: 3919–3928.

[6] Anselmo J., Refetoff S.: Regression of a large goiter in a patient with resistance to thyroid hormone by every other day treatment with triiodothyronine. Thyroid (2004) 14: 71–74.

[7] Kahaly G. J., Matthews C. H., Mohr-Kahaly S., Richards C. A., Chatterjee V. K.: Cardiac involvement in thyroid hormone resistance. J Clin Endocrinol Metab (2002) 87: 204–212.

[8] Refetoff S., DeWind L. T., DeGroot L. J.: Familial syndrome combining deaf-mutism, stippled epiphyses, goiter and abnormally high PBI: possible target organ refractoriness to thyroid hormone. J Clin Endocrinol Metab (1967) 27: 279–294.

[9] Kvistad P. H., Lovas K., Boman H., Myking O. L.: Retarded bone growth in thyroid hormone resistance. A clinical study of a large family with a novel thyroid hormone receptor mutation. Eur J Endocrinol (2004) 150: 425–430.

5.3 Zentrale Hypothyreose

O. E. Janßen, L. C. Möller, K. Mann

Einleitung

Der Symptomenkomplex der Hypothyreose entsteht aufgrund einer mangelhaften Versorgung mit Schilddrüsenhormonen. Als Ursache findet sich in der überwiegenden Zahl der Fälle eine Funktionsstörung der Schilddrüse (primäre Hypothyreose), die bei der Laboruntersuchung in ihrer latenten Form an einem Anstieg des TSH und bei manifester Hypothyreose an einem erhöhten TSH und erniedrigten Schilddrüsenhormonen erkannt wird [1].

Die zentrale Hypothyreose ist selten. Sie wird entweder durch eine verminderte TSH-Sekretion (hypophysäre oder sekundäre Hypothyreose) oder eine verminderte TRH-Sekretion (hypothalamische oder tertiäre Hypothyreose) verursacht. In beiden Fällen finden sich bei der Laboruntersuchung verminderte Schilddrüsenhormonspiegel bei inadäquat niedrigem TSH.

Von einer Störung der Schilddrüsenhormonsynthese bei primärer, sekundärer oder tertiärer Hypothyreose ist die verminderte Wirkung von Schilddrüsenhormonen abzugrenzen, wie sie bei der sehr seltenen Schilddrüsenhormonresistenz auftritt [2]. Diese ist bei klinisch hypothyreotem Erscheinungsbild sowie häufig bestehender Struma und paradoxer Tachykardie im Labor durch erhöhte Schilddrüsenhormonwerte und dazu inadäquat hohem TSH charakterisiert.

Ursachen

Die Ursachen der zentralen Hypothyreose sind vielfältig [3]. Die sekundäre Hypothyreose findet sich typischerweise bei einer kompletten Hypophysenvorderlappeninsuffizienz. Sie entsteht durch eine verminderte oder ausbleibende TSH-Sekretion als Folge von Tumoren, Verletzung (auch iatrogen), Durchblutungsstörungen, Infektionen und Entzündungen oder von Anlagestörungen (Abb. 1). Eine isolierte TSH-Sekretionsstörung ist selten, der Ausfall der Hypophyse erfolgt üblicherweise zuerst in der gonadotropen, dann der thyreotropen und zuletzt der kortikotropen Achse.

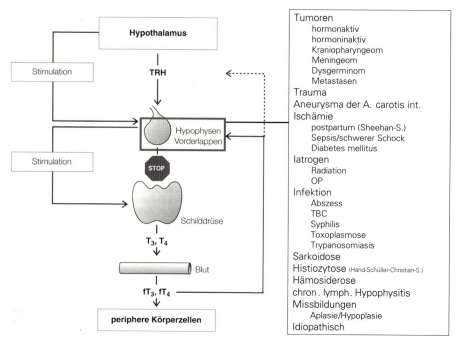

Abb. 1:   Sekundäre Hypothyreose.

Eine tertiäre Hypothyreose hat ihre Ursache im hypothalamischen Bereich (Abb. 2). Der resultierende TRH-Mangel bewirkt eine Störung des Regelkreises mit verminderter Stimulation der Hypophyse, dadurch verminderter TSH-Sekretion und letztendlich verminderter Schilddrüsenhormonsynthese.

Als Sonderformen der zentralen Hypothyreose (Abb. 3) können angeborene TSH-Synthesedefekte bestehen, bei denen Gendefekte entweder die Synthese der ß-Kette des TSH behindern oder die normale Entwicklung der Hypophyse stören [4]. Bei einem TSH-Rezeptor-Defekt (TSH-Resistenz [5]) oder biologisch inaktivem TSH [6] kann eine verminderte TSH-Wirkung eine zentrale Hypothyreose imitieren; allerdings sind in diesen extrem seltenen Fällen die TSH-Spiegel nicht erniedrigt, sondern kompensatorisch erhöht. Letztendlich sind auch funktionelle TSH-Sekretionsdefekte unter Therapie mit Medikamenten, die die Hypophysenfunktion beeinträchtigen, oder nach akutem Absetzen einer Thyroxinsubstitution sowie im Verlauf nach einer Hyperthyreose oder während eines Nieder-T3-Syndroms als (häufig reversible) sekundäre Hypothyreosen zu werten (Abb. 3).

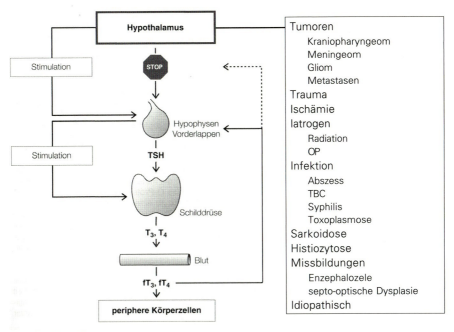

Abb. 2:   Tertiäre Hypothyreose.

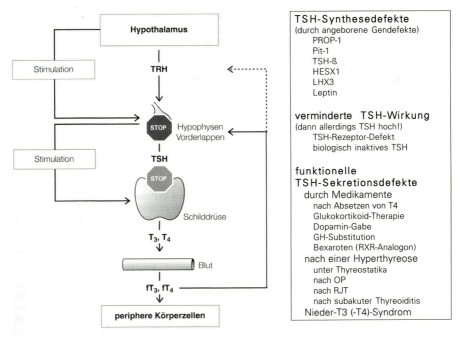

Abb. 3:   Sonderformen der zentralen Hypothyreose.

Diagnose und Differenzialdiagnose

Die Klinik der zentralen Hypothyreose ist mit der primären vergleichbar, jedoch aufgrund der basalen autonomen Funktion der erhaltenen Schilddrüse meist nicht so ausgeprägt. Ein isolierter Ausfall der TSH- oder TRH-Sekretion ist selten, sodass die meisten Patienten mit zentraler Hypothyreose auch andere Manifestationen der hypophysären oder hypothalamischen Erkrankungen haben und daher häufig relativ frühzeitig bezüglich ihrer Schilddrüsenfunktionsstörung diagnostiziert werden.

Bei entsprechendem Verdacht erfolgt daher als Basisdiagnostik die Bestimmung von TSH und fT4 (oder einem anderen Parameter für das freie T4) und ggf. T3. Bei Bestätigung der Verdachtsdiagnose durch niedrige TSH- und Schilddrüsenhormon-werte (Ausnahmen siehe oben) ist eine Abklärung der Hypophysenfunktion durch Bestimmung von LH, FSH, Östradiol oder Testosteron sowie von Prolaktin und Cortisol, ggf. auch ACTH erforderlich. Die Bestimmung von Wachstumshormon und IGF1 ist zunächst nicht zwingend, im Verlauf aber ggf. zum Nachweis eines Wachstumshormonmangels möglich. Eine Funktionsstörung des Hypophysenhinter-lappens kann anamnestisch durch Erfragen der Trinkmenge und Urinausscheidung abgeklärt werden, bei entsprechendem Verdacht ist die Durchführung eines Durst-versuchs erforderlich. Die weitere Differenzierung erfolgt dann mittels Funktions-tests der Hypophyse und der entsprechenden Bildgebung mittels Kernspin- oder Computertomographie.

Die Bestimmung des TRH ist nicht hilfreich, da es von vielen Geweben syntheti-siert wird und die Serumspiegel nicht die TRH-Spiegel im portalen Kreislauf der Hypophyse widerspiegeln [7]. Bioaktives TSH kann durch die abgeschwächte Wirkung in der Zellkultur nachgewiesen werden [8]. Das Fehlen eines nächtlichen TSH-Anstiegs ist ein besserer Hinweis auf eine zentrale Hypothyreose als der TRH-Test [9]. Der TRH-Test differenziert nicht zwischen hypophysärer und hypothala-mischer Läsion [10].

Therapie

Die zentrale Hypothyreose wird wie die primäre Hypothyreose mit einer L-Thyr-oxin-Substitution behandelt, eine zusätzliche L-T3-Gabe ist nur in sehr seltenen Ausnahmefällen erforderlich. Vor Beginn einer Schilddrüsenhormonsubstitution ist eine (relative) Nebenniereninsuffizienz auszuschließen oder zunächst eine Cortisol-Substitution zu beginnen.

Die Verlaufskontrolle erfolgt durch Bestimmung des fT4, nicht der TSH-Spiegel. Darüber hinaus erfolgt eine entsprechende Therapie der Grundkrankheit sowie ggf. die Substitution bei Ausfall der anderen Hypophysenachsen, also (sequenziell) Östrogen, ggf. Gestagen oder Testosteron, Cortisol, ggf. Wachstumshormon und bei Ausfall des Hypophysenhinterlappens mit Desmopressin.

Literatur

[1]   Gärtner R.: Schilddrüsenerkrankungen: Grundlagen – Diagnostik – Therapie. Wissenschaftliche Verlagsgesellschaft mbH, Stuttgart (2004).

[2]   Janssen O. E.: Resistenz gegen Schilddrusenhormone. Internist (Berl) (1998) 39: 613–618.

[3]   Martino E., Pinchera A.: Central hypothyroidism. In: Braverman, L. E., Utiger R. D. (Hrsg.): Werner and Ingbar's The Thyroid: a fundamental and clinical text. 9th ed. Lippincott Williams & Wilkins, Philadelphia, 2005: 754–768.

[4]   Gruters A., Krude H., Biebermann H.: Molecular genetic defects in congenital hypothyroidism. Eur J Endocrinol (2004) 151 Suppl 3: U39–44.

[5]   Refetoff S.: Resistance to thyrotropin. J Endocrinol Invest (2003) 26: 770–779.

[6]   Beck-Peccoz P., Amr S., Menezes-Ferreira M. M. et al.: Decreased receptor binding of biologically inactive thyrotropin in central hypothyroidism. Effect of treatment with thyrotropin-releasing hormone. N Engl J Med (1985) 312: 1085–1090.

[7]   Engler D., Scanlon M. F., Jackson I. M.: Thyrotropin-releasing hormone in the systemic circulation of the neonatal rat is derived from the pancreas and other extraneural tissues. J Clin Invest (1981) 67: 800–808.

[8]   Persani L., Ferretti E., Borgato S. et al.: Circulating thyrotropin bioactivity in sporadic central hypothyroidism. J Clin Endocrinol Metab (2000) 85: 3631–3635.

[9]   Brabant G., Prank K., Hoang-Vu C. et al.: Hypothalamic regulation of pulsatile thyrotropin secretion. J Clin Endocrinol Metab (1991) 72: 145–150.

[10]   Mehta A., Hindmarsh P. C., Stanhope R. G. et al.: Is the thyrotropin-releasing hormone test necessary in the diagnosis of central hypothyroidism in children. J Clin Endocrinol Metab (2003) 88: 5696–5703.

5.4 Low-T3-/Low-T4-Syndrom

M. Derwahl

Seit mehr als 30 Jahren ist bekannt, dass die Schilddrüsenhormonspiegel bei schwerer Erkrankung und bei Kachexie abfallen (jüngste Übersicht bei [3, 15]).

In Abhängigkeit von der Schwere der Erkrankung kommt es zunächst nur zu einem Abfall des Serum-T3 und erst bei sehr schwerem Verlauf zu einem Abfall von T3 und T4 (Abb. 1). Typische Krankheitsbilder, die die als Low-T3-Syndrom bzw.

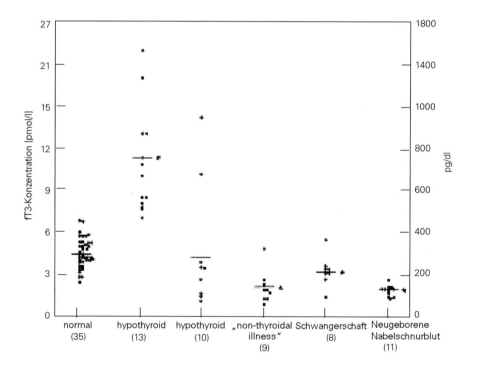

Abb. 1: Niedrige freie T3-Spiegel beim Low-T3-/Low-T4-Syndrom. Im Vergleich zu hypothyreoten Patienten weisen Patienten mit Low-T3-/Low-T4-Syndrom noch niedrigere freie T3-Spiegel auf (modifiziert nach [3]).

Low-T3-/T4-Syndrom bezeichnete Konstellation hervorrufen, sind eine Sepsis, ein schwer verlaufender Myokardinfarkt, eine Tumor-Kachexie, eine koronare Bypass-Operation, eine Knochenmarkstransplantation und andere schwere operative Eingriffe. Aufgrund der Überzeugung, dass diese Patienten trotz der erniedrigten T3- und T4-Serumspiegel nicht hypothyreot sind, wurde diese Konstellation auch „euthyroid sick syndrome" genannt. Bis in die Gegenwart gibt es diesbezüglich allerdings noch kontroverse Diskussionen, wobei die große Mehrheit der Schilddrüsenexperten diese Konstellation mittlerweile als „non-thyroidal illness" bezeichnet und von einer Schilddrüsensubstitution abrät. Eine vergleichbare Konstellation eines Niedrig-T3-Syndroms findet man übrigens bei 100-Jährigen, bei denen sich ebenfalls kein Hinweis für eine Hypothyreose ergab [5].

Erklärungen und Ursachen des Low-T3/Low-T4-Syndroms

Es gibt sehr vielfältige Ansätze zur Erklärung der Erniedrigung von Schilddrüsenhormonen im Kontext des Low-T3/Low-T4-Syndroms. Vielfach wurden Zytokine, die im Rahmen schwerer Erkrankungen vermehrt synthetisiert und ausgeschüttet werden, verantwortlich gemacht (s. unten). Daneben gibt es mindestens 6 verschiedene Hypothesen (modifiziert nach [3]) zu Erklärung dieses Phänomens:

1. Die zu niedrig gemessenen Hormonparameter beruhen auf unzureichenden Tests; letztlich liegt eine laborchemisch nicht nachweisbare euthyreote Stoffwechsellage vor.

2. Die veränderten Serumhormonspiegel werden durch Inhibitoren der T4-Proteinbindung verursacht, sodass die Messung der freien Hormone falsche Resultate ergibt. Einige Vertreter dieser Hypothese vermuten, dass durch diese Inhibitoren auch die Hormonaufnahme in die Zelle und so die Bindung an den Schilddrüsenhormonrezeptor gehemmt wird und es so zu einer Hemmung der Hormonwirkung kommt.

3. Andere Autoren postulieren eine vermehrte Deiodinierung von T4 und daher normale T3-Spiegel in der Hypophyse, sodass in der Hypophyse eine euthyreote Stoffwechsellage simuliert wird, während im übrigen Körper eine periphere Hypothyreose vorliegt.

4. Ein weiteres, weit verbreitetes Konzept geht davon aus, dass die Patienten in der Tat biochemisch hypothyreot sind, aber dass diese Hypothyreose einen metabolischen Schutzmechanismus darstellt, der durch eine Hormonbehandlung gestört würde.

5. Nur einzelne Autoren vertreten die Hypothese, dass sowohl im Serum als auch im Gewebe eine Hypothyreose vorliegt und je nach Ausmaß der Hypothyreose eine Behandlungsindikation mit Levothyroxin gegeben ist.

6. Da bei niedrigem T3-Spiegel häufig das reverse T3 erhöht ist, das ebenfalls aus
    T4 hervorgeht, wurde eine Störung der enzymatischen Deiodination postuliert.

TSH-Serumspiegel beim Low-T3/Low-T4-Syndrom

TSH-Spiegel sind beim Low-T3/Low-T4-Syndrom typischerweise normal oder
leicht reduziert, selten jedoch kleiner als 0,05 µU/ml (Übersicht bei [6]). Analog
findet man auch bei 100-Jährigen signifikant niedrige TSH-Spiegel [5]. In jedem
Fall ist der TSH-Spiegel in Relation zu den T3- bzw. T4-Spiegeln im Serum un-
angemessen niedrig (Abb. 2). Es wird vermutet, dass das niedrige TSH auf eine
verminderte TRH-Sekretion zurückzuführen ist und dass TSH ferner eine reduzierte
biologische Aktivität aufweist, die auf einer verminderten Glykosilierung beruht.
Wenn die schwer kranken Patienten sich erholen, kommt es häufig zu einem TSH-
Anstieg bis in den hypothyreoten Bereich.

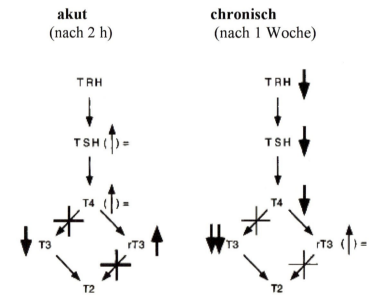

akut   **chronisch**
(nach 2 h)   (nach 1 Woche)

Abb. 2: Akute und chronische Veränderungen der TRH-TSH-Schilddrüsenachse beim Low-T3/
         Low-T4-Syndrom. Bereits 2 Stunden nach Eintreten einer akuten Erkrankung kommt
         es zu Veränderungen in der Schilddrüsenregulation mit einem Abfall von T3 und einem
         gleichzeitigen Anstieg des reversen T3, wobei TSH und T4 zunächst noch normal oder
         sogar leicht erhöht sind. Im Gegensatz dazu kommt es bei chronischen schweren Krank-
         heitszuständen zu einem Abfall von TRH, TSH, T3 und T4 und in einigen Fällen chronisch
         zu einem Anstieg des reversen T3 (modifiziert nach Van den Berghe et al., 2000).

Im TRH-Test findet sich bei einem Teil der Patienten ein unzureichender Anstieg von TSH. Dies könnte auf eine hypothalamisch bedingte Störung des niedrigen TSH- und T4-Spiegels hindeuten. Für diese Annahme spricht ebenfalls die gestörte Tagesrhythmik, eine Störung des TSH-Biorhythmus bei diesen Patienten [8].

Nicht nur bei der Schilddrüse findet sich eine veränderte hypothalamisch-hypophysäre Regulation, sondern sie betrifft auch die anderen hypophysären Hormone. Dazu gehören LH, FSH, das Wachstumshormon und bedingt auch ACTH, deren Spiegel häufig als Ausdruck einer verminderten hypothalamischen Funktion erniedrigt sind [11] (Abb. 3). Diese komplexe Störung anderer Hormonachsen wird häufig als Argument herangezogen, auch Patienten mit Low-T3/Low-T4-Syndrom zu behandeln [3].

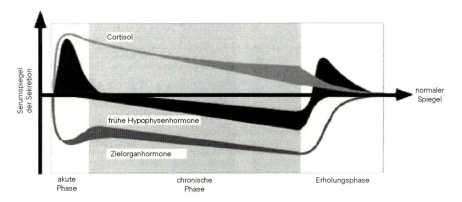

Abb. 3:   Veränderte Hormonregulation bei schweren Erkrankungen. Nicht nur die TRH-TSH-Schild-
          drüsenachse ist in ihrer Regulation bei schweren Erkrankungen verändert, sondern die-
          se veränderte Regulation bezieht ebenso andere Hormone mit ein. Neben TSH werden
          auch die anderen hypophysären Hormone erniedrigt; in der Rekonvaleszenz kommt es
          zu einem überschießenden Anstieg der zunächst in der Akutphase erniedrigten hypophy-
          sären Hormone (modifiziert nach Van den Berghe et al., 2000).

Zytokine beim Low-T3/Low-T4-Syndrom

Die Beobachtung bei Patienten mit Sepsis, dass der Abfall der Schilddrüsenhormone und von TSH parallel mit einem Anstieg verschiedener Zytokine (Interleukin 1, Interleukin 6 und Tumor-Nekrose-Faktor α) verläuft und sie kausal miteinander verknüpft sind, wurde experimentell durch eine kontinuierliche Infusion von Interleukin 1 bestätigt, die zu einer Suppression von TSH und zu einer Erniedrigung von T3 und dem freien T4 im Serum der Tiere führte.

Ferner konnte gezeigt werden, dass Interleukin 1 zu einer Hemmung der 5'-Deiodinase in der Leber und zu einer Hemmung der Schilddrüsenhormonsynthese in der Schilddrüse führt. Auch andere Zytokine scheinen in einer komplexen Interaktion die Schilddrüse und ihre Regulation zu beeinflussen.

Wechselwirkung zwischen dem Low-T3/Low-T4-Syndrom, verschiedenen Pharmaka und Krankheitszuständen

Zahlreiche Krankheiten, aber auch Pharmaka führen zu einer Veränderung der Schilddrüsenhormonspiegel und des TSH im Serum [5]. Beispielhaft sei Dopamin genannt, das in der Intensivmedizin zur Unterstützung der Nierenfunktion und zur Behandlung der schweren Herzinsuffizienz eingesetzt wird und die TSH-Sekretion hemmt. Zu einem Abfall des TSH-Spiegels, aber auch der freien Schilddrüsenhormone führt ebenfalls eine protrahierte Hypoglykämie. Ebenso finden sich beim akuten Nierenversagen erniedrigte T3- und T4-Serumspiegel [7, 13].

Behandlung des Low-T3/Low-T4-Syndroms mit Levothyroxin: Pro und contra – die Studienlage

Studien bei Intensivpatienten und bei Verbrennungspatienten zeigten bei Substitution mit Levothyroxin wegen eines Low-T3/Low-T4-Syndroms keinen Vorteil im Hinblick auf die Mortalität der Patienten [2]. Bei der von Acker und Mitarbeitern bei Patienten mit akutem Nierenversagen durchgeführten Studie führte eine Levothyroxin-Therapie im Gegensatz dazu zu einer mehr als 3-fach höheren Mortalität in der Hormon-behandelten Gruppe [1]. Andere Studien, bei denen T3 substituiert wurde, u.a. bei Patienten im Schock, mit schweren respiratorischen Erkrankungen, nach koronarer Bypass-Operation, zeigten eine geringe Besserung der kardiovaskulären Funktionen, jedoch keine überzeugende grundlegende Verbesserung des klinischen Bildes [2, 7, 15].

Zusammenfassend zeigen alle bisher durchgeführten klinischen Studien (mit Ausnahme der Studie bei Patienten mit akutem Nierenversagen), dass die Gabe von Schilddrüsenhormonen bei Patienten mit Low-T3/Low-T4-Syndrom keine Nachteile aufweist; ein nennenswerter Therapiefortschritt ist jedoch ebenfalls nicht nachweisbar, sodass eine Therapie des Low-T3/Low-T4-Syndroms mit Schilddrüsenhormonen nicht empfohlen werden kann.

Literatur

[1] Acker C. G., Singh A. R., Flick R. P., Bernardini J., Greenberg A., Johnson J. P.: A trial of thyroxine in acute renal failure. Kidney International (2000) 57: 293–298.

[2] Brent G. A., Hershman J. M.: Thyroxine therapy in patients with severe nonthyroidal illnesses and lower serum thyroxine concentration. J Clin Endocrinol Metab (1986) 63: 1–8.

[3] DeGroot L. J.: "Non-thyroidal illness syndrome" is functional central hypothyroidism, and if severe, hormone replacement is appropriate in light of present knowledge. J Endocrinol Invest (2003) 26: 1163-1170.

[4] DeGroot L. J., Manowitz N., Chait L., Mayor G.: Differential end organ responsiveness to suboptimal thyroid hormone concentrations as assessed by short-term withdrawal of levothyroxine sodium in athyreotic patients. Abstract presented at the 70th Annual Meeting of the American Thyroid Association, Colorado Springs, CO (1997).

[5] Derwahl K. M., Spitz J.: Schilddrüse und Arzneimitteltherapie – Probleme und offene Fragen. Wiesbadener Schilddrüsen-Symposium 2004. UMD Medizin-Verlag, Berlin (2004).

[6] Docter R., Krenning E. P., de Jong M., Hennemann G.: The sick euthyroid syndrome: changes in thyroid hormone serum parameters and hormone metabolism. Clin Endocrinol (1993) 39: 499–518.

[7] Kaptein E .M., Levitan D., Feinstein E. I., Nicoloff J. T., Massry S. G.: Alterations of thyroid hormone indices in acute renal failure and in acute critical illness with and without acute renal failure. Am J Nephrol (1981) 1: 138–143.

[8] Lee H.-Y., Suhl J., Pekary A. E., Hershman J. M.: Secretion of thyrotropin with reduced concanavalin-A-binding activity in patients with severe nonthyroid illness. J Clin Endocrinol Metab (1987) 65: 942.

[9] Spratt D. I., Cox P., Orav J., Moloney J., Bigos T.: Reproductive axis suppression in acute illness is related to disease severity. J Clin Endocrinol Metab (1993) 76: 1548–1554.

[10] Stathatos N., Wartofsky L.: The euthyroid sick syndrom: is there a physiologic rationale for thyroid hormone treatment? J Endocrinol Invest (2003) 26: 1174–1179.

[11] Van den Berghe G.: The neuroendocrine response to stress is a dynamic process. Best Pract Res Clin Endocrinol Metab (2001) 15: 405-419.

[12] Van den Berghe G., de Zegher F., Bouillon R.: Acute and prolonged critical illness as different neuroendocrine paradigms. J Clin Endocrinol Metab (1998) 83: 1827–1834.

[13] Van den Berghe G., de Zegher F., Lauwers P.: Dopamine and the sick euthyroid syndrome in critical illness. Clin Endocrinol (1994) 41: 731–737.

[14] Van den Berghe G.: Novel insisghts into the neuroendocrinology of critical illness. Eur J Endocrinol (2000) 143: 1–13.

[15] Wartofsky L., Burman K. D.: Alterations in thyroid function in patients with systemic illnesses: The „Euthyroid Sick Syndrome". Endocrine Rev (1982) 3: 164–217.

5.5 Übergänge Hashimoto > Basedow und umgekehrt

B. O. Böhm

Einleitung

Die Hashimoto-Thyreoiditis und der Morbus Basedow sind zwei typische Entitäten aus dem Formenkreis der immunmediierten oder auch sog. autoimmunen Schilddrüsenerkrankungen. Die Hashimoto-Thyreoiditis, 1912 vom Chirurgen Hashimoto als eine chronisch lymphozytäre Thyreoiditis oder autoimmune Thyreoiditis beschrieben, ist eine autoimmun verursachte Schilddrüsenentzündung, bei der die schilddrüsenspezifische Peroxidase das zentrale (Auto-) Antigen darstellt [4]. In gewissen Umfang spielt auch das Thyreoglobulin als (Auto-) Antigen eine Rolle.

Die Hashimoto-Thyreoiditis ist eine Autoimmunerkrankung mit mindestens zwei Verlaufsformen:
- die atrophische Form, bei der die Schilddrüse durch Zellzerstörung (Apoptose) immer kleiner wird,
- die hypertrophe Form, bei der es zu einer Größenzunahme der Schilddrüse (Struma) kommt.

Eine zu Beginn der Hashimoto-Thyreoiditis ggf. auftretende, vorübergehende Überfunktion der Schilddrüse (Hashitoxikose) bedarf in der Regel keiner Therapie; gleichwohl gibt es Einzelfälle mit lang anhaltender Überfunktion, sodass doch ein Behandlungsversuch mit Schilddrüsen-hemmenden Medikamenten gemacht werden muss, zumindest dann, wenn die gebotene symptompatische Therapie mittels Sympathikolyse nicht erfolgreich ist.

Die Bezeichnung Autoimmunthyreopathie schließt neben der Hashimoto-Thyreoiditis auch den Morbus Basedow mit ein [9]. Der Morbus Basedow ist eine Autoimmunerkrankung, bei der funktionsstimulierende Autoantikörper gegen den TSH-Rezeptor gebildet werden. Es handelt sich um eine Autoimmunerkrankung, die meist eine Vergrößerung (Kropf) und Überfunktion der Schilddrüse zur Folge hat. Die Besonderheit dieser Variante einer organspezifischen Autoreaktivität ist das Auftreten funktionsstimulierender Antikörper, während in der Regel der Funktionsverlust im Vordergrund steht, wenn eine organspezifische Autoimmunreaktion vorliegt [11].

Typ-1-Diabetes mellitus, die atrophe Variante der Hashimoto-Thyreoiditis, Morbus Addison und auch die Autoimmungastritis (Typ-A-Gastritis) sind dabei die klassischen Beispiele für die Konsequenzen einer Autoimmunreaktion [5].

Die Kategorisierung der Autoimmunthyreopathien erfolgt heute wie nachstehend in:

Typ 1: euthyreote Stoffwechsellage
1A: mit Struma (Hashimoto-Thyreoiditis)
1B: ohne Struma (Ord-Thyreoiditis)

Typ 2: Hypothyreose
2A: mit Struma (Hashimoto-Thyreoiditis)
2B: ohne Struma (Ord-Thyreoiditis)

Typ 3: Morbus Basedow
3A: mit Hyperthyreose
3B: mit euthyreoter Stoffwechsellage
3C: mit Hypothyreose.

Es erscheint fast so, dass Hashimoto-Thyreoiditis und M. Basedow als Entitäten so fest gefügt sind, dass Übergänge kaum denkbar sind. Insbesondere in der neueren Literatur werden solche Übergänge nahezu als Raritäten beschrieben. Ein Blick insbesondere in die „ältere Literatur" lässt jedoch ein weitaus „bunteres klinisches Bild" der autoimmunen Schilddrüsenkrankungen erkennen. Dies gilt insbesondere auch dann, wenn man den langen Zeitverlauf dieser chronischen Erkrankungen betrachtet und zusätzlich die möglichen endogenen wie auch exogenen Einflussfaktoren von Autoimmunerkrankungen in Betracht zieht [7].

Übergangsformen zwischen Hashimoto und Morbus Basedow

Die Histopathologie von Operationspräparaten lässt zum Beispiel für die Hashimoto-Thyreoiditis ein überraschendes Bild zutage treten. Aus einer repräsentativen Serie von 605 Präparaten, die 1959 von Woolner und Mitarbeitern publiziert wurden [12], ergab sich ein „buntes histologisches Bild", das an grundlegend unterschiedliche Funktionszustände des Schilddrüsengewebes denken lässt (Tab. 1). Es überrascht der hohe Prozentsatz von etwa 10% der Hashimoto-Patienten mit einem funktionsstimulierten und damit hyperplastischen Schilddrüsenepithel. Heute ist klar geworden, dass etwa 10% der Patienten mit einer Hashimoto-Thyreopathie funktionsstimulierende Antikörper aufweisen können, die inzwischen insbesondere mit modernen, hoch sensitiven Testbestecken erfasst werden können.

Tabelle 1: Histopathologie und klinische Charakteristika der Hashimoto-Thyreoiditis – 1959 publi-
            zierte Serie der Mayo-Klinik (modifiziert nach [12])

- **diffuse Thyreoiditis:** 31 % der Fälle
  Klinik: ältere Patienten, Hypothyreose
- **Thyreoiditis mit hyperplastischem Epithel:** 10 % der Fälle
  Klinik: jüngere Patienten, besonders Frauen, mittleres Alter 31 Jahre
- **fokale Thyreoiditis:** 59 % der Fälle
  Klinik: keine besonderen klinischen Charakteristika

Etwa 20% der Basedow-Patienten weisen Phasen mit einer ausgeprägten lymphozytären Infiltration und klinischen Zeichen der Hypothyreose auf. Das histologische
Bild gleicht dabei mehr dem einer Hashimoto-Thyreoiditis. Ein Drittel der Betroffenen zeigen dabei TSHR blockierende Antikörper [zusammengefasst in 11].

Veränderungen im hormonellen Milieu, wie zum Beispiel eine Schwangerschaft
und die nachfolgende postpartale Phase oder auch eine Immunmodulation durch die
Gabe von Interferon-Alpha im Rahmen einer Therapie der Virushepatitis, können
zu einem Befundwandel des klinischen Bildes führen.

Wie lassen sich die Übergangsformen erklären?

Die chronisch entzündlichen Schilddrüsenerkrankungen sind durch eine Fehlregula-
tion des Immunsystems, das die B- und T-Lymphozyten mit einschließt, verursacht
(Abb. 1). Genetische Faktoren spielen eine gewisse, gleichwohl nicht so dominante

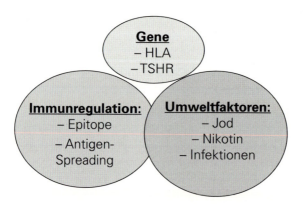

Abb. 1: Elemente, die zu unterschiedlichen Phänotypen bei Vorliegen einer manifesten Autoim-
         munerkrankung der Schilddrüse führen können.

Rolle, wie es für andere Autoimmunerkrankungen wie den Typ-1-Diabetes mellitus oder auch die multiple Sklerose gilt [1, 2, 6, 10]. Hashimoto-Thyreoiditis und M. Basedow sind Folgen einer Störung im Immunnetzwerk; der Phänotyp beider Entitäten kann über die Zeit durch exogene (z.B. Iod, Nikotin, Interferone) und endogene Faktoren (hormonelle Faktoren) erheblich moduliert werden.

Gibt es Konsequenzen für die klinische Praxis?

Bei guter klinischer Kontrolle werden die unterschiedlichen Übergangsformen im Krankheitsverlauf der chronischen Autoimmunpathien sicher erkannt und können adäquat therapiert werden. Dies gilt sowohl für die hyperthyreoten Phasen einer Hashimoto-Thyreopathie und auch die hypothyreoten Phasen eines Morbus Basedow. Umwelteinflüsse spielen als Mediatoren für das Krankheitsgeschehen eine häufig unterschätzte Rolle als Krankheitsmediatoren

Zukünftige Aspekte für das Monitoring von Betroffenen sind neue Testbestecke, die besser den Wandel der Immunmarker (Autoantikörper) im Krankheitsverlauf abbilden können. Ein mögliches Ziel des Einsatzes solcher Testbestecke wäre, die Krankheitsprädiktion zu verbessern. Situationen mit dramatischen Veränderungen des externen Milieus, wie Schwangerschaft und die nachfolgende postpartale Phase sowie die Gabe von Interferonen im Rahmen einer Virushepatitis-Therapie, sind die bekanntesten klinischen Beispiele, die zu einer erhöhten Aufmerksamkeit bezüglich eines Befundwandels bei Vorliegen einer Autoimmunthyreopathie führen sollten.

Literatur

[1] Boehm B. O., Schoeffling K., Kuehnl P., Schifferdecker E., Schumm-Draeger P. M., Usadel K. H.: A heterozygosity effect of HLA-DRB3 gene alleles in Caucasians with Graves' disease. In: Tsuji K., Aizawa M., Sasazuki T. (Eds.): HLA Testing 1991. Vol. II. Oxford University Press (1992): 520–522.

[2] Boehm B. O., Farid N. R.: Molecular aspects of endocrine autoimmunity. Clin Investig (1993) 71: 79–81.

[3] Graves R. J.: New observed affection of the thyroid gland in females.(Clinical lectures.) London Medical and Surgical Journal (Renshaw) (1835) 7: 516–517.

[4] Hashimoto H.: Zur Kenntnis der lymphomatösen Veränderungen der Schilddrüse (Struma lymphomatosa). Ach klin Chir (1912) 97: 219.

[5] Hien P., Boehm B. O.: Diabetes Handbuch, Springer Verlag, Heidelberg (2005).

[6] Manfras B. J., Kuehnl P., Semana G., Boehm B. O.: Immunogenetics of Graves' disease. In: Madrigal A. S. et al. (Eds.): Immunogenetics: advances and education. Kluwer Academic Publishers, Dordrecht (1997): 71–86.

[7] Oberdisse K., Klein E.: Die Krankheiten der Schilddrüse. Georg Thieme Verlag, Stutt-
     gart (1967).

[8] Von Basedow K. A.: Exophthalmus durch Hypertrophie des Zellgewebes in der Au-
     genhöhle. [Casper's] Wochenschrift für die gesammte Heilkunde (1840) 6: 197–204;
     220–228.

[9] Von Basedow K. A.: Die Glotzaugen. [Casper's] Wochenschrift für die gesammte
     Heilkunde, Berlin (1848): 769–777.

[10] Semana G., Mehra N. K., Lepetit J. C., Hors J., Polymenidis Z., Nuwayri Salti N.,
     Quelvennec E., Manfras B. J., Absi L., Maugendre D., Bahon I., Fauchet R., Delamaire
     M., Vexiau P., Beressi J. P., Tandon N., Rajalingam R., Charron D., Bencova M., Farid
     N. R., Loeliger C., Kuehnl P., Allanic H., Boehm B.O.: HLA and Graves' disease: 12th
     international histocompatibility workshop study. In: Charron D. (Ed.): Genetic diversity
     of HLA functional and medical implication. EDK Medical and Scientific International
     Publisher, Paris (1997): 407–412.

[11] Weetmann A. P.: Cellular immune responses in autoimmune thyroid disease. Clin En-
     docrinol (2004) 61: 405.

[12] Woolner L. B. et al.: Struma lymphomatosa (Hashimoto's thyroiditis) and related thy-
     roidal disorders. J Clin Endocrinol (1959) 19: 53.

5.6 Selen bei Autoimmunthyreopathien

R. Gärtner

Einleitung

Selen ist ein essenzielles Spurenelement, das zur Synthese von Selenocystein erforderlich ist. Selenocystein, die 21. Aminosäure, steht im aktiven Zentrum einer Reihe von regulatorisch wirksamen Selenoproteinen.

Die Synthese dieser Selenoproteine ist nahezu ausschließlich abhängig von der Selenzufuhr über die Nahrung. Der Selengehalt endokriner Drüsen (Schilddrüse, Hypophyse, Nebenniere, Ovar und Testes) ist höher als in anderen Organen. Bisher sind 25 Selenoproteine und deren Gene bekannt. Zu den Selenoenzymen, die für die Schilddrüse und die Schilddrüsenfunktion in den peripheren Organen wichtig sind, gehören die drei bekannten Deiodinasen, die Glutathion-Peroxidasen (GPx), von denen wir mittlerweile sechs verschiedene kennen, sowie die Thioredoxinreduktasen. Die zytoplasmatische cGPx, die plasmatische pGPx und die Phospolipidhydroperoxidase (PHGPx) wurden in der Schilddrüse in großen Mengen nachgewiesen. Die Schilddrüse hat damit zusammen mit den Deiodasen den höchsten Selengehalt [1, 11, 12]. Die GPx in der Schilddrüsenzelle ist dafür zuständig, das während der Schilddrüsenhormonsynthese überschüssig gebildete H_2O_2 zu reduzieren und die Oxidation von intrazellulären Proteinen und Lipiden zu verhindern und somit die Zelle vor der durch freie Radikale induzierten Zellschädigung zu bewahren [2].

Die Deiodinasen werden im Gegensatz zur GPx bevorzugt auch bei mildem Selenmangel weiterhin noch unverändert gebildet, d.h. diese sind besser konserviert. Eine verminderte Aktivität der Deiodinasen kommt nur bei extremem Selenmangel, wie wir ihn in Deutschland praktisch nicht finden, vor [11].

Sowohl in den Inselzellen des Pankreas, der Hypophyse, den Nebennieren, den Gonaden, aber auch den Makrophagen, dendritischen Zellen, Osteoblasten, Osteoklasten und Leukozyten werden Sauerstoffradikale gebildet, die einerseits eine wichtige regulatorische Rolle spielen, andererseits aber bei Selenmangel die Zellen oxidativ schädigen können. Die Aufrechterhaltung der Homöostase des Redoxsystems in all diesen Zellen wird neben den antioxidativ wirksamen Vitaminen durch die Selenoenzyme gewährleistet [2]. Daraus erklären sich auch die vielfältigen Effekte des Selenmangels auf die Gesundheit [11, 14].

Ein Selenmangel lässt sich anhand einer verminderten GPx-Aktivität im Plasma nachweisen. In allen europäischen Ländern und auch in Deutschland liegt nach den letzten Studien ein milder bis moderater Selenmangel vor [14]. Empfohlen wird eine tägliche Mindestaufnahme von 1 µg Selen pro kg Körpergewicht. Selen ist im Gemüse und Getreide meist in Form von Selenomethionin enthalten, wobei die Selenaufnahme der Nutzpflanzen sowohl vom Selengehalt des Bodens als auch von dessen chemischer Beschaffenheit abhängt. Infolge der intensiven Landwirtschaft in Europa enthalten die Böden aber kaum noch Selen. Außerdem bildet Selen im sauren Milieu mit Quecksilber, Eisen und Aluminium unlösliche Komplexe, die von den Pflanzen nicht resorbiert werden können. Somit trägt auch die Umweltbelastung mit zum Selenmangel in der Nahrungskette bei. In der Tierzucht wird Selen schon lange den Mineralstoffgemischen beigemengt, da die Erfahrung gezeigt hatte, dass die Tiere weniger krankheitsanfällig sind und sich besser für die Zucht eignen, wenn sie ausreichend Selen zugeführt bekommen. Daher sind Fleisch, Milch und Milchprodukte sowie Eier bessere Selenquellen als pflanzliche Lebensmittel. Auch Meeresfrüchte und Meeresfische enthalten mehr Selen, da dies im Meerwasser reichlich enthalten ist.

Die tägliche Zufuhr liegt in Deutschland etwa bei 35–50 µg pro Tag, je nachdem, wie sich die tägliche Nahrung zusammensetzt. Im Durchschnitt wird somit zu wenig aufgenommen. Mehr als 400 µg pro Tag als Dauerzufuhr sollten nicht überschritten werden (URL = upper recommended level), dies entspricht etwa der Hälfte der maximal verträglichen Dosis (UTL = upper tolerable level) von 800 µg pro Tag.

Vom Selenmangel sind also besonders Vegetarier betroffen oder Personen, die wenig Meeresfrüchte und Fleischprodukte zu sich nehmen. Patienten mit z.B. Darmerkankungen, parenteraler Langzeit-Ernährung oder schweren Allgemeinerkrankungen haben einen höheren Selenbedarf [14].

In retrospektiven Untersuchungen aus Norwegen konnte auch nachgewiesen werden, dass ein Selenmangel mit einer höheren Inzidenz von papillären Schilddrüsenkarzinomen einhergeht [10]. Dies ist pathophysiologisch verständlich, denn freie Radikale können eine Schädigung der DNS und damit eine maligne Entartung hervorrufen [11].

Selen und Immunfunktion

Die lange bekannten, typischen, mit Selenmangel eindeutig assoziierten Erkrankungen sind entzündliche Erkrankungen am Herzen mit der tödlich verlaufenden dilatativen Myokarditis (Keshan-Krankheit) und die zu schweren Gelenkdeformitäten führende Osteoarthritis (Kashin-Beck-Krankheit). Heute wissen wir, dass die Selenoenzyme eine Schlüsselstellung in der Immunfunktion haben [14, 16]. Überschießende Immunreaktionen, wie Allergien, Autoimmunerkrankungen und Sepsis, werden gemildert, andererseits aber die Immunantwort z.B. auf einen Antigenreiz hin eher gestärkt. So kommt es bei Selenmangel zu einer eher überschießenden Immunreaktion mit Gewebedestruktion, bei z.B. Viruspneumonien häufiger zum ARDS, bei Sepsis häufiger zum Multiorganversagen [8]. Bei Autoimmunerkrankungen wie M. Crohn, der postpartalen Myokarditis oder rheumatoider Arthritis sind die Selenspiegel und damit die GPx-Aktivität im Serum invers zur Krankheitsaktivität korreliert. Eine Selensubstitution bewirkt eine verminderte Expression von NFκB in Makrophagen und damit eine verminderte Zytokinfreisetzung.

Selen bei Patienten mit Autoimmunthyreoiditis (AIT)

Schon lange ist bekannt, dass ein ausgeprägter Selenmangel, kombiniert mit einem Iodmangel, zum myxoedematösen Kretinismus führt [3]. Ein Mangel an thyreoidaler GPx und damit oxidativer Schädigung der Thyreozyten ist die Ursache dafür, dass schon in utero die Schilddrüse bei diesen Kindern zerstört wird. In einer kürzlich publizierten französischen Studie konnte gezeigt werden, dass Frauen mit sehr niedrigen Selenspiegeln signifikant kleinere und sonographisch echoarme Schilddrüsen haben, was darauf hinweist, dass bei Ihnen eine AIT vorliegt [4]. Bei Selenmangel werden also offenbar die Thyreozyten oxidativ geschädigt und bei genetischer Disposition zu organspezifischen Autoimmunerkrankungen eine AIT ausgelöst.

Ausgehend von der Tatsache, dass auch ein milder Selenmangel zu einer höheren Inzidenz und Aktivität einer Autoimmunthyreoiditis beiträgt, führten wir eine prospektiv-randomisierte und geblindete Studie bei 70 Patienten mit einer floriden Autoimmunthyreoiditis durch [6]. Die Patienten erhielten entweder 200 µg Natrium-Selenit pro Tag oder Placebo für 3 Monate. Primäres Studienziel war der Verlauf der TPO-AK-Konzentrationen, sekundäres Studienziel der Verlauf der Tg-AK- und Schilddrüsenhormon-Konzentrationen sowie Echomuster und Perfusion in der farbkodierten Duplex-Sonographie der Schilddrüse sowie die Lebensqualität. Eingeschlossen und randomisiert wurden Patienten entsprechend ihrer TPO-AK-Konzentrationen, die > 350 U/l liegen sollten. Alle Patienten waren mit L-Thyroxin substituiert, sodass TSH im Normbereich lag. Sie wurden gebeten, keine weiteren Vitamine oder Spurenelemente einzunehmen.

Unter Natrium-Selenit stiegen die Serum-Selenkonzentrationen signifikant an, lagen aber im Normbereich (Abb. 1). Die TPO-AK-Konzentrationen fielen signifikant auf 64% (p < 0,013) des Ausgangswertes ab (Abb. 2). Bei 9 von 36 Patienten normalisierten sich sowohl Ultraschallmuster als auch Antikörpertiter (Tg-AK und TPO-AK < 10 U/ml) im Gegensatz zu nur 2 von 34 Patienten, die Placebo erhielten.

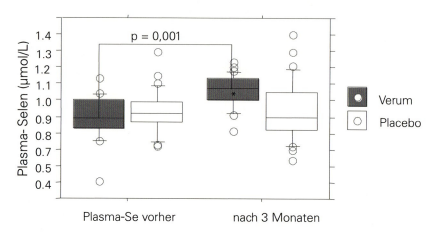

Abb. 1: Serum-Selenspiegel vor und nach 3-monatiger Substitution mit 200 µg Natrium-Selenit pro Tag [6].

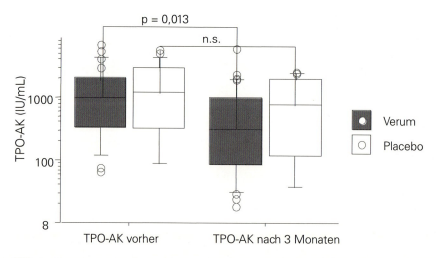

Abb. 2: TPO-AK-Konzentrationen vor und nach 3-monatiger Therapie mit 200 µg Natrium-Selenit [6].

In einer Cross-over-Folgestudie konnte wir jetzt zeigen, dass eine längere Selensubstitution zu einem weiteren signifikanten Abfall der TPO-AK-Konzentrationen führt, ein Absetzen aber zu einem Wiederanstieg innerhalb von 3 Monaten [9] (Abb. 3).

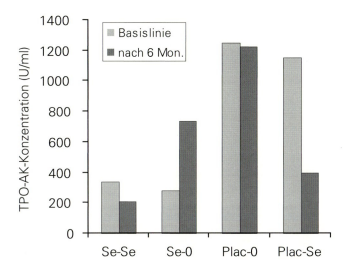

Abb. 3: Follow-up Studie, TPO-AK-Konzentrationen bei Patienten mit weiterhin 200 µg Natrium-Selenit für 6 Monate (Se-Se), 6 Monate nach Absetzen von Natrium-Selenit (Se-0), ohne Natrium-Selenit (Plac-0) und 6 Monate Natrium-Selenit bei vorheriger 3-monatiger Placebo-Behandlung (Plac-Se) [9].

Das durch einen Fragebogen zur Befindlichkeit evaluierte Wohlbefinden (SF 12 = 12 Fragen zur Evaluierung der Lebensqualität vor und nach einer Intervention) besserte sich ebenfalls signifikant (p < 0,001) unter der Selensubstitution (Abb. 4). Viele der Patienten litten auch an Allergien oder anderen Autoimmunerkrankungen, die sich unter einer Selensubstitution besserten. Dies war möglicherweise ein zusätzlicher Grund, warum sich die Patienten insgesamt wohler fühlten, und nicht der Abfall der TPO-AK Konzentrationen. Abgesehen davon konnte in kontrollierten Studien schon früher gezeigt werden, dass eine Zufuhr von 200 µg Selen das Wohlbefinden bei depressiven Patienten bessern kann [14].

In einer unabhängig davon durchgeführten, ähnlich randomisierten Studie in Griechenland [5] wurden 70 Patienten mit Autoimmunthyreoiditis mit 200 µg Selenomethionin oder Placebo über 6 Monate behandelt. Auch hier kam es zu einem signifikanten Abfall der TPO-AK-Konzentrationen im Serum um 46% nach 3 Monaten und um 55,5% nach 6 Monaten.

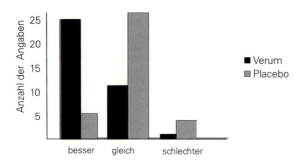

Abb. 4: Lebensqualität unter Natrium-Selenit (Verum) gegenüber Placebo [6]. (Chi2-Test p < 0,0001).

In einer kürzlich publizierten Studie wurden 6 Patienten mit einer AIT und erhöhten TSH-Spiegeln (max. 35 U/L) über 3 Monate mit 200 µg Selen in Form von Selen-methionin substituiert. Alle 6 Patienten hatten nach 3 Monaten ein normales TSH, und das Echomuster der Schilddrüse hat sich nahezu normalisiert [13]. Das würde bedeuten, dass auch bei subklinischer Hypothyreose infolge einer Autoimmunthy-reoiditis eine Selensubstitution allein eine Normalisierung der Schilddrüsenfunktion bewirken kann. Dies muss aber in größeren Studien weiter belegt werden.

Das im Selenomethionin enthaltene Selen wird ebenso wie Natrium-Selenit in Sele-noenzyme eingebaut, allerdings etwas langsamer, und es kommt zu einem Anstieg der GPx-Aktivität. Es besteht also offensichtlich kein wesentlicher Unterschied in der Wirksamkeit der beiden Darreichungsformen. Wichtig ist offenbar nur die ab-solute Selenzufuhr. Die Plasma-Selenspiegel der behandelten Patienten waren in beiden Studien im oberen Normalbereich. Unerwünschte Wirkungen traten unter der Seleneinnahme in keiner der Studien auf.

Inwieweit bei Patienten mit einem M. Basedow ebenfalls von einer Selensubstitu-tion profitieren, muss in einer prospektiven Studie erst noch belegt werden. Eigene Erfahrungen sprechen bisher für einen sehr guten Erfolg, insbesondere auch auf den Verlauf der endokrinen Orbitopathie.

Andere organspezifische Autoimmunerkrankungen

Obgleich tierexperimentell und auch in Assoziationsstudien gezeigt wurde, dass ein Selenmangel mit einer erhöhten Empfindlichkeit von ß-Zellen des Pankreas auf diabetogene Substanzen einhergeht [11], ebenso wie die entzündliche Aktivität bei M. Crohn, Psoriasis, Lymphödemen und rheumatoider Arthritis, gibt es bislang keine guten Interventionsstudien. In kleineren Studien konnte belegt werden, dass die Steroiddosen unter einer Selensubstitution bei M. Crohn und Arthritis eingespart werden können [15]. Studien zur Effizienz einer Selensubstitution in der Frühphase des Typ-I-Diabetes wären sinnvoll. Es ist von allem, was wir wissen, anzunehmen, dass auch bei diesen Autoimmunerkrankungen eine Selensubstitution sinnvoll ist.

Zusammenfassung

In zwei unabhängig voneinander durchgeführten, placebokontrollierten Studien und einer nicht kontrollierten Studie konnte gezeigt werden, dass eine Substitution mit 200 µg Selen pro Tag, entweder in Form von Natrium-Selenit oder Selenomethionin oral verabreicht, die entzündliche Aktivität einer Autoimmunthyreoiditis signifikant reduzieren kann. Die Lebensqualität der behandelten Patienten war ebenfalls im Vergleich zur L-Thyroxin-Substitution allein signifikant gebessert. Unerwünschte Wirkungen traten unter einer auch 6-monatigen Substitution nicht auf. Somit steht heute die höher dosierte Selensubstitution als adjuvante Therapie der Autoimmunthyreoiditis zur Verfügung. Bei Patienten mit subklinischer Hypothyreose bei AIT kann möglicherweise die Entwicklung einer Hypothyreose verhindert werden, dies muss in größeren, kontrollierten Studien aber weiter gesichert werden. Eine optimale Selenzufuhr über die Nahrung ist wichtig für die Aufrechterhaltung der Redox-Homöostase in allen Kompartimenten.

Literatur

[1]   Beckett G. J., Arthur J. R.: Selenium and endocrine systems. J Endocrinol (2005) 184: 455–65.

[2]   Cheng W.-H., Fu Y. X., Porres J. M., Ross D. A., Lei X. G.: Selenium-dependent cellular glutathione peroxidase protects mice against a pro-oxidant-induced oxidation of NADPH, NADH, lipids, and protein. FASEB J (1999) 13: 1467–1475.

[3]   Contempre B., Le-Moine O., Dumont J. E., Denef J. F., Many M. C.: Selenium deficiency and thyroid fibrosis. A key role for macrophages and transforming growth factor beta (TGF-beta). Mol Cell Endocrinol (1996) 124: 7–15.

[4]   Derumeaux H., Valeix P., Castetbon K., Bensimon M., Boutron-Ruault M. C., Arnaud J., Hercberg S.: Association of selenium with thyroid volume and echostructure in 35- to 60-year-old French adults. Eur J Endocrinol (2003) 148: 309–315.

[5]   Duntas L. H., Mantzou E., Koutras D. A.: Effects of a six month treatment with selenomethionine in patients with autoimmune thyroiditis. Eur J Endocrinol (2003) 148: 389–393.

[6] Gärtner R., Gasnier B. C. H., Dietrich J. W., Krebs B., Angstwurm M. W. A.: Selenium
     supplementation in patients with autoimmune thyroiditis decreases thyroid peroxidase
     antibodies concentrations. J Clin Endocrinol Metab (2002) 87: 1687–1691.

[7] Gärtner R.: Entzündliche Schilddrüsenerkrankungen. Pathophysiologie, Diagnostik und
     Therapie. Internist (2002) 43: 635–653.

[8] Gärtner R., Albrich W., Angstwurm M. W. A.: The effect of a selenium supplementa-
     tion on the outcome of patients with severe systemic inflammation, burn and trauma.
     BioFactors (2001) 14: 199–204.

[9] Gärtner R., Gasnier BCH.: Selenium in the treatment of autoimmune thyroiditis. Bio-
     Factors (2003) 19: 165–170.

[10] Glattre E., Thomassen Y., Thoresen S. O., Haldorsen T., Lund-Larsen P. G., Theodorsen
     L., Aaseth J.: Prediagnostic serum selenium in a case-control study of thyroid cancer.
     Int J Epidemiol (1989) 18: 45–49.

[11] Köhrle J., Jakob F., Contempre B., Dumont J. E.: Selenium, the thyroid, and the en-
     docrine System. Endocr Rev (2005) [Epub ahead of print].

[12] Kucharzewski M., Braziewicz J., Majewska U., Gozdz S.: Concentration of selenium
     in the whole blood and the thyroid tissue of patients with various thyroid diseases.
     Biol Trace Elem Res (2002) 88: 25–30.

[13] Moncayo R., Moncayo H., Kapelari K.: Nutritional treatment of incipient thyroid au-
     toimmune disease. Influence of selenium supplementation on thyroid function and
     morphology in children and young adults. Clin Nutr (2005) 24: 530–531.

[14] Rayman M. P.: The importance of selenium to human health. Lancet (2000) 356:
     233–241.

[15] Reimund J. M., Hirth C., Koehl C., Baumann R., Duclos B.: Antioxidant and immune
     status in active Crohn's disease. A possible relationship. Clin Nutr (2000) 19: 43–48.

[16] Spallholz J. E., Boylan L. M., Larsen H. S.: Avances in understanding selenium's role
     in the immune system. Ann NY Acad Sci (1990) 587: 123–139.

5.7 Schilddrüsenerkrankungen bei Menschen mit geistiger Behinderung

R. Hehrmann

Bei der Häufigkeit, mit der Schilddrüsenerkrankungen in unserer Bevölkerung vorkommen, z.B. mit einer Struma-Prävalenz bei Erwachsenen von > 30%, mit Schilddrüsenfunktionsstörungen bei 1-3% der Bevölkerung, nimmt es nicht wunder, dass auch Menschen mit geistiger Behinderung in ähnlicher Häufigkeit Schilddrüsenerkrankungen aufweisen. Darüber hinaus gibt es aber besondere Aspekte von Schilddrüsenerkrankungen bei Menschen mit geistiger Behinderung, sodass sich dieser Beitrag in folgende 3 Teile gliedert:
1. Spezielle Schilddrüsenerkrankungen bei angeborenen Syndromen mit geistiger Behinderung
2. Geistige Behinderung durch Schilddrüsenerkrankungen
3. Erworbene Schilddrüsenerkrankungen bei Menschen mit geistiger Behinderung

Spezielle Schilddrüsenerkrankungen bei angeborenen Syndromen mit geistiger Behinderung

Unter den speziellen Schilddrüsenerkrankungen bei angeborenen Syndromen mit geistiger Behinderung ist das allgemein bekannteste die Trisomie 21, das Down-Syndrom, das zwar nicht in jedem Fall, aber sehr häufig mit einer Schilddrüsenunterfunktion einhergeht, die in der Regel auch behandlungsbedürftig ist.

Darüber hinaus gibt es aber eine Reihe von angeborenen Syndromen, die unter dem Begriff „multiple congenital anomaly/mental retardation syndromes" (MCA/MR-Syndrome) zusammengefasst werden.

Spezielle Schilddrüsenerkrankungen bei angeborenen Syndromen mit geistiger Behinderung:
a. Down-Syndrom (Trisomie 21)
b. MCA/MR-Syndrome (multiple congenital anomaly/mental retardation syndromes)

Zum Down-Syndrom gehören neben der geistigen Behinderung mehr oder weniger charakteristische Dysmorphie-Zeichen, eine Muskelhypotonie, eine Infektanfälligkeit, nicht selten angeborene Herzfehler und Fehlbildungen im Magen-Darm-Trakt sowie eine Schilddrüsenunterfunktion (Tab. 1).

Tabelle 1: Down-Syndrom (Trisomie 21)

Organmanifestationen und Symptome
geistige Behinderung
Dysmorphiezeichen
Muskelhypotonie
Infektanfälligkeit
angeborene Herzfehler
Fehlbildungen im Magen-Darm-Trakt
Schilddrüsenunterfunktion

Die häufigsten MCA/MR-Syndrome sind in der Tab. 2 aufgeführt.

Tabelle 2: Multiple congenital anomaly- / mental retardation- (MCA/MR-) Syndrome

Brissaud - Syndrom I
Kocher-Debré-Semélaigne- (KDS-) Syndrom
Chromosom-2-Trisomie-Syndrom
Chromosom-6q-Duplikations-Syndrom
Chromosom-10p-Depletions-Syndrom
Chromosom-XO-Syndrom
Pallister-Hall-Syndrom etc.
Johanson-Blizzard-Syndrom (JBS)

Die Organmanifestationen und Symptome dieser Syndrome sind in der folgenden Tabelle zusammengefasst (Tab. 3).

Tabelle 3: Organmanifestationen und Symptome der häufigsten Multiple congenital anomaly- /
mental retardation- (MCA/MR-) Syndrome

Brissaud-Syndrom 1	• kongenitale Hypothyreose durch Enzymdefekt: Iodtyrosindeaminase > Struma > Hypothyreose • Kleinwuchs mit „langem Stamm" • vorgewölbtes Abdomen • großer Schädel • charakteristisches Gesicht • geistige Behinderung
Kocher-Debré-Sémélaigne-Syndrom (KDS)	• Brissaud-Syndrom 1 mit infantilem Myxödem • Muskelhypertrophie der Extremitäten > pseudoathletische Erscheinung „Herkules", „Preiskämpfer" • Hypothyreose
Chromosom-2-Trisomie-Syndrom	• kraniofaziale Dysmorphien • Genital-Fehlbildungen • Hand- und Fuß-Missbildungen • Wachstumsretardierung • angeborene Herzfehler • Hypothyreose
Chromosom-XO-Syndrom	• 1 : 2.500 weibliche Feten • ca. 99% Aborte • Gonadenagenesie • Kleinwuchs, Schildthorax, • Cubitus valgus • mentale Retardierung • Hypothyreose, Hashimoto, hypertroph
Pallister-Hall-Syndrom	• hypothylamisches Hamartoblastom • kraniofaziale Dysmorphien • Polydaktylie • Herzfehler • Nierenmissbildungen • milde geistige Retardierung • Hypothyreose und NNR-Insuffizienz
Johanson-Blizzard-Syndrom (JBS)	• Aplasie der Nasenflügel • Hörstörungen • Fehlen der permanenten Zähne • Kleinwuchs • Malabsorption • geistige Retardierung • Hypothyreose

Alle genannte Syndrome, das Brissaud-Syndrom, das Kocher-Debré-Semélaigne-(KDS-) Syndrom, das Chromosom-2-Trisomie-Syndrom, das Pallister-Hall- und das Johanson-Blizzard-Syndrom (JBS) sind neben der geistigen Behinderung gekennzeichnet durch eine Reihe von Dysmorphien, multiplen Missbildungen und eine z.T. angeborene Hypothyreose, im Falle des Pallister-Hall-Syndroms kombiniert mit einer Nebennierenrindeninsuffizienz.

All diese kongenitalen Syndrome sind sehr selten und bedürfen der interdisziplinären Betreuung durch kompetente Pädiater in Kooperation mit der Humangenetik und der Endokrinologie.

Geistige Behinderung durch Schilddrüsenerkrankungen

Anders als bei den konnatalen Syndromen mit geistiger Behinderung und Schilddrüsenerkrankung, meist mit Schilddrüsenunterfunktion, kann eine geistige Behinderung auch durch Schilddrüsenerkrankungen selbst ausgelöst werden. Die möglichen Ursachen sind in der Tab. 4 aufgeführt.

Tabelle 4: Geistige Behinderung durch Schilddrüsenerkrankungen

* unerkannte und unbehandelte konnatale Hypothyreose durch Schilddrüsendysgenesie/Athyreose
* unerkannte und unbehandelte konnatale Hypothyreose durch extremen Iodmangel Grad III

Zum einen kann eine unerkannte und unbehandelte konnatale Hypothyreose, die meist durch eine Schilddrüsendysgenesie bzw. eine Athyreose hervorgerufen wird, zu einer geistigen Behinderung führen. Konnatale Athyreosen kommen weltweit in 1 : 3.000-4.000 Geburten vor. Auch Schilddrüsendysgenesien im Sinne von Zungengrundstrumen mit sehr kleinen Schilddrüsenanlagen können zu konnatalen Hypothyreosen führen. Sie werden heute in aller Regel durch das Neugeborenenscreening auf TSH erkannt und dann in der Regel innerhalb der ersten zwei Lebenswochen auch behandelt.

Auch durch extremen Iodmangel Grad III, d.h. bei einer Iodzufuhr von < 25 µg Iodid/Tag, kann es nicht nur zu konnatalen Strumen, sondern auch zu klinisch manifesten konnatalen Hypothyreosen kommen.

In unserem Lebensraum kommt dieser hochgradige Iodmangel allerdings heute nicht mehr vor. Die Iodversorgung ist zwar immer noch nicht optimal und entspricht nicht den Forderungen der WHO (Iodzufuhr bei Schwangeren zwischen 200 und 300 µg/Tag), ein Iodmangel Grad III besteht jedoch hierzulande praktisch nicht mehr.

Die Auswirkungen eines Iodmangels in der Schwangerschaft sind in der Tab. 5 zusammengefasst.

Tabelle 5: Iodmangel in der Schwangerschaft

Ursachen	• Abnahme der thyreoidalen Iodidaufnahme
	• intrathyreoidaler Iodmangel
	• intrathyreoidale Wachstumsfaktoren (IGF-1; FGF, EGF ↑, TGF-ß↓)
	• verminderte T4-Synthese, TSH-Anstieg
Folgen	• mütterliches Strumawachstum
	• Iodmangel der fetalen Schilddrüse
	• fetales Strumawachstum
	• konnatale Hypothyreose (bei Iodmangel Grad III)

Erworbene Schilddrüsenerkrankungen bei Menschen mit geistiger Behinderung

Weitaus am häufigsten sind natürlich auch bei Behinderten alle die Schilddrüsenerkrankungen, die in der allgemeinen Bevölkerung vorkommen, allen voran die Schilddrüsenvergrößerung (Struma, Kropf) mit einer Prävalenz zwischen 30 und 40% der erwachsenen Bevölkerung, die Schilddrüsenfunktionsstörungen (Überfunktion und Unterfunktion), sowohl manifest als auch latent, die Autoimmunerkrankungen der Schilddrüse, die Schilddrüsenentzündungen und die Schilddrüsen-Karzinome.

Die Tab. 6 weist auf einige Grundprinzipien bei der Betreuung von Menschen mit geistiger Behinderung, die an Schilddrüsenerkrankungen leiden, hin.

Tabelle 6: Erworbene Schilddrüsenerkrankungen bei Menschen mit geistiger Behinderung

• Jede erworbene Schilddrüsenerkrankung kann auch bei Menschen mit geistiger Behinderung auftreten.
• Die Diagnostik erfordert mehr Zeit und Geduld als bei Gesunden.
• Die Therapie unterscheidet sich nicht prinzipiell von Nichtbehinderten.
• Diagnostik und Therapie müssen sich machbaren Grenzen anpassen

In der Regel erfordert die Diagnostik mehr Zeit und Geduld als bei Gesunden. Dies gilt für die Anamnese, die in der Regel durch eine Fremdanamnese von Angehörigen oder Begleitpersonen ergänzt werden muss, dies gilt für so einfache Dinge wie die notwendige Blutentnahme und für die technischen Untersuchungen.

Eine Ultraschalluntersuchung ist in aller Regel auch bei unruhigen Patienten mit geistiger Behinderung ggf. nach entsprechender vorheriger Sedierung möglich. Eine Schilddrüsen-Szintigrafie z.B. kann sicherlich nicht in jedem Fall erzwungen werden.

Im Prinzip unterscheidet sich jedoch weder die Diagnostik noch die Therapie von Schilddrüsenerkrankungen bei Menschen mit geistiger Behinderung von der Standardtherapie, wie sie bei jedem anderen Patienten auch durchgeführt würde. Sie muss sich jedoch machbaren Grenzen anpassen.

Das übliche zeitliche Schema einer Schilddrüsen- oder endokrinologischen Ambulanz muss einen großzügigeren Zeitraum zulassen bzw. von vornherein einkalkulieren.

Da Menschen mit geistiger Behinderung aber von der Therapie ihrer Schilddrüsenerkrankungen, insbesondere bei den Schilddrüsenfunktionsstörungen, außerordentlich profitieren und dies auch subjektiv spüren, ist die Betreuung und Behandlung von Schilddrüsenerkrankungen bei ihnen nicht nur eine besondere Herausforderung, sondern auch eine sehr dankbare und befriedigende ärztliche Aufgabe und Pflicht.

Literatur

[1] Jablonski S.: Dictionary of syndromes and eponymic diseases. 2. Auflage. F.L. Krieger Publishing Company, Malabar (1991).
[2] Jablonski S.: About multiple congenital anomaly/mental retardation (MCA/MR) syndromes. U.S. National Library of Medicine, Bethesda. http://www.nlm.nih.gov.mesh/jablonski/about_syndrome.html.
[3] Karlsson B., Gustafsson J., Hedov G., Ivarsson S.A., Annerén G.: Thyroid dysfunction in Down's syndrome: relation to age and thyroid autoimmunity. Arch Dis Child (1998) 79: 242-245.
[4] Kölsch U., Hammer H., Tinschert S., Bollmann R., Waurer R., Grauel E. L.: Pallister-Hall-Syndrom (PHS) - Eine Falldarstellung. Z Geburtsh Neonatol (2001): P20.

5.8 Endothelvermittelte Änderungen der myokardialen Perfusion bei Hypothyreose

P. Kies, L. Stegger, K. P. Schäfers, T. Wichter, O. Schober, M. Schäfers

Problemstellung

Gibt es endothelvermittelte Veränderungen des myokardialen Blutflusses (MBF) bei hypothyreoten Patienten?

Methode

13 hypothyreote Patienten mit differenziertem Schilddrüsenkarzinom (3 m, 10 w, 36 $\pm$ 8 Jahre) ohne Risikofaktoren für eine KHK wurden während einer stationären Kontrolle unter hypothyreoten Bedingungen untersucht. MBF (ml/min/ml) wurde mittels dynamischer Positronen-Emissions-Tomographie (PET) und O-15-markiertem Wasser unter Ruhebedingungen, während kontinuierlicher Adenosin-Infusion sowie während eines Cold-Pressor-Tests (CPT) zur Ermittlung der endothelvermittelten MBF-Steigerung quantifiziert [1]. Die MBF-Messungen wurden nach 8-wöchiger regelmäßiger L-Thyroxin-Einnahme wiederholt. Zusätzlich wurden die Ergebnisse dieser Gruppe mit 10 endogen TSH-supprimierten hyperthyreoten Patienten (4 m, 6 w, 47 $\pm$ 16 Jahre) verglichen. Diese hyperthyreoten Patienten wurden ebenfalls unter Ruhebedingungen, während Adenosin-Infusion sowie während eines Cold-Pressor-Tests untersucht. Es wurden sowohl Messungen bei supprimiertem TSH als auch drei Monate nach Radioiodtherapie unter euthyreoten Bedingungen durchgeführt. Zusätzlich wurde der koronare Widerstand (CVR = mittlerer arterieller Druck/MBF) für die jeweiligen MBF-Messungen berechnet.

Ergebnisse/Diskussion

Um Einflüsse hämodynamischer Parameter auf die ermittelten Resultate auszuschließen, wurden die Rate-Pressure-Produkte (RPP = systolischer Blutdruck × Herzfrequenz) miteinander verglichen. Sowohl bei den hypothyreoten als auch bei den hyperthyreoten Patienten zeigten sich keine statistisch signifikanten Unterschiede im Verlauf unter Ruhe- und CPT-Bedingungen (hypo: Ruhe: 7576 ± 1491 vs. 7838 ± 1432, p = 0,333, CPT: 8332 ± 2180 vs. 8890 ± 1781, p = 0,155; hyper: Ruhe: 8438 ± 1101 vs. 7639 ± 1660, p = 0,18, CPT: 9303 ± 1311 vs. 8180 ± 1770, p = 0,058). Die MBF-Stimulation unter Adenosin ist als weitgehend RPP-unabhängig bekannt [2].

Vor diesem Hintergrund wurden die Ergebnisse der Studie zunächst unkorrigiert ausgewertet:

Unter Hypothyreose waren sowohl der Ruhefluss als auch der endothelvermittelte Fluss unter CPT-Bedingungen signifikant niedriger als bei der Kontrolluntersuchung 8 Wochen nach regelmäßiger L-Thyroxin-Einnahme (Ruhe: 0,89 ± 0,05 ml/min/ml vs. 1,06 ± 0,06 ml/min/ml, CPT: 1,08 ± 0,07 ml/min/ml vs. 1,36 ± 0,09 ml/min/ml, p < 0,05). Die endothelunabhängige MBF-Steigerung unter Adenosin war nicht verschieden (3,66 ± 1,26 ml/min/ml vs. 4,00 ± 0,86 ml/min/ml).

Die MBF-Werte der hyperthyreoten Patienten zeigten im Verlauf vor bzw. nach Radioiodtherapie keine signifikanten Unterschiede (Ruhe: 1,15 ± 0,23 vs. 1,06 ± 0,22, p = 0,29; Ado: 3,79 ± 1,78 vs. 3,62 ± 0,95, p = 0,85; CPT: 1,56 ± 0,39 vs. 1,29 ± 0,39, p = 0,14).

Signifikante Unterschiede konnten beim koronaren Widerstand (CVR) bei den hypo- thyreoten Patienten sowohl unter Ruhebedingungen als auch während CPT ermittelt werden (Ruhe: 105 ± 30 vs. 86 ± 24, p = 0,009; CPT: 90 ± 25 vs. 74 ± 24, p = 0,03). CVR unter Adenosin unterschied sich nicht (25 ± 8 vs. 23 ± 6, p = 0,54). Bei den hyperthyreoten Patienten war lediglich der CVR unter CPT-Bedingungen signifikant unterschiedlich (62 ± 16 vs. 74 ± 14, p = 0,03). Keine Unterschiede gab es unter Ruhebedingungen und während Adenosingabe (Ruhe: 78 ± 12 vs. 85 ± 10, p = 0,30; Ado: 27 ± 14 vs. 25 ± 8, p = 0,67).

Da beim Vergleich der RPP-Werte Tendenzen für Unterschiede in den zu verglei- chenden Gruppen zu erkennen waren, wurden die MBF-Werte zusätzlich noch mit Hilfe des RPP korrigiert (MBF$_{corr}$ = MBF × 10.000/RPP).

Hier zeigte sich, dass in der hypothyreoten Gruppe die vorher vorhandenen signifi- kanten MBF-Unterschiede nun nicht mehr ermittelt werden konnten (Ruhe: 1,22 ± 0,40 vs. 1,39 ± 0,36, p = 0,18; CPT: 1,39 ± 0,44 vs. 1,55 ± 0,45, p = 0,23). MBF unter Adenosin sowie alle MBF in der hyperthyreoten Gruppe waren nach RPP- Korrektur ebenfalls nicht signifikant unterschiedlich.

Eine mögliche Ursache für diese Resultate ist, dass die MBF-Steigerungen unter CPT-Bedingungen nicht allein durch lokale endothelvermittelte Effekte hervorgerufen werden, sondern dass auch eine Sympathikusaktivierung eine wesentliche pathophysiologische Rolle spielt. Beim Vergleich der Herzfrequenzen (HR) in beiden Gruppen während der unterschiedlichen Stimulationsbedingungen zeigen sich signifikante Unterschiede unter Adenosin (hypo: 93 ± 15 vs. 104 ± 17, p = 0,03; hyper: 96 ± 11 vs. 89 ± 14, p = 0,04) wie auch unter CPT in der hyperthyreoten Gruppe (73 ± 7 vs. 63 ± 11, p = 0,008). HR in Ruhe (hypo: 68 ± 10 vs. 69 ± 9, p = 0,74; hyper: 70 ± 8 vs. 63 ± 9, p = 0,055) sowie HR unter CPT in der hypothyreoten Gruppe (68 ± 13 vs. 72 ± 12, p = 0,09) unterschieden sich hingegen nicht signifikant.

Ein letzter Vergleich der korrigierten MBF-Werte zwischen hypothyreoten und hyperthyreoten Patienten zeigt jedoch einen signifikant höheren myokardialen Blutfluss unter CPT-Bedingungen in der hyperthyreoten Gruppe(1,37 ± 0,39 vs. 1,70 ± 0,38, p = 0,03).

Schlussfolgerung

Die Ergebnisse zeigen, dass die Effekte einer veränderten Schilddrüsenstoffwechsellage auf den myokardialen Blutfluss teilweise, jedoch nicht ausschließlich endothelvermittelt werden.

Literatur

[1] Schäfers K. P., Spinks T. J., Camici P. G., Bloomfield P. M., Rhodes C. G., Law M. P., Baker C. S., Rimoldi O.: Absolute quantification of myocardial blood flow with H(2)(15)O and 3-dimensional PET: an experimental validation. J Nucl Med (2002) 43: 1031–1040.
[2] Mishra R. K., Dorbala S., Logsetty G., Hassan A., Heinonen T, Schelbert H. R., Di Carli M. F., RAMPART investigators: Quantitative relation between hemodynamic changes during intravenous adenosine infusion and the magnitude of coronary hyperemia: implications for myocardial perfusion imaging. J Am Coll Cardiol (2005) 45: 553–558.

5.9 Einflussfaktoren anti-TPO- und TSH-Spiegel bei Autoimmunthyreoiditis Hashimoto

N. Körber-Hafner, C. Körber

Einleitung

Die Referenzbereiche für den TSH-Spiegel sind in den letzten Jahren in die Diskussion geraten [1]. Dabei wird v.a. ein TSH-Wert von 2,5 zur Abgrenzung einer TSH-Erhöhung und damit eine Absenkung des TSH-Normbereiches kontrovers diskutiert. Bedeutung erlangen die Vorschläge hinsichtlich einer oft früheren Einleitung einer thyreosubstitutiven Schilddrüsenmedikation bei Patienten mit Autoimmunthyreoiditis Hashimoto.

Unser Ansatz

Auch in einem weiterhin als normal zu bezeichnenden TSH-Bereich zwischen 0,3 und 4,0 mU/l finden sich Patientenproben mit erhöhten anti-TPO-Titern. Wir haben daher die entsprechenden Spiegel an 5.000 Blutproben von Patienten aus unserer Schilddrüsenambulanz bestimmt und in drei Untersuchungsgruppen aufgeteilt.

Dabei wurden die Gruppen 1 (TSH 0,3–2,5 mU/l), 2 (TSH 2,6–4,0 mU/l) und 3 (TSH > 4,0 mU/l) unterschieden. Die Bestimmung der TSH- und anti-TPO-Spiegel erfolgte mittels Testverfahren der Firma Brahms (Brahms Diagnostica, Berlin). Es wurden in die Studie nur hinsichtlich der Schilddrüse medikamentös unvorbehandelte Patienten aufgenommen. Zudem lag jeweils ergänzend eine weitere leitliniengerechte Diagnostik vor.

Statistische Methoden

Es wurden die Methoden t-Test und der Wilcoxon-Test verwendet.

Als statistisch signifikant wurde eine Methode bei einem $p < 0,05$ erachtet.

Ergebnisse

Die Aufteilung der Patienten auf die jeweiligen Gruppen zeigt mit 3.590 Patienten in Gruppe 1 den überwiegenden Anteil der Patienten in einem erwartet euthyreoten TSH-Bereich zwischen 0,3 und 2,5 mU/l. Die Altersdurchschnitte der Patienten erweisen sich als nicht signifikant unterschiedlich zwischen den Gruppen. Die Gruppe der Patienten im diskutierten Referenzbereich des TSH-Spiegels von 2,6–4,0 mU/l stellt mit 740 Patienten die zahlenmäßig geringste Gruppe.

Insgesamt erweisen sich die Unterschiede der Parameter hinsichtlich Alter und Geschlecht in den Gruppen als statistisch nicht signifikant (s. Tab. 1), für alle Gruppen konnte mit einer hohen Signifikanz eine Normalverteilung nachgewiesen werden (mind. $p < 0,002$). Das mittlere Alter in allen Gruppen beträgt 53,7 Jahre (± 21,3).

Tabelle 1: Statistische Angaben zu den eingeteilten Gruppen. Die Angaben erfolgen als Mittelwert (MW) und Standardabweichung (SD). Insgesamt gingen Blutproben von 5.000 Patienten in die Studie ein

	männlich/weiblich	Alter
Gruppe 1 (71,9 %)	770 (21%)/2.820 (79%)	54 ± 20,1
Gruppe 2 (10,6%)	70 (10%)/670(90%)	57 ± 30,4
Gruppe 3 (13,4 %)	130 (19%)/540(81%)	49 ± 19,4
Gruppe 1–3	950 (19%)/4.050 (81%)	53,7 ± 21,3

In der Tab. 2 finden sich die Angaben zu den anti-TPO-Titern in den Gruppen. Dabei zeigt sich auch bei 21,1% der Patienten aus Gruppe 1 ein erhöhter Antikörpertiter, ein Wert, der sich auch in weiteren Untersuchungen in der Literatur der letzten Jahre nachweisen lässt [2]. Der Mittelwert der anti-TPO-Titer liegt bei 329,9 U/ml bei großer Schwankungsbreite, der Median zeigt sich bei 16,0 U/ml.

In Gruppe 2 zeigt sich ein höherer Mittelwert des anti-TPO-Titers, der Median beträgt 18,4 U/ml. Zwischen diesen Gruppen findet sich im Wilcoxon-Test kein signifikanter Unterschied. Eine Einschränkung der Studie könnte in der Anzahl der Patienten pro Gruppe zu suchen sein.

Für die Gruppe 3 liegt der mittlere anti-TPO-Titer bei 700,2 U/ml bei 70,7% Antikörper-positiven Patienten. Zwischen Gruppe 2 und Gruppe 3 ergibt sich im Wilcoxon-Test ein signifkanter Unterschied ($p < 0,001$).

Tabelle 2: anti-TPO-Titer (U/ml) in den unterschiedlichen Gruppen: Gruppe 1 (TSH-Bereich 0,3–2,5 mU/l), Gruppe 2 (TSH 2,6–4,0 mU/l) und Gruppe 3 (TSH > 4,0 mU/l). Die Angabe der Werte erfolgt als Mittelwert (MW) mit Standardabweichung (SD), die Angabe der anti-TPO-positiven Proben in Prozent (%)

	anti-TPO-Titer	Anzahl anti-TPO-pos. Proben
Gruppe 1	329,9 ± 960,3	21,1 %
Gruppe 2	398,2 ± 85,2	28,7 %
Gruppe 3	700,2 ± 1.391,6	70,7 %
Gruppe 1–3	401,9 ± 1.053,3	26,8 %

Zusammenfassung

In allen untersuchten Patientengruppen finden sich Patienten mit erhöhten anti-TPO-Titern, die zu erhöhten Mittelwerten bei normwertigen Medianen führen. Der Anteil der Antikörper-positiven Patienten beträgt in der Gruppe mit einem TSH-Spiegel zwischen 0,3 und 2,5 mU/l immerhin 21%, dies lässt sich in weiteren Studien in vergleichbarem Maße nachweisen.

Ein signifikanter Unterschied zum Zielparameter anti-TPO-Titer ergibt sich erst zur Gruppe 3 mit einem TSH-Spiegel größer als 4,0 mU/l. Dies ist am ehesten mit dem Fortschreiten der Grunderkrankung oder dem Übergang in eine aktive Grunderkrankung zu interpretieren und könnte die Notwendigkeit der Einleitung einer medikamentösen Therapie erst in diesem TSH-Bereich begründen.

Literatur

[1]   Spencer C. A.: National Academy of Clinical Biochemistry. Consensus Guidelines 2003: Guideline 22 and 27.

[2]   Zimny M., Rink T., Holle L. H., Garth H., Schroth H. J.: Verlaufsbeobachtungen bei Patienten mit erhöhten Schilddrüsenautoantikörpern. Nuklearmedizin (2004) 43: 45–68, A84.

5.10 Subakute Thyreoiditis de Quervain: Klinisches Bild, Diagnostik, Therapie und Verlauf bei 194 Patienten

M. Grußendorf, B. Feldmann, K. Bacher

Die subakute Thyreoiditis de Quervain ist eine sehr seltene Erkrankung: Bei Durchsicht der Literatur ist festzustellen, dass es bisher nur sehr wenige (durchweg retrospektive) Publikationen mit z.T. sehr kleinen Patientenzahlen darüber gibt [1–4, 6–9].

Aus diesem Grund haben wir unser Krankengut untersucht: In den letzten 15 Jahren wurde in unserer Praxis bei 194 Patienten (ca. 0,7% unserer Patienten mit Schilddrüsenerkrankungen) eine Thyreoiditis de Quervain diagnostiziert.

Die Diagnose galt als gesichert, wenn mindestens 4 der folgenden 7 Kriterien erfüllt waren:

1. lokale Beschwerden,

2. febrile Temperaturen,

3. stark beschleunigte BSG,

4. typischer Sonographiebefund,

5. supprimierter Technetium-Uptake im Szintigramm bei latenter/manifester Hyperthyreose,

6. positive Zytologie,

7. rasche Besserung nach Prednisolon-Therapie.

Befunde bei der Erstvorstellung

In März, Mai, August und Oktober wurde die Diagnose bei doppelt so vielen Patienten wie in den anderen Monaten gestellt, die Verteilung von Geschlecht, klinischen Symptomen und positiven Antikörpern ist aus Tab. 1 zu ersehen.

Tabelle 1: Verteilung von Geschlecht, klinischen Symptomen und positiven Antikörpern

Geschlechtsverteilung n (%)	weiblich 167 (86)	männlich 27 (14)	gesamt 194 (100)
Klinische Symptome n (%)	lokale Beschwerden 172 (89)	Fieber 60 (31)	
SD-Antikörper n (%)	positiv 49 (25)	negativ 140 (72)	nicht bestimmt 5 (3)

Das weibliche Geschlecht ist deutlich mehr betroffen, die klinischen Symptome sind bei den meisten Patienten (bei 89% der Patienten vornehmlich ausgeprägte Schmerzen im Halsbereich!) Leitsymptom der Erkrankung, seltener Fieber. Positive Antikörper finden sich häufiger als in der Normalbevölkerung.

Die Altersverteilung (s. Abb. 1) zeigt ein Maximum zwischen dem 41. und 50. Lebensjahr, die Erkrankung ist sehr selten < 20. und > 70. Lebensjahr.

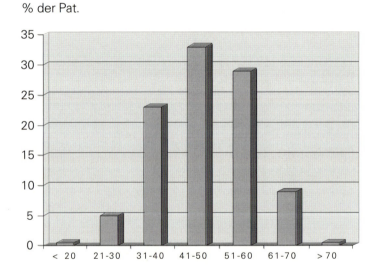

Abb. 1: Altersverteilung bei Diagnosestellung.

Die Schilddrüsenvolumina (s. Abb. 2) sind meist nurmäßiggradig erhöht, immerhin fanden sich bei 21% der Patienten Volumina > 40 ml, die im Verlauf meist wieder deutlich abnahmen (s. Abb. 6). Duplexsonographien [5] wurden nicht durchgeführt.

% der Pat.

% der Pat.

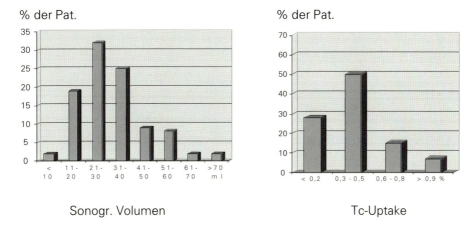

Sonogr. Volumen

Tc-Uptake

Abb. 2: Sonographisches Schilddrüsenvolumen und Technetium-Uptake der Patienten bei Erstdiagnose.

Die Laborbefunde sind in Abb. 3 dargestellt: Nur bei 4% der Patienten ist die BSG
normal (< 10 mm/h), bei allen anderen Patienten liegt sie deutlich zu hoch, bei 20%
der Patienten über 70 mm/h.

% der Pat.

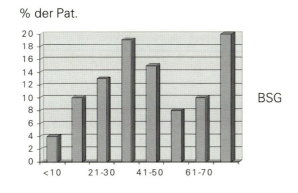

BSG

% der Pat.

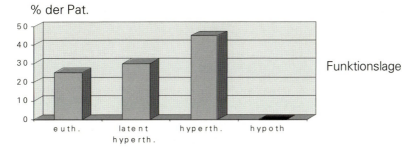

Funktionslage

Abb. 3: BSG und Funktionslage bei Erstdiagnose.

Nur 25% der Patienten sind euthyreot, 30% haben eine latente Hyperthyreose, 45% sind manifest hyperthyreot. Eine Hypothyreose war bei keinem der Patienten nachweisbar.

Lediglich 26% der Patienten wiesen positive Schilddrüsen-Antikörper auf.

Therapie und Verlauf

Bei allen Patienten, die eine manifeste Hyperthyreose oder eine deutliche klinische Symptomatik aufwiesen, wurde eine Prednisolon-Therapie begonnen: Dies betraf 80% unserer Patienten, lediglich 20% der Patienten wurden mit nichtsteroidalen Antiphlogistika behandelt (s. Abb. 4).

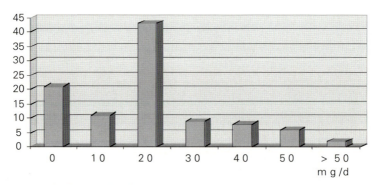

Abb. 4:   Verteilung der Prednisolondosen.

Nur 25% der Patienten bekamen eine höhere Dosis als 20 mg Prednisolon täglich; da wir im Verlauf der Jahre die Erfahrung gemacht haben, dass eigentlich immer eine Initialdosis von 20 mg/Tag ausreichend ist, haben wir in den letzten Jahren nie mehr als 20 mg/Tag gegeben.

In der Regel haben sich die Beschwerden der Patienten unter dieser Therapie rasch gebessert, sodass bereits 3–4 Tage nach Therapiebeginn die Prednisolon-Dosis halbiert werden konnte (z.B. von 20 auf 10 mg/Tag), nach weiteren 3–4 Tagen wurde weiter halbiert (von 10 auf 5 mg/Tag) etc. Bei Beschwerdefreiheit unter einer sehr niedrigen Dosis (2,5 mg alle 2 Tage) wurde das Präparat dann abgesetzt. Wie Abb. 5 zeigt, war in der Regel nach 2 Monaten bereits eine Remission (Beschwerdefreiheit nach Absetzen des Prednisolons) erreicht. Auch die Schilddrüsenvolumina haben rasch deutlich abgenommen, wie aus Abb. 6 zu ersehen ist.

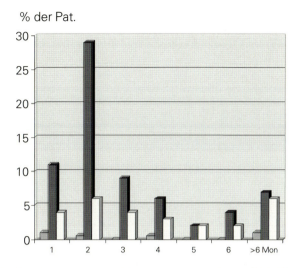

Abb. 5:   Prednisolondosis und Remissionszeit. ▨0mg; ■10-20mg; ☐>20 mg.

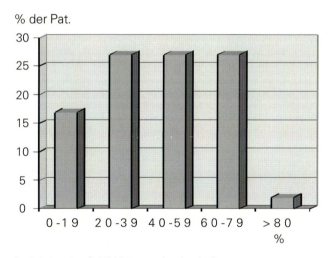

Abb. 6:   Reduktion der Schilddrüsenvolumina in Prozent.

Bezüglich des Langzeitverlaufs (siehe Abb. 7) zeigte sich, dass 84% der Patienten 1–15 Jahre nach der Erkrankung eine stabile euthyreote Stoffwechsellage aufwiesen, lediglich 7% eine latente und 8% eine manifeste Hypothyreose, 1% eine Hyper-thyreose.

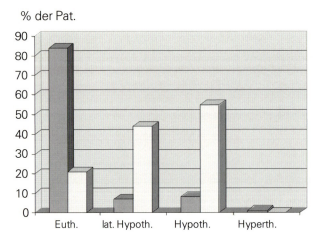

Abb. 7: Funktionslage: Langzeitverlauf nach 1–15 Jahren. ■ Funktionslage nach 1-15 Jahren;
         □ davon % mit initial positive Ak.

Der Anteil der Patienten mit initial positiven Antikörpern war in der hypothyreoten Gruppe deutlich größer als in der euthyreoten Gruppe.

Schlussfolgerungen

1. Die Therapie der subakuten Thyreoiditis mit Prednisolon 20 mg/Tag, das nach Beschwerden rasch reduziert wird, scheint die Therapie der Wahl zu sein [10].

2. Späthypothyreosen sind bei uns ähnlich häufig, wie von Fatourechi et al. [1] angegeben, jedoch deutlich seltener, als von Tikkanen et al. [9] publiziert. Initial positive Antikörper können auf eine spätere Hypothyreose hinweisen.

3. Echte Rezidive (wie von Iitaka et al. mit 2% in einem sehr großen Kollektiv angegeben [3]) wurden bei uns unter dem oben genannten Therapieregime nicht gesehen.

Literatur

[1] Fatourechi V., Aniszewski J. P., Fatourechi G. Z., Atkinson E. J., Jacobsen S. J. : Clinical features and outcome of subacute thyroiditis in an incidence cohort: Olmsted County, Minnesota, study. J Clin Endocrinol Metab (2003) 88: 2100–2105.

[2] Gozariu L., Stroe M., Vladutiu T., Yepez-Escobar N. G., Simionescu L., Szantay I., Dumitru E., Florescu O.: Late hypothyroidism following subacute thyroiditis. Exp Clin Endocrinol (1986) 87: 48–52.

[3] Iitaka M., Momotani N., Ishii J., Ito K.: Incidence of subacute thyroiditis recurrences after a prolonged latency: 24-year survey. J Clin Endocrinol Metab (1996) 81: 466–469.

[4] Kitchener M. I., Chapman I. M.: Subacute thyroiditis: a review of 105 cases. Clin Nucl Med (1989) 14: 439–442.

[5] Kunz A., Blank W., Braun B.: De Quervain's subacute thyroiditis – colour Doppler sonography findings. Ultraschall Med (2005) 26: 102–106.

[6] Martino E., Buratti L., Bartalena L., Mariotti S., Cupini C., Aghini-Lombardi F., Pinchera A.: High prevalence of subacute thyroiditis during summer season in Italy. J Endocrinol Invest (1987) 10: 321–323.

[7] Mizukoshi T., Noguchi S., Murakami T., Futata T., Yamashita H. : Evaluation of recurrence in 36 subacute thyroiditis patients managed with prednisolone. Intern Med (2001) 40: 292–295.

[8] Qari F. A., Maimani A. A.: Subacute thyroiditis in Western Saudi Arabia. Saudi Med J (2005) 26: 630–633.

[9] Tikkanen M. J., Lamberg B. A.: Hypothyroidism following subacute thyroiditis. Acta Endocrinol (Copenh) (1982) 101: 348–353.

[10] Volpe R.: The management of subacute (DeQuervain's) thyroiditis. Thyroid (1993) 3: 253–255.

5.11 Hypophysenvorderlappeninsuffizienz und Hyperthyreose

H. Rühle, B. Meuser, G. Kirsch

Eine Hypophyseninsuffizienz unterschiedlichen Schweregrades ist eine häufige Folge der operativen Behandlung insbesondere großer Hypophysentumoren. Die Langzeitbetreuung dieser Patienten ist sowohl hinsichtlich des Verlaufes der Tumorerkrankung als auch der sachgerechten Substitution der einzelnen Hormonlinien notwendig. Erwartet wird im Allgemeinen nach einem gewissen zeitlichen Abstand zur Operation eine stabile Situation der Hormonsubstitution, die sich insbesondere im Bereich der Nebennierenfunktion den Belastungsschwankungen anzupassen hat, während die Schilddrüsenhormon-Substitution wie auch die der Gonaden und des STH nach entsprechender Einstellung der Dosis meist unverändert bleiben kann.

Wir sahen in unserem ambulanten endokrinologischen Krankengut zwei Patienten, bei denen die Situation durch eine ausgeprägte Hyperthyreose bei nachgewiesener vorheriger sekundärer Hypothyreose mit Substitutionspflichtigkeit kompliziert wurde. Insbesondere im hausärztlichen Bereich konnten die Änderungen des klinischen Bildes und die Veränderungen wichtiger Hormonwerte nicht eingeordnet werden und verzögerten die notwendige Therapie.

Patient 1: Walter K., geb. 1941

Der Patient klagte 1997 über Sehstörungen, Verlangsamung, Schläfrigkeit und Schlappheit. Das MRT zeigte einen großen Hypophysentumor mit Einbruch in die Keilbeinhöhle und Anhebung des Chiasma opticum. Weitere Symptome waren eine bilaterale Hemianopsie und endokrinologisch stark erhöhte Prolaktinwerte (14.531 mU/l) mit Suppression der Gonadenfunktion; die übrigen Partialfunktionen waren zunächst normal. Wegen der ausgeprägten Sehstörung erfolgte eine primäre operative Entlastung. Immunhistologisch wurde das Prolaktinom bestätigt. Postoperativ zeigten sich eine komplette Hypophysenvorderlappen- (HVL-) Insuffizienz und ein transienter Diabetes insipidus (postoperative Basalwerte aus dem HVL-Stimulationstest: Cortisol 8.00 Uhr 54 nmol/l [Anstieg auf maximal 134 nmol/l], TSH 0,09 mU/l

[Anstieg nach TRH auf 1,12 mU/l], fT4 10,1 pmol/l, Testosteron 1,01 ng/l, LH 0,3 U/l [ohne Anstieg], Prolaktin 7.938 mU/l, STH < 0,3 mU/l [kein Anstieg]).

Der Patient wurde auf Dopaminagonisten eingestellt und mit Hydrokortison, L-Thyroxin (125 μg) sowie Testosteron substituiert, STH wurde nicht verabreicht.

Im MRT wurde in den Folgejahren eine Rückbildung des Tumors bis auf einen kleinen Rest beobachtet; der Allgemeinzustand des Patienten besserte sich. Die Prolaktinwerte fielen in den Normbereich bis 2000 ab (Sprechstundenkontrolle 2/2000 unter Substitutionstherapie: fT4 82 nmol/l, Cortisol 14.00 Uhr 144 nmol/l, Testosteron 3,87 ng/l, Prolaktin [unter Dostinex] 256 mU/l).

Im Sommer 2002 verschlechterte sich der Gesundheitszustand des Patienten erheblich, er klagte über ein Psychosyndrom mit Unruhe und Verwirrung, Kraftlosigkeit und Gewichtsabnahme. Es kam zur Einweisung. Der fT4 lag bei 54,1 pmol/l, fT3 bei 17,33 pmol/l unter 125 μg L-Thyroxin. MRT und Prolaktin waren unverändert, Cortisol niedrig.

Zunächst bestand der Verdacht auf iatrogene Hyperthyreose oder auf einen Einnahmefehler. Das Absetzen des L-Thyroxins, die Gabe von Betablockern und die Erhöhung der Kortisondosis führten zu einer Besserung. Im Herbst lagen fT4 bei 38,0 pmol/l, fT3 bei 14,21 pmol/l und TSH bei 0,01 U/l. Die Schilddrüsenantikörper (MAK und TRAK) waren negativ. Eine Szintigraphie der Schilddrüse ergab ein kompensiertes autonomes Adenom rechts.

Diagnose: nichtimmunogene Hyperthyreose bei vorbestehender kompletter HVL-Insuffizienz und Prolaktinom.

Im Oktober 2001 erfolgte eine Behandlung mit Methimazol und Radioiodtherapie. Im Februar 2002 lagen der TSH bei 0,3 U/l, T4 bei 29 nmol/l und fT4 bei 3,2 pmol/l. Der Patient war klinisch deutlich hypothyreot und wurde erneut auf L-Thyroxin eingestellt. 2005 zeigte der Patient ein stabiles Befinden wie vor der Hyperthyreose.

Patientin 2: Rosemarie K., geb. 1941

Die Patientin wurde 1990 mit Sehstörungen vorstellig. Bereits seit 1985 bestand eine Amenorrhoe. Mittels CCT wurde ein Hypophysentumor mit suprasellärer Ausbreitung diagnostiziert; eine endokrine Aktivität wurde nicht festgestellt. 1990 erfolgte eine transsphänoidale Operation in Greifswald (Prof. Dr. Lang). Postoperativ zeigten sich eine komplette HVL-Insuffizienz und ein Diabetes insipidus, der bestehen blieb. Die Therapie bestand in Hormonsubstitution ohne STH-Gabe.

1994 erfolgten eine Rezidivoperation (Neubrandenburg) und stereotaktische Bestrahlung in Köln (Prof. Dr. Müller). Bis 2002 blieb das Befinden stabil, ohne Tumorwachstum und mit ausgeglichenen Hormonspiegeln (fT4 14,4 pmol/l, Cortisol 14.00 Uhr 244 nmol/l) unter Substitution. Die Patientin war als Lehrerin berufstätig.

2003 verschlechterte sich der Gesundheitszustand ziemlich plötzlich. Die Patientin klagte über Gewichtsabnahme, zunehmende Schwäche, Apathie und wurde weitgehend bettlägerig. Es folgte die Einweisung. Die Laborwerte betrugen fT4 64,6 pmol/l, fT3 22,4 pmol/l, Cortisol 8.00 Uhr 5 nmol/l unter 75 µg L-Thyroxin und 10-5-5 mg/Tag Hydrokortison. TPO-AK lag bei 5.686 U/ml, TRAK war negativ. Die Schilddrüsenszintigraphie ergab eine disseminierte Autonomie (unter T4-Wirkung keine Suppression).

Diagnose: wahrscheinlich immunogene Hyperthyreose bei vorbestehender kompletter HVL-Insuffizienz.

Die Behandlung mit Methimazol, einer höheren Kortisondosis und Betablockern führte zu einer Besserung. Nach Reduktion des Methimazols stiegen die Schilddrüsenhormone an. Es folgte eine Radioiodtherapie in Greifswald. Im Radioiodszintigramm zeigte sich überraschend die Darstellung einer größeren retrosternalen Struma, die vorher nicht zur Darstellung gekommen war. Diagnose: zusätzliche nichtimmunogene Hyperthyreose der Schilddrüse mit Suppression des retrosternalen Anteils? Die Patientin erholte sich rasch. Inzwischen erfolgt wieder eine Substitution mit Schilddrüsenhormon.

Schlussfolgerungen

1. Eine zentrale, sekundäre Hypothyreose verhindert keine „periphere" Hyperthyreose.

2. Immunogene und nichtimmunogene Formen sind möglich.

3. Die Verwendung des TSH-Wertes hat bei gleichzeitiger HVL-Insuffizienz keine Screeningfunktion.

5.12 Papillon 2005 – Umfrageergebnisse zur Therapie von Struma und Knoten in der hausärztlichen Versorgung in Deutschland

M. Dietlein, K. Wegscheider, R. Vaupel, H. Schicha

Einleitung

Fragebogen-basierte Umfragen sind ein Ansatz der Versorgungsforschung und ermöglichen dem Arzt ein Benchmarking seiner Behandlungsvorstellungen. Bis zum 30.09.2005 wurden Fragebögen zur Diagnostik und Therapie von Schilddrüsenerkrankungen bei 4 Standardvorgaben und 11 Modifikationen von 1.107 Hausärzten (67% Allgemeinmediziner, 33% Internisten) ausgewertet. Bei der nachfolgend dargestellten Verteilung der Therapieempfehlungen wurden Mehrfachnennungen akzeptiert.

1.a. Solitärknoten in Euthyreose

Bei der Behandlung des solitären Schilddrüsenknotens in Euthyreose (Vorgaben: 42-jährige Patientin, Knotendurchmesser 2–3 cm, Schilddrüsenvolumen 30 ml, TSH 0,8 mU/l, homogene Aktivitätsbelegung im Szintigramm, Feinnadelpunktion unauffällig) bestand unter den Hausärzten (78%) eine starke Dominanz zugunsten der medikamentösen Therapie. Dabei führte die Kombinationsmedikation aus Levothyroxin und Iodid (63% der Hausärzte) vor einer Monotherapie mit Iodid (8% der Hausärzte) bzw. einer Monotherapie mit Levothyroxin (7% der Hausärzte). Als zweithäufigste Alternative wurde die Strategie des „wait and see" genannt (25% der Hausärzte). Unter einer medikamentösen Therapie wurde der Zielbereich eines TSH-Spiegels zwischen 0,3 und 1,0 mU/l von 76% der Hausärzte angestrebt, nur 13% der Hausärzte wünschten sich einen erniedrigten TSH-Wert < 0,3 mU/l. 11% der Hausärzte machten zum angestrebten Zielbereich des TSH keine Angaben.

Kommentar

Die medikamentöse Behandlung bei einem solitären Schilddrüsenknoten ist breit akzeptiert, in den wenigen randomisierten, teilweise placebokontrollierten und doppelblind durchgeführten Studien differiert jedoch die Aussage zur Effektivität der medikamentösen Therapie beim Schilddrüsenknoten erheblich: Die Ergebnisse sind bei teilweise kurzen Beobachtungszeiten, einer begrenzten Gruppengröße und unterschiedlichen Dosierungen des Levothyroxins schwer vergleichbar [4, 24, 32, 33, 42, 43, 52, 62, 65]. Eine optimale Selektion von vergleichbaren Knoten ist kaum möglich. Die Knoten unterscheiden sich hinsichtlich ihrer Funktion (autonom, hypofunktionell), ihrer Morphologie und ihrer Ätiopathogenese beträchtlich [15, 38]. Knoten können monoklonalen (primäre und sekundäre TSH-Rezeptormutationen oder Zellen mit primär hoher Wachstumspotenz) und polyklonalen (funktionelle Heterogenität) Ursprungs sein. Der Besatz mit TSH-Rezeptoren differiert und die Aktivität des Natrium-Iod-Symporters ist gleichfalls sehr unterschiedlich ausgeprägt. Es kann somit eine breite Variabilität hinsichtlich der funktionellen und proliferativen Potenz der Thyreozyten bzw. der Follikel bestehen. Mikroblutungen, klinisch erkennbare Einblutungen (Blutungszysten), unterschiedliche Blutgefäßversorgung, Vernarbungen, entzündliche Prozesse und zystische Degenerationen führen zusätzlich zu einer erheblichen morphologischen Vielfalt. Bei vorsichtiger Beurteilung der randomisierten Studien kann ein positiver Effekt auf die Knotengröße bei etwa jedem fünften Patienten sowie ein protektiver Effekt bezüglich des Wachstumsverhaltens und der Neubildung von Knoten im Gesamtkollektiv abgelesen werden. In der Metaanalyse von Castro et al. [13] verfehlte die suppressive Thyroxin-Medikation soeben die statistische Signifikanz für die Volumenreduktion eines Solitärknotens, allerdings war in dieser Metaanalyse für den Therapieerfolg mit einer Verkleinerung des Knotenvolumens um $\geq 50\%$ eine hohe Schwelle gesetzt worden.

Unter den Bedingungen des derzeit nur noch marginalen Ioddefizits in Deutschland ist eine Iodid/Levothyroxin-Kombinationstherapie aus pathophysiologischen Erwägungen zu empfehlen, sofern keine begleitende Autonomie vorliegt [38]. Die Dosierung entspricht den Regeln bei der Strumabehandlung, das TSH sollte in den unteren Normbereich (z.B. 0,4–1,0 mU/l) abgesenkt und nicht supprimiert werden, um Folgen einer iatrogenen subklinischen Hyperthyreose zu vermeiden.

1.b. Autonomer Solitärknoten in Euthyreose

Für den autonomen Solitärknoten in Euthyreose (niedrig-normales TSH von 0,5 mU/l, szintigraphisch warmer Schilddrüsenknoten, Knotendurchmesser 2–3 cm, Schilddrüsenvolumen 30 ml) ergab sich erwartungsgemäß ein breites Antwortspektrum. Das Konzept des „wait and see" vertraten 46% der Hausärzte. Auf dem zweiten Platz folgte die medikamentöse Therapieoption (Levothyroxin, Iodid oder Kombinationstherapie), repräsentiert durch 31% der Hausärzte. Unter den definitiven Therapieoptionen lag die Radioiodtherapie (14% der Hausärzte) vor der Operation (11% der Hausärzte). Während der medikamentösen Therapie sollte eine nichtsuppressive Einstellung der Schilddrüsenfunktion angestrebt werden (66% der Hausärzte).

Kommentar

Die vorgegebene Befundkonstellation beschreibt einen Grenzfall, sodass erwartungsgemäß keine eindeutige Präferenz vorliegt. Dennoch ist die relativ häufige Empfehlung einer medikamentösen Therapie und die relativ seltene Empfehlung einer Radioiodtherapie zu hinterfragen. Bei dem Ausgangsbefund einer Autonomie und eines TSH von 0,5 mU/l wird eine additive Schilddrüsenmedikation mit hoher Wahrscheinlichkeit die unerwünschte Konsequenz einer iatrogenen latenten Hyperthyreose zur Folge haben. Epidemiologische Studien [44] haben ein erhöhtes kardiovaskuläres Mortalitätsrisiko bereits für einen TSH-Spiegel $< 0,5$ mU/l belegt; dies gilt in gleicher Weise für die medikamentös induzierte TSH-Suppression. Andererseits wurde eine solche iatrogene Erniedrigung des TSH-Spiegels von den Hausärzten nicht gewünscht. Letztlich könnte mit der Radioiodtherapie die Autonomie definitiv und schonender als durch eine Operation beseitigt werden.

1.c. Autonomer Solitärknoten mit latenter Hyperthyreose

Bei dem autonomen Solitärknoten mit klassischer latenter Hyperthyreose (TSH 0,1 mU/l, Knotendurchmesser 2–3 cm, Schilddrüsenvolumen 30 ml) dominierte als Behandlungsempfehlung die Radioiodtherapie, genannt von 53% der Hausärzte. Auf Platz 2 folgte die Empfehlung zur Operation als alternative Form der definitiven Therapie, angegeben von 39% der Hausärzte.

Kommentar

Die Behandlungsbedürftigkeit der latenten Hyperthyreose ist in der hausärztlichen Versorgung inzwischen breit anerkannt. Die Zusammenhänge zwischen latenter Hyperthyreose und Vorhofflimmern, erhöhter kardiovaskulärer Mortalität und Osteoporose sind bekannt. Hinsichtlich der Wahl der definitiven Therapie war bei vergleichbaren Umfragen innerhalb Europas [7] und in den USA [8] die Profilbildung zugunsten einer Radioiodtherapie noch deutlicher erkennbar gewesen. Knoten- und Strumavolumen sprechen nach den interdisziplinär abgestimmten Leitlinien in Deutschland [18] für die Radioiodtherapie als Option der ersten Wahl, wenn nicht andere Gründe für eine Operation sprechen, z.B. zusätzliche szintigraphisch kalte Knoten.

1.d. Kalter Solitärknoten

Der Nachweis eines solitären kalten Knotens mit unauffälliger Zytologie (Knotendurchmesser 2–3 cm, Schilddrüsenvolumen 30 ml) führte bei 38% der befragten Hausärzte zur Operationsempfehlung. Mehrheitlich wurde aber die medikamentöse Therapie (49% der Hausärzte) empfohlen, meist in der Kombination aus Levothyroxin und Iodid (40% der Hausärzte). Unter der medikamentösen Therapie sollte eine nichtsuppressive Einstellung der Schilddrüsenfunktion angestrebt werden (63% der Hausärzte).

Kommentar

Die Feinnadelpunktion eines szintigraphisch kalten Knotens > 1,0 cm Durchmesser ist Bestandteil der Primärdiagnostik. Eine alleinige sonographische Verlaufskontrolle ist nicht ausreichend. Begründet ist dies durch eine große Überlappung in der Wachstumsdynamik zwischen benignen Knoten und hochdifferenzierten Schilddrüsenkarzinomen [3, 48], sodass die Verlaufskontrolle ohne punktionszytologische Abklärung eine ggf. notwendige Operationsentscheidung verzögert. Dabei kann der konsequente Einsatz der Feinnadelpunktion die Anzahl der Thyroidektomien um etwa 50% reduzierten [30]. Die verbesserte Indikationsstellung verdoppelte die chirurgische Ausbeute an Karzinomen und reduzierte die Gesamtbehandlungskosten der Patienten mit einer Knotenstruma um etwa 25% [36]. Die Befragungsergebnisse in Papillon 2005 zeigten unter den Hausärzten in Deutschland eine breite Akzeptanz des zytologischen Befundes für das weitere Patientenmanagement. Ist der kalte Knoten zytologisch als benigne bewertet worden, finden sich Malignome statistisch in deutlich weniger als 1% der Patienten. Solche Konstellationen beruhten sogar meistens auf der Koinzidenz eines okkulten Karzinoms in einem zweiten benachbarten Knoten [5, 35, 50, 51]. Unter Routinebedingungen bei Ausführung durch viele Ärzte darf andererseits die Rolle der Feinnadelpunktion und der Zytologie aber nicht überschätzt werden: In der Studie von Raber et al. [49] führten nur 47% der Punktionen zu einer verwertbaren Diagnose, 15% der Malignome wurden nicht erkannt und nur 75% der Karzinome entsprachen dem zunächst verdächtigen Knoten. Folgende Strategien werden verfolgt, um die Rate falsch negativer Befunde der Feinnadelpunktion entweder zu minimieren oder um ihre Auswirkung auf die Therapieentscheidung zu verkleinern:

- angemessene Erfahrung des Untersuchers (Punktion) und des Pathologen (Zytologie),
- Aspiration aus verschiedenen Arealen des Knotens,
- keine definitive Diagnose bei suboptimaler Zellprobe,
- vorsichtige Interpretation, insbesondere bei zystischer Degeneration, dem Nachweis onkozytärer Zellen (Hürthle-Zellen) oder bei chronisch lymphozytärer Thyreoiditis,

- Wiederholung der Punktion oder Indikationsstellung zur Operation, falls der Knoten bei der klinischen oder sonographischen Untersuchung verdächtig ist,
- ggf. Wiederholung der Punktion im Verlauf.

Neben der Interpretation des zytologischen Befundes ist also stets das klinische Risiko einzuschätzen.

Die Rate an nicht diagnostischen Aspirationen liegt im Allgemeinen bei 7% bis über 25%, abhängig von der Stringenz der angewandten Kriterien und der Knotengröße [6, 14, 25, 27, 34]. Für einen nicht tastbaren Schilddrüsenknoten (Inzidentalom) ist selbst in Schilddrüsenzentren mit einer Rate nicht repräsentativer Zytologien von über 35% der Patienten zu rechnen. Zusätzlich bleibt die zytologische Bewertung bei etwa 10% der Patienten unklar. Die Konsequenz ist ein wesentlicher diagnostischer Unsicherheitsfaktor durch die Feinnadelpunktion und zytologische Aufarbeitung. Bleibt auch eine Kontrollpunktion erfolglos, sollte der Schilddrüsenknoten nach klinischen, sonographischen und szintigraphischen Kriterien als High-risk oder als Low-risk klassifiziert werden. In Abwägung des individuellen Operationsrisikos ist dann individuell eine Therapieentscheidung zu treffen.

2.a.   Mittelgroße Knotenstruma in Euthyreose

Bei einer Knotenstruma von 50–80 ml mit multiplen Knoten von 1–2 cm Durchmesser bei homogener Aktivitätsverteilung in der Szintigraphie und euthyreoter Stoffwechsellage (TSH 1,0 mU/l) bei einer 45-jährigen Patientin wurde von 67% der Hausärzte eine medikamentöse Therapieoption favorisiert; hierunter zeigte sich wiederum eine starke Dominanz für die Kombination aus Levothyroxin und Iodid (55% der Hausärzte). Unter den Empfehlungen zugunsten einer definitiven Therapie wurde die Operation (28% der Hausärzte) eindeutig einer Radioiodtherapie (2% der Hausärzte) vorgezogen. Für ein „wait and see" entschieden sich 11% der Hausärzte. Bei der Verordnung einer medikamentösen Therapie entschieden sich 64% der Hausärzte für eine nichtsuppressive Einstellung (TSH 0,3–1,0 mU/l), 13% der Hausärzte für eine eher suppressive Einstellung (TSH < 0,3 mU/l), 23% der Hausärzte machten hierzu keine Angaben.

Kommentar

Die Wahrscheinlichkeit, dass sich aus einer euthyreoten Knotenstruma eine funktionell relevante Autonomie mit einer (latenten) Hyperthyreose entwickelt, wird mit 13–16% für eine 12-jährige Nachbeobachtung angegeben [21, 65] und rechtfertigt einen konservativen Therapieansatz unter dem Gesichtspunkt der Schilddrüsenfunktion.

Wird eine Strumaverkleinerung angestrebt, wurde die Überlegenheit der Radioiodtherapie gegenüber der medikamentösen Strumatherapie mit Levothyroxin in der
randomisierten Studie von Wesche et al. [64] mit hoher Evidenz nachgewiesen: Während in dem Therapiearm Radioiod eine Strumaverkleinerung um 44% innerhalb von
zwei Jahren erzielt werden konnte, fand sich im Therapiearm Levothyroxin, gemittelt
über alle Patienten, keine signifikante Reduktion des Strumavolumens. In dem Arm
Radioiodtherapie profitierte nahezu jeder Patient von der Behandlung, während sich
im Arm Levothyroxin eine kleinere Untergruppe von Respondern (Volumenreduktion
> 2 Standardabweichungen) abzeichnete, die eine Volumenreduktion von 22% erfuhr.
Die sehr niedrige Präferenz einer Radioiodtherapie zwecks Strumaverkleinerung in
der Umfrage Papillon 2005 kann auch nicht durch das vorgegebene Patientenalter
von 45 Jahren begründet werden: Es ergeben sich auch nach mehr als 60-jähriger
Anwendung der Radioiodtherapie bei benignen Schilddrüsenerkrankungen keine
Hinweise auf eine erhöhte Malignomrate [22, 55]. Die Operationsempfehlung wurde
in der hausärztlichen Versorgung häufiger gegeben als von Thyreologen in Europa
und in den USA in vergleichbaren Umfragen (Abb. 1) [11, 12].

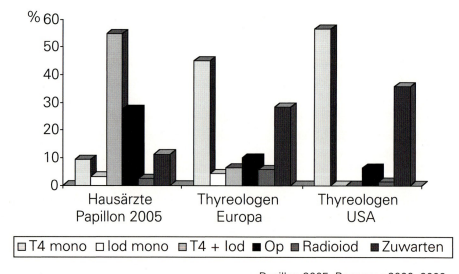

Papillon 2005, Bonnema 2000, 2002

Abb. 1: Zur Therapiefrage einer euthyreoten Knotenstruma ist die Verteilung der Antworten für
Hausärzte in Papillon 2005, für Thyreologen in Europa [11] und für Thyreologen in den USA
[12] dargestellt.

Eine Größenkonstanz der Struma nodosa ohne medikamentöse Therapie wird bei der Mehrheit der Patienten nicht zu erwarten sein. Allerdings sind Daten über den Spontanverlauf einer Struma nodosa ohne Therapie rar. In einer Studie aus den Niederlanden zur euthyreoten Knotenstruma wurde eine jährliche Wachstumsrate von 4,5% ermittelt [9]. Diese Kalkulation der Wachstumsrate basierte auf einer Querschnittsstudie an Patienten verschiedenen Alters, nicht aber auf einer Longitudinalstudie der einzelnen Patienten. Eine solche Longitudinalstudie mit retrospektivem Design an 109 Patienten fand ein Strumawachstum, definiert über eine Volumenzunahme ≥ 30% im Sonogramm, bei 51,4% der Patienten nach 5 Jahren [48]. Kuma et al. [31] berichteten über eine Zunahme der Knotengröße um 23% im Spontanverlauf von durchschnittlich 10 Jahren.

2.b.   Mittelgroße Knotenstruma mit Autonomie in Euthyreose

Bei der Konstellation einer Knotenstruma von 50–80 ml mit autonomen Arealen, aber in Euthyreose mit niedrig-normalem TSH von 0,5 mU/l fand sich erwartungsgemäß eine breite Antwortpalette. Genannt wurden die medikamentöse Therapie (33% der Hausärzte), die Operation (31% der Hausärzte), die Strategie des „wait and see" (24% der Hausärzte) und die Radioiodtherapie (14% der Hausärzte). Der Zielbereich eines TSH-Spiegels zwischen 0,3 und 1,0 mU/l wurde von 59% der Hausärzte angestrebt, 18% der Hausärzte wünschten sich einen erniedrigten TSH-Wert < 0,3 mU/l. 23% der Hausärzte machten hierzu keine Angaben.

Kommentar

Ein abwartendes Verhalten ist sicherlich vertretbar, wobei der Patient eine stark erhöhte Iodzufuhr vermeiden muss und über mögliche Iodquellen (Röntgenkontrastmittel, Desinfektionsmittel, Zusätze in Multivitamin- und Spurenelementkombinationen) aufgeklärt sein sollte. In einer Untersuchung aus Mecklenburg-Vorpommern im Jahr 2003 zeigten 27% der Bevölkerung eine Iodausscheidung mit dem Urin von über 200 µg/l, was die Manifestation einer Hyperthyreose bei autonomen Schilddrüsenknoten begünstigt und die Notwendigkeit einer Patienteninformation unterstreicht [28]. Der bereits niedrig-normale TSH-Spiegel aufgrund der warmen Knoten wird eine medikamentöse Strumatherapie innerhalb des favorisierten TSH-Bereichs von 0,3 bis 1,0 mU/l kaum ermöglichen. Obwohl mit der Strumagröße von 50–80 ml und mit der mäßig stoffwechselrelevanten Autonomie zwei relative Indikationen zugunsten einer definitiven Therapie bzw. der Radioiodtherapie als nichtinvasivem, definitivem Therapieverfahren vorgegeben waren, wurde die definitive Therapie als wenig vordringlich erachtet und ist in einem mittelfristigen Konzept unterrepräsentiert.

2.c.   Mittelgroße Knotenstruma mit Autonomie und latenter Hyperthyreose

Bei der Knotenstruma mit Autonomie und latenter Hyperthyreose zeigte sich eine starke Dominanz für ein definitives Therapieverfahren, wobei die Präferenz zugunsten der Radioiodtherapie (47% der Hausärzte) und die Präferenz zugunsten der Operation (47% der Hausärzte) gleichauf lagen.

Kommentar

Mit der sehr klaren Präferenz eines definitiven Therapieverfahrens (Radioiodtherapie oder Operation) in der hausärztlichen Versorgung ist die Behandlungsnotwendigkeit der latenten Hyperthyreose bei der Schilddrüsenautonomie akzeptiert. Insbesondere Patienten mit einer kardiovaskulären Vorerkrankung oder in einem Lebensalter über 60 Jahren haben ein statistisch 3- bis 5-fach erhöhtes Risiko für Vorhofflimmern im Vergleich zur euthyreoten Population [17, 56, 57].

Im Vergleich zu entsprechenden Fragebogen-basierten Umfragen unter Thyreologen in Europa, in den USA und in Südamerika [11, 12, 16] lag die Rate der Operationsempfehlungen in Deutschland vergleichsweise hoch (Abb. 2). Hierin verbirgt sich offenbar die Sorge, dass die Knotenstruma mit einem okkulten Schilddrüsenkarzinom einhergehen könnte. In konsekutiven chirurgischen Serien fanden sich Karzinome in multinodulären Strumen mit einer Häufigkeit von 5–7,6% [46, 60]. Diese Malignomprävalenz ist aber das Ergebnis einer Selektion durch Zuweisung. Die Gleichsetzung mit epidemiologischen Daten wäre irreführend. Zudem ist bei der Interpretation von Häufigkeitsangaben zu beachten, dass papilläre Mikrokarzinome ≤ 1,0 cm an Kliniken, deren Patienten mit der Zuweisungsdiagnose Knotenstruma mit oder ohne Hyperthyreose operiert worden waren, über 60% aller Schilddrüsenkarzinome ausmachten [19, 54]. Wären diese Patienten mit dem postoperativen Zufallsbefund eines papillären Mikrokarzinoms anstatt der Operation primär der Radioiodtherapie zugeführt worden, hätte sich mit hoher Wahrscheinlichkeit ebenfalls kein klinisch manifestes Schilddrüsenkarzinom entwickelt.

Welche Therapie ?
„Eine 45jährige Frau mit einer Struma nodosa von 50 – 80 ml,
TSH supprimiert (Bonnema: TSH < 0,4 mU/l) ... "

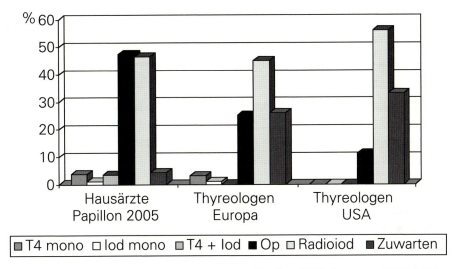

Papillon 2005, Bonnema 2000, 2002

Abb. 2: Zur Therapiefrage einer multifokalen Schilddrüsenautonomie mit latenter Hyperthyreose (Annahme TSH 0,1 mU/l in Papillon 2005, TSH < 0,4 mU/l in [11, 12]) ist die Verteilung der Antworten für Hausärzte in Papillon 2005, für Thyreologen in Europa [11] und für Thyreologen in den USA [12] dargestellt.

Epidemiologische Daten einer dänischen Kohortenstudie an 57.326 Patienten fanden bei der Kodierung einer Knotenstruma zwar eine erhöhte „standardisierte Inzidenz-Ratio" (SIR) für ein Schilddrüsenkarzinom von 6,6 bei Frauen und von 11 bei Männern [37]; da die Inzidenz eines Schilddrüsenkarzinoms in Dänemark für Frauen bei 2,6 und für Männer bei 1,3 pro 100.000 Einwohner lag, errechnete sich insgesamt ein statistisches Malignomrisiko unter 0,1%. Die Autoren schlussfolgerten, dass ein Karzinomscreening bei Patienten mit einer Knotenstruma nicht gerechtfertigt sei. In einer zweiten Analyse [23] dieser dänischen Kohortenstudie war ein synchrones Auftreten von benignen und malignen Schilddrüsenerkrankung bei 48 Patienten zu verzeichnen, bei 104 Patienten traten Knotenstruma und Schilddrüsenkarzinom zeitlich versetzt auf. Wenn das epidemiologisch ermittelte niedrige Risiko eines Schilddrüsenkarzinoms bei Strumaträgern kein Karzinomscreening erforderlich macht, sollte das statistisch niedrige Malignomrisiko im Analogieschluss auch nicht die Auswahl zwischen Operation und Radioiodtherapie präjudizieren. In der individuellen Entscheidungssituation müssen die Risikofaktoren Halsbestrahlung, Familienanamnese, rasches Knotenwachstum, kalter Knoten, echoarmer Knoten, dominanter Knoten über 3 cm und Lymphknotenvergrößerung als Selektionskriterien beachtet werden.

2.d.   Mittelgroße Knotenstruma mit kaltem Knoten

Bei der Vorgabe einer Knotenstruma von 50–80 ml und einem zusätzlichen kalten Knoten (Durchmesser 2 cm), zytologisch ohne Malignitätsnachweis, empfahlen 66% der Hausärzte ihren Patienten die Operation, 32% der Hausärzte eine medikamentöse Strumatherapie (überwiegend Kombination aus Levothyroxin und Iodid, 27% der Hausärzte) und 5% der Hausärzte ein „wait and see".

Kommentar

Das Volumen der Knotenstruma und der punktionszytologisch abgeklärte kalte Knoten begründen zwei relative Operationsindikationen bei der Vorgabe einer 45-jährigen Patientin. Die Diskussion um die Operationsindikation wird langfristig dazu führen, dass früher oder später doch die Strumaresektion erfolgen wird. Die hausärztliche Therapieempfehlung stellt ein pragmatisches Vorgehen dar.

Liegen neben der unauffälligen Zytologie keine anderen Hinweise auf einen malignen Prozess vor (z.B. externe zervikale Bestrahlung in der Anamnese, rasches Wachstum, Lymphknotenschwellungen, Echoarmut des kalten Knotens, zentrale Durchblutungsvermehrung, unscharfe Begrenzung und Mikroverkalkungen), ist eine medikamentöse Therapie nach entsprechender Aufklärung des Patienten vertretbar unter den Zielvorstellungen:
*   Verkleinerung einer gleichzeitig bestehenden Struma,
*   Verkleinerung des kalten Knotens,
*   Erhaltung des „Status quo" (kein Knoten- bzw. kein Strumawachstum, keine Neubildung von Knoten).

Bei kalten Knoten kann man in einem geringen Umfang eine Volumenreduktion erzielen, das Wachstum aufhalten und der Neubildung von Knoten entgegenwirken [4, 63, 66]. Der Hauptnutzen der Kombinationstherapie ist bei der Mehrzahl der Patienten nicht im Verkleinerungseffekt auf den kalten Knoten zu sehen, der sich trotz statistischer Signifikanz oft nur in einem für die Praxis bescheidenen Umfang bewegt, sondern in der protektiven Wirkung auf das übrige Schilddrüsengewebe.

2.e.   Große Knotenstruma in Euthyreose

Bei der großen Knotenstruma von 100–150 ml mit homogener szintigraphischer Aktivitätsverteilung und euthyreoter Stoffwechsellage (TSH 1,3 mU/l) bei einer 45-jährigen Patientin dominierte die Therapieempfehlung zugunsten einer Operation (79% der Hausärzte), während sich 5% der Hausärzte für die Radioiodtherapie zur Strumaverkleinerung entschieden. Eine medikamentöse Therapie favorisierten 20% der Hausärzte, überwiegend in der Kombination aus Levothyroxin und Iodid (16% der Hausärzte).

Kommentar

Ausgehend von der Vorgabe einer 45-jährigen Patientin ohne Komorbidität, ist die Empfehlung einer Operation bei einer Knotenstruma über 100 ml leitlinienkonform, hingegen spräche ein Strumavolumen unter 100 ml eher für die Radioiodtherapie [18]. Vor der Entscheidung über eine Operation sollte der Patient über den Zusammenhang zwischen Strumagröße und der Wahrscheinlichkeit lokaler Komplikationen aufgeklärt sein. In der US-amerikanischen Sammelstatistik lag generell die Rate einseitiger Rekurrensparesen bei 0,77%, bilateraler Rekurrensparesen bei 0,39% und die Rate einer postoperativen temporären Hypokalzämie bei 6,2% [10]. Aber selbst in chirurgischen Kliniken, die auf die Schilddrüsenchirurgie spezialisiert sind, steigt das lokale Komplikationsrisiko bei großen Strumen. In einer dänischen Multicenterstudie [1] waren bei Strumen über 100 ml 3,2% der Patienten von einer permanenten unilateralen Rekurrensparese oder von einer permanenten Hypokalzämie betroffen, hingegen bei Strumen bis 100 ml nur 0,6% der Patienten. Bei intrathorakalen Strumen lag dieses Risiko bei 4,3%, verglichen mit 0,8% bei zervikalen Strumen. Dabei weist das Risiko eines permanenten Hypoparathyreoidismus nach Resektion großer oder nach substernal reichender Strumen in weiteren Studien offensichtlich eine breite Streuung auf; es finden sich Angaben unter 1% [29, 45, 59] und bis zu 3,6% [47] bzw. 6% [2].

In der Abwägung zwischen einer definitiven oder einer konservativ-medikamentösen Therapie ist zu bedenken, dass objektivierbare Einschränkungen der maximalen inspiratorischen und exspiratorischen Atemwegsfunktion bei 30–80% der Patienten mit einer großen Struma nachgewiesen wurden [26, 40, 41, 61]. Diese Einschränkungen in den objektivierbaren Funktionsparametern fanden sich selbst bei asymptomatischen Patienten, bei fehlender Trachealverlagerung bzw. bei fehlender Trachealkompression in der konventionellen Röntgendiagnostik [26, 40, 61]. Eine Trachealkompression > 20% in der konventionellen Röntgendiagnostik führte in der Studie von Torchio et al. [61] bei 75% der Patienten zu einer klinischen Symptomatik. Das Globusgefühl eines Strumapatienten geht häufig mit funktionellen Einschränkungen einher [26]. Diese Daten sprechen gegen ein Zuwarten, falls die Bildgebung eine Kompression der Trachea erkennen lässt. In der klinischen Konsequenz wird bei allen Patienten mit zervikaler Symptomatik und einer Struma sowie bei allen Patienten mit großen Strumen unabhängig von der Symptomatik die Durchführung einer Trachealzielaufnahme/MRT/CT oder einer Lungenfunktionsprüfung ratsam sein, insbesondere wenn der behandelnde Arzt bzw. der Patient auf eine definitive Therapie verzichten möchte.

Eine Fragebogen-basierte Umfrage basiert auf einer notwendigen Vereinfachung des Sachverhalts. Ist ein definitives Therapieverfahren indiziert, so sind bei der Auswahl zwischen Operation oder Radioiodtherapie nicht nur das Strumavolumen, sondern ebenso das Ausmaß der mechanischen Symptome, die Intensität und Verteilung der Nuklidaufnahme, das Patientenalter, Begleiterkrankungen, Voroperationen an der Schilddrüse, die Berufsanamnese und der Wunsch des Patienten zu berücksichtigen. Insbesondere für Patienten mit besonderen Berufen (z.B. Sänger, Lehrer, Redner), die den Wunsch nach einem nichtoperativen Behandlungsverfahren haben, ist die Radioiodtherapie attraktiv [20]. Weitere spezielle Konstellationen, die für eine Radioiodtherapie sprechen, sind ein vorübergehender postoperativer Hypoparathyreoidismus nach Schilddrüsen-Erstoperation sowie die vorbestehende Rekurrensparese (auch unabhängig von Voroperationen) bei beidseitigem Rezidiv oder kontralateral zu einem einseitigen Rezidiv. Die Radioiodtherapie führt zu einer Halbierung des Strumavolumens innerhalb eines Jahres mit einem fortschreitenden Verkleinerungseffekt über insgesamt 4 Jahre. Eine Schilddrüsenhormon-Medikation zum Ausgleich einer latenten Hypothyreose wird dabei häufig erforderlich.

2.f. Kleine Knotenstruma in Euthyreose

Bei einer 45-jährigen Patientin mit einer kleinen Knotenstruma von 30 ml in Euthyreose dominierte die medikamentöse Therapie (70% der Hausärzte), wobei die Kombinationstherapie von Levothyroxin und Iodid (57% der Hausärzte) weit vor Levothyroxin mono (7% der Hausärzte) und Iodid mono (7% der Hausärzte) lag.

Kommentar

Argumente für die hausärztlicherseits favorisierte frühzeitige medikamentöse Therapie der Knotenstruma sind das stetige Wachstum von Knoten und Knotenstrumen im Spontanverlauf ohne medikamentöse Therapie [9, 31, 48] sowie das zunehmend schlechtere Ansprechen älterer Strumen auf Levothyroxin. Regressive und noduläre Veränderungen in der Struma sind wesentliche Gründe für die unbefriedigenden Resultate. Bei älteren Patienten ist demnach das kontrollierte Zuwarten eine sinnvolle Alternative, um eine medikamentöse Strumatherapie nur im Falle eines Strumawachstums einzuleiten.

Bei der hohen Prävalenz der euthyreoten Knotenstruma nach epidemiologischen Studien [62] und umfangreichen Querschnittsstudien [52] um 20% in der Bevölkerung und um 50% bei Personen über 50 Jahren müsste die Kombinationstherapie aus Levothyroxin und Iodid in den Verordnungen weit vor Levothyroxin mono liegen, wenn die als sinnvoll erachtete Medikamentenverordnung (Kombinationstherapie) tatsächlich umgesetzt würde.

3.   Struma diffusa in Euthyreose

Die Behandlung der diffusen Struma in Euthyreose (Indexfall 20-jähriger Patient, Strumavolumen 40 ml) erforderte für die überwiegende Mehrheit der Hausärzte (91%) eine medikamentöse Therapie. Präferiert wurde von 57% der Hausärzte die Kombination aus Levothyroxin und Iodid, für 33% der Hausärzte war Iodid mono und für 3% der Hausärzte Levothyroxin mono die beste Alternative. Die Präferenz der Kombinationstherapie aus Levothyroxin und Iodid wurde nach Erhöhung des Patientenalters auf 40 Jahre bzw. nach Erhöhung des Strumavolumens auf 60 ml plus Lebensalter 40 Jahre noch deutlicher (67% bzw. 70% der Hausärzte). Mit weitem Abstand folgte die Strategie des „wait and see", genannt von 14% der Hausärzte im Indexfall, 12% der Hausärzte bei einem Patientenalter von 40 Jahren bzw. 8% der Hausärzte bei einem Lebensalter von 40 Jahren und einem Strumavolumen von 60 ml. Wird eine medikamentöse Therapie angestrebt, lag die nicht suppressive Einstellung mit einem TSH von 0,3–1,0 mU/l (62% der Hausärzte) weit vor der suppressiven Einstellung mit einem TSH < 0,3 mU/l (12% der Hausärzte). Eine Therapiedauer > 2 Jahre wurde von 36% der Hausärzte, eine Therapiedauer zwischen 1 und 2 Jahren von 23% der Hausärzte bzw. eine Therapiedauer < 1 Jahr von 6% der Hausärzte angestrebt. 35% der Hausärzte machten zur Therapiedauer keine Angaben.

Kommentar

Das Ansprechen einer Struma auf eine medikamentöse Therapie hängt von verschiedenen Faktoren ab. Besonders gute Erfolgsaussichten bestehen bei jungen, noch reagiblen Kröpfen, bei jungen Patienten, bei diffusen Strumen, bei kleinen und mittelgroßen Strumen (< 50 ml) bzw. bei Strumen mit möglichst wenigen nodösen und regressiven Prozessen. Grundsätzlich gilt die Regel, dass die medikamentöse Therapie so früh wie möglich einsetzen muss, bevor regressive bzw. nodöse Veränderungen die Therapie erschweren und ein befriedigendes Resultat nicht mehr zulassen. Nur so ist das Idealziel, die Normalisierung des Volumens, zu erreichen [39]. Bei dem Indexfall des 20-jährigen Patienten mit einem Strumavolumen von 40 ml ist die medikamentöse Therapie besonders effektiv durchführbar und damit ist der Indexfall für ein „wait and see" am wenigsten geeignet.

Die Kombination aus Levothyroxin und Iodid erlaubt die Nutzung synergistischer Effekte beider Therapieprinzipien bei Einsatz relativ niedriger Einzeldosen, sodass die möglichen Nebenwirkungen einer zu hohen Dosierung von Levothyroxin oder Iodid vermieden werden. Bei zunehmend besserer alimentärer Iodversorgung, deren additiver Effekt berücksichtigt werden sollte, kann der Iodanteil derzeit moderat gehalten werden. Erfolgt bereits eine Iodzufuhr über Multivitamin- oder Spurenelementkombinationen bzw. über Folsäurekombinationen in der Schwangerschaft, sollte eine weitere medikamentöse Iodzufuhr unterbleiben.

Die Frage nach der Therapiedauer wurde in der Befragung der Hausärzte zutreffend mit mehr als einem Jahr angegeben. Der Haupteffekt der Volumenreduktion ist bei suffizienter Dosierung innerhalb von 6–9 Monaten nachweisbar. Die Therapiedauer sollte etwa 12–18 Monate betragen, danach ist eine weitere Verkleinerung nicht mehr zu erwarten. Dieser Therapiephase folgt eine (sekundäre) Prophylaxe, um das erreichte Therapieziel zu erhalten. Diese Prophylaxe besteht aus Iodid oder aus der Kombination von Levothyroxin und Iodid, wobei der Levothyroxinanteil niedriger gehalten werden kann als während der ursprünglichen Therapiephase.

4. Postoperative Rezidivprophylaxe

Die Notwendigkeit einer postoperativen Rezidivprophylaxe nach subtotaler Resektion mit einem Restgewebe von 2 ml bzw. von 7 ml ist unter Hausärzten (97% bzw. 95%) unstrittiger Konsens. Bei einem Restgewebe von 2 ml wurde Levothyroxin mono (55% der Hausärzte) gegenüber einer Kombination aus Levothyroxin und Iodid (42% der Hausärzte) bevorzugt. Bei einem größeren Schilddrüsenrest von 7 ml führte die Kombinationsmedikation (63% der Hausärzte) vor der Verordnung von Levothyroxin mono (31% der Hausärzte). Nach einer funktionsgerechten Resektion mit einem verbliebenen Schilddrüsengewebe von 15 ml hielt die überwiegende Mehrheit der Hausärzte (85%) eine medikamentöse Nachbehandlung ebenfalls für notwendig. Führende Medikamentenempfehlung war hier die Kombination aus Levothyroxin und Iodid (56% der Hausärzte), gefolgt von Levothyroxin mono (17% der Hausärzte). Die Verordnung von Iodid mono wurde von den Hausärzten (13%) auch nach funktionsgerechter Resektion zurückhaltend gehandhabt. Konsens bestand in der nichtsuppressiven Einstellung des TSH-Werts (73% der Hausärzte), nur 12% der Hausärzte strebten ein TSH < 0,3 mU/l an.

Kommentar

Die postoperative medikamentöse Rezidivprophylaxe verfolgt zwei Ziele:
• Ausgleich einer (latenten) Hypothyreose [58] und
• Verhinderung eines Rezidivs.

Die Operation beseitigt nicht die Kropfursache. Deshalb ist eine medikamentöse Rezidivprophylaxe zwingend erforderlich. Für die Zusammensetzung der Schilddrüsenmedikation gelten folgende Prinzipien: Ist der Schilddrüsenrest sehr klein (Restvolumen < 5 ml), kann die Levothyroxin-Substitution ohne gleichzeitige Iodidgabe erfolgen. Bei Restvolumina ≥ 5 ml ist die Kombination aus Levothyroxin und Iodid sinnvoll. Gegen eine Rezidivprophylaxe mit Iodid mono nach funktionsgerechter Resektion bestehen offenbar Vorbehalte. Da die Anzahl der subtotalen Strumaresektionen die Anzahl funktionsgerechter Resektionen weit überwiegt, ist die Diskussion über Iodid mono in den Hintergrund getreten. Die Befragung der Hausärzte lässt eine klare Profilbildung im Verordnungsverhalten erkennen, indem nach subtotaler Resektion der Schwerpunkt auf einer Monotherapie mit Levothyroxin liegt und mit zunehmendem Schilddrüsenrestgewebe die Bedeutung einer Kombination aus Levothyroxin plus Iodid steigt.

Fazit Therapieempfehlung

Es ergeben sich folgende Therapieprofile in der hausärztlichen Versorgung:

Eine medikamentöse Behandlung der Struma diffusa, uninodosa oder multinodosa ohne begleitende Autonomie wird in der abgefragten jüngeren und mittleren Altersgruppe für erforderlich gehalten, vorzugsweise in der Kombination aus Levothyroxin und Iodid. Damit besteht für die häufigsten Schilddrüsenerkrankungen eine breite Akzeptanz der Kombinationstherapie in der hausärztlichen Versorgung.

Die latente Hyperthyreose bei uni- oder multifokaler Autonomie ist als Indikation zur definitiven Therapie (Radioiodtherapie oder Operation) inzwischen breit anerkannt. Die Radioiodtherapie ist Option der ersten Wahl, wenn nicht andere Gründe für die Operation sprechen, z.B. zusätzliche kalte Knoten.

Bei einer unifokalen oder multifokalen Autonomie in Euthyreose (TSH niedrignormal) wird ein kontrolliertes Zuwarten präferiert.

Bei solitären kalten Knoten mit unauffälliger Zytologie wird eine medikamentöse Behandlung akzeptiert, die Operationsindikation ist relativ.

Bei Knotenstrumen mit sehr hohen Volumina raten die Hausärzte ihren jüngeren Patienten zur Operation. Für Patienten mit besonderen Berufen (z.B. Sänger, Lehrer, Redner), die den Wunsch nach einem nichtoperativen Behandlungsverfahren haben, sollte die Radioiodtherapie als eine wirksame Alternative angeboten werden, wenn nicht andere Gründe für die Operation sprechen, z.B. große zystische oder nichtspeichernde Schilddrüsenanteile.

In der postoperativen Rezidivprophylaxe empfehlen die Hausärzte ihren Patienten Levothyroxin mono (totale/subtotale Resektion) oder eine Kombination aus Levothyroxin und Iodid. Die Kombinationsmedikation wird auch für Patienten mit größeren Schilddrüsenresten nach funktionsgerechter Resektion empfohlen.

Die leitlinienkonformen Behandlungsvorstellungen von thyreologisch interessierten Hausärzten stellen einen Erfolg bisheriger Fortbildungsmaßnahmen dar.

Literatur

[1] Al-Suliman N. N., Ryttov N. F., Qvist N., Blichert-Toft M., Graversen H. P.: Experience in a specialist thyroid surgery unit: a demographic study, surgical complications, and outcome. Eur J Surg (1997) 163: 13–20.

[2] Arici C., Dertsiz L., Altunbas H., Demircan A., Emek K.: Operative management of substernal goiter: analysis of 52 patients. Int Surg (2001) 86: 220–224.

[3] Asanuma K., Kobayashi S., Shingu K. et al.: The rate of tumour growth does not distinguish between malignant and benign thyroid nodules. Eur J Surg (2001) 167: 102–105.

[4] Baldini M., Gallazzi M., Orsatti A., Fossati S., Leonardi P., Cantalamessa L.: Treatment of benign nodular goitre with mildly suppressive doses of L-thyroxine: effects on bone mineral density and on nodule size. J Intern Med (2002) 251: 407–414.

[5] Belfiore A., La Rosa G. L., La Porta G. A. et al.: Cancer risk in patients with cold thyroid nodules: relevance of iodine intake, sex, age, and multinodularity. Am J Med (1992) 93: 363–369.

[6] Belfiore A., La Rosa G. L.: Fine-needle aspiration biopsy of the thyroid. Endocrinol Metab Clin North Am (2001) 30: 361–400.

[7] Bennedbaek F. N., Perrild H., Hegedüs L.: Diagnosis and treatment of solitary thyroid nodule. Results of a European survey. Clin Endocrinol (Oxf) (1999) 50: 357–363.

[8] Bennedbaek F. N., Hegedüs L.: Management of the solitary thyroid nodule. Results of a North American survey. J Clin Endocrinol Metab (2000) 85: 2493–2498.

[9] Berghout A., Wiersinga W. M., Smits N. J., Touber J. L.: Interrelationships between age, thyroid volume, thyroid nodularity, and thyroid function in patients with sporadic non-toxic goiter. Am J Med (1990) 89: 602–608.

[10] Bhattacharyya N., Fried M. P.: Assessment of the morbidity and complications of total thyroidectomy. Arch Otolaryngol Head Neck Surg (2002) 128: 389–392.

[11] Bonnema S. J., Bennedbæk F. N., Wiersinga W. M., Hegedüs L.: Management of the nontoxic multinodular goitre: a European questionnaire study. Clin Endocrinol (Oxf) (2000) 53: 5–12.

[12] Bonnema S. J., Bennedbæk F. N., Ladenson P. W., Hegedüs L.: Management of the nontoxic multinodular goiter: a North American survey. J Clin Endocrinol Metab (2002) 87: 112–117.

[13] Castro M. R., Caraballo P. J., Morris J. C.: Effectiveness of thyroid hormone suppressive therapy in benign solitary thyroid nodules: a meta-analysis. J Clin Endocrinol Metab (2002) 87: 4154–4159.

[14] Danese D., Sciacchitano S., Farsetti A. et al.: Diagnostic accuracy of conventional versus sonography-guided fine-needle aspiration biopsy of thyroid nodules. Thyroid (1998) 8: 15–21.

[15] Derwahl M., Gerber H.: Pathogenese der Knotenstruma und molekulare Grundlagen. In: Dietlein M., Schicha H. (Hrsg.): Schilddrüse 2003 – Zufallsbefund Schilddrüsenknoten – Latente Schilddrüsenfunktionsstörungen. De Gruyter, Berlin (2004): 45–52.

[16] Diehl L. A., Garcia V., Bonnema S. J., Hegedüs L., Albino C. C., Graf H.: Management of the nontoxic multinodular goiter in Latin America: comparison with North America and Europe, an electronic survey. J Clin Endocrinol Metab (2005) 90: 117–123.

[17] Dietlein M., Moka D., Schmidt M., Theissen P., Schicha H.: Prevention, screening and therapy of thyroid diseases and their cost-effectiveness. Nuklearmedizin (2003) 42: 181–189.

[18] Dietlein M., Dressler J., Grünwald F., Leisner B., Moser E., Reiners C., Schicha H., Schneider P., Schober O.: Leitlinie zur Radioiodtherapie bei benignen Schilddrüsener-krankungen (Version 3). Nuklearmedizin (2004) 43: 217–220.

[19] Dietlein M., Luyken W. A., Schicha H., Larena-Avellaneda A.: Incidental multifocal papillary microcarcinomas of the thyroid: Is subtotal thyroidectomy combined with radioiodine ablation enough? Nucl Med Commun (2005) 26: 3–8.

[20] Dietlein M., Dederichs B., Kobe C., Theissen P., Schmidt M., Schicha H.: Therapie-konzepte der euthyreoten Struma nodosa – Die Radioiodtherapie bietet eine attraktive Alternative zur Operation. Nuklearmedizin (2006) 45 (1): 21–34.

[21] Elte J. W. F., Bussemaker J. K., Haak A.: The natural history of euthyroid multinodular goitre. Postgrad Med J (1990) 66: 186–190.

[22] Franklyn J. A., Maisonneuve P., Sheppard M., Betteridge J., Boyle P.: Cancer incidence and mortality after radioiodine treatment for hyperthyroidism: a population-based cohort study. Lancet (1999) 353: 2111–2115.

[23] From G., Mellemgaard A., Knudsen N., Jorgensen T., Perrild H.: Review of thyroid cancer cases among patients with previous benign thyroid disorders. Thyroid (2000) 10: 697–700.

[24] Gharib H., James E. M., Charboneau J. W., Naessens J. M., Offord K. P., Gorman C. A.: Suppressive therapy with levothyroxine for solitary thyroid nodules. A double-blind controlled clinical study. N Engl J Med (1987) 317: 70–75.

[25] Gharib H., Goellner J. R.: Fine-needle aspiration biopsy of the thyroid: an appraisal. Ann Intern Med (1993) 118: 282–289.

[26] Gittoes N. J., Miller M. R., Daykin J., Sheppard M. C., Franklyn J. A.: Upper airways obstruction in 153 consecutive patients presenting with thyroid enlargement. Br Med J (1996) 312: 484.

[27] Hammings J. F., Goslings B. M., van Steenis G. J. et al.: The value of fine-needle aspiration in patients with nodular thyroid disease divided into groups of suspicion of malignant neoplasms on clinical grounds. Arch Intern Med (1990) 150: 113–116.

[28] Hampel R.: Aktuelle Iodversorgung in Deutschland. In: Dietlein M., Schicha H. (Hrsg.): Schilddrüse 2003 – Zufallsbefund Schilddrüsenknoten – Latente Schilddrüsenfunktions-störungen. De Gruyter, Berlin (2004): 52–61.

[29] Hisham A. N., Azlina A. F., Aina E. N., Sarojah A.: Total thyroidectomy: the procedure of choice for multinodular goitre. Eur J Surg (2001) 167: 403–405.

[30] Korun N., Asci C., Yilmazlar T. et al.: Total thyroidectomy or lobectomy in benign nodu-lar disease of the thyroid: changing trends in surgery. Int Surg (1997) 82: 417–419.

[31] Kuma K., Matsuzuka F., Yokozawa T., Miyauchi A., Sugawara M.: Fate of untreated benign thyroid nodules: result of a long-term follow-up. World J Surg (1994) 18: 495–498.

[32] Larijani B., Pajouhi M., Bastanhagh M., Sadjadi A., Sedighi N., Eshraghian M.: Evaluation of suppressive therapy for cold thyroid nodules with levothyroxine: double blind placebo-controlled clinical trial. Endocr Pract (1999) 5: 251–256.

[33] La Rosa G., Lupo L., Giuffrida D., Gullo D., Vigneri R., Belfiore A.: Levothyroxine and potassium iodide are both effective in treating benign solitary solid cold nodules of the thyroid. Ann Intern Med (1995) 122: 1–8.

[34] Leenhardt L., Hejblum G., Franc B. et al.: Indications and limits of ultrasound-guided cytology in the management of nonpalpable thyroid nodules. J Clin Endocrinol Metab (1999) 84: 24–28.

[35] Liel Y., Ariad S., Barchana M.: Long-term follow-up of patients with initially benign thyroid fine-needle aspirations. Thyroid (2001) 11: 775–778.

[36] Mazzaferri E. L.: Management of a solitary thyroid nodule. N Eng J Med (1993) 328: 553–559.

[37] Mellemgaard A., From G., Jorgensen T., Johansen C., Olsen J. H., Perrild H.: Cancer risk in individuals with benign thyroid disorders. Thyroid (1998) 8: 751–754.

[38] Meng W.: Der Schilddrüsenknoten: Vorschläge für Leitlinien zur medikamentösen Therapie des Knotenkropfes. In: Dietlein M., Schicha H. (Hrsg.): Schilddrüse 2003 – Zufallsbefund Schilddrüsenknoten – Latente Schilddrüsenfunktionsstörungen. De Gruyter, Berlin (2004): 428–441.

[39] Meng W.: Schilddrüsenerkrankungen. 4. Aufl. Urban & Fischer, München (2002).

[40] Miller M. R., Pincock A. C., Oates G. D., Wilkinson R., Skene-Smith H.: Upper airway obstruction due to goitre: detection, prevalence and results of surgical management. Q J Med (1990) 74: 177–188.

[41] Nygaard B., Soes-Petersen U., Hoilund-Carlsen P. F., Veje A., Holst P. E., Vestergaard A., Solling K.: Improvement of upper airway obstruction after 131I-treatment of multinodular nontoxic goiter evaluated by flow volume loop curves. J Endocrinol Invest (1996) 19: 71–75.

[42] Papini E., Petruci L., Guglielmi R., Panunzi C., Rinaldi R., Bacci V., Crescenzi A., Nardi F., Fabrini R., Pacella C.: Long-term changes in nodular goiter: a 5-year prospective randomized trial of levothyroxine suppressive therapy for benign cold thyroid nodules. J Clin Endocrinol Metab (1998) 83: 780–783.

[43] Papini E., Bacci V., Panunzi C., Pacella C., Fabbrini R., Bizzarri G., Petrucci L., Giammarco V., La Medica P., Masala M., Pitaro M., Nardi F.: A prospective randomized trial of levothyroxine suppressive therapy for solitary thyroid nodules. Clin Endocrinol (Oxf) (1993) 38: 507–513.

[44] Parle J. V., Maisonneuve P., Sheppard M. C., Boyle P., Franklyn J. A.: Prediction of all-cause and cardiovascular mortality in elderly people from one low serum thyrotropin result: a 10-year cohort study. Lancet (2001) 358: 861–865.

[45] Parra-Membrives P., Sanchez-Blanco J. M., Gomez-Rubino D., Recio-Moyano G., Diaz-Roldan J.: Retrosternal goiters: safety of surgical treatment. Int Surg (2003) 88: 205–210.

[46] Pelizzo M. R., Bernante P., Toniato A., Fassina A.: Frequency of thyroid carcinoma in a recent series of 539 consecutive thyroidectomies for multinodular goiter. Tumori (1997) 83: 653–655.

[47] Prades J. M., Dumollard J. M., Timoshenko A., Chelikh L., Michel F., Estour B., Martin C.: Multinodular goiter: surgical management and histopathological findings. Eur Arch Otorhinolaryngol (2002) 259: 217–221.

[48] Quadbeck B., Pruellage J., Roggenbuck U., Hirche H., Janssen O. E., Mann K., Hoermann R.: Long-term follow-up of thyroid nodule growth. Exp Clin Endocrinol Diabetes (2002) 110: 348–354.

[49] Raber W., Kmen E., Kaserer K. et al.: Der „kalte" Knoten der Schilddrüse: 20jährige Erfahrung mit 2071 Patienten und diagnostische Grenzen der Feinnadelbiopsie. Wien Klin Wochenschr (1991) 109: 116–122.

[50] Raber W., Kaserer K., Niederle B., Vierhapper H.: Risk factors for malignancy of thyroid nodules initially identified as follicular neoplasia by fine-needle aspiration: results of a prospective study of one hundred twenty patients. Thyroid (2000) 10: 709–712.

[51] Ravetto C., Colombo L., Dottorini M. E.: Usefulness of fine-needle aspiration in the diagnosis of thyroid carcinoma. A retrospective study in 37,895 patients. Cancer (Cancer Cytopathol) (2000) 90: 357–363.

[52] Reiners C., Wegscheider K., Schicha H. et al.: Prevalence of thyroid disorders in the working population of Germany: ultrasonography screening in 96,278 unselected employees. Thyroid (2004) 14: 926–932.

[53] Reverter J., Lucas A., Salinas I., Audi L., Foz M., Sanmarti A.: Suppressive therapy with levothyroxine for solitary thyroid nodules. Clin Endocrinol (Oxf) (1992) 36: 25–28.

[54] Rios A., Rodriguez J. M., Canteras M., Galindo P. J., Balsaobre M. D., Parrilla P.: Risk factors for malignancy in multinodular goitres. Eur J Surg Oncol (2004) 30: 58–62.

[55] Ron E., Doody M. M., Becker D. V., Brill A. B., Curtis R. E., Goldman M. B., Harris III B. S., Hoffman D. A., McConahey W. M., Maxon H. R., Preston-Martin S., Warshauer M. E., Wong F. L., Boice Jr J. D.: Cancer mortality following treatment for adult hyperthyroidism. Cooperative Thyrotoxicosis Therapy Follow-up Study Group. JAMA (1998) 280: 347–355.

[56] Sawin C. T., Geller A., Wolf P. A., Belanger A. J., Baker E., Bacharach P., Wilson P. W. F., Benjamin E. J., D'Agostino R. P.: Low serum thyrotropin concentrations as a risk factor for atrial fibrillation in older persons. N Engl J Med (1994) 331: 1249–1252.

[57] Schicha H., Dietlein M.: Morbus Basedow und Autonomie – Radioiodtherapie. Nuklearmedizin (2002) 41: 63–70.

[58] Schicha H., Reiners C., Moser E., Schober O.: Subclinical thyroid disease. Nuklearmedizin (2004) 43: 69–104.

[59] Thomusch O., Sekulla C., Dralle H.: Rolle der totalen Thyreoidektomie im primären Therapiekonzept der benignen Knotenstruma. Chirurg (2003) 74: 437–443.

[60] Tollin S. R., Mery G. M., Jelveh N., Fallon E. F., Mikhail M., Blumenfeld W., Perlmutter S.: The use of fine-needle aspiration biopsy under ultrasound guidance to assess the risk of malignancy in patients with a multinodular goiter. Thyroid (2000) 10: 235–241.

[61] Torchio R., Gulotta C., Perboni A., Ciacco C., Gugliemo M., Orlandi F., Milic-Emili J.: Orthopnea and tidal expiratory flow limitation in patients with euthyroid goiter. Chest (2003) 124: 133–140.

[62] Völske H., Ludemann J., Robinson D. M. et al.: The prevalence of undiagnosed thyroid disorders in a previously iodine-deficient area. Thyroid (2003) 13: 803–810.

[63] Wémeau J.-L., Caron P., Schvartz C., Schlienger J.-L., Orgiazzi J., Cousty C., Vlaeminck-Guillem V.: Effects of thyroid-stimulating hormone suppression with levothyroxine in reducing the volume of solitary thyroid nodules and improving extranodular non-

palpable changes: a randomized, double-blind, placebo-controlled trial by the French Thyroid Research Group. J Clin Endocrinol Metab (2002) 87: 4928–4934.

[64] Wesche M. F., Tiel-Van Buul M. M., Lips P., Smits N. J., Wiersinga W. M.: A randomized trial comparing levothyroxine with radioactive iodine in the treatment of sporadic nontoxic goiter. J Clin Endocrinol Metab (2001) 86: 998–1005.

[65] Wiersinga W. M.: Determinants of outcome in sporadic nontoxic goiter. Thyroidology (1992) 4: 41–43.

[66] Zelmanovitz F., Genro S., Gross J.: Suppressive therapy with levothyroxine for solitary thyroid nodules: a double-blind controlled clinical study and cumulative meta-analyses. J Clin Endocrinol Metab (1998) 83: 3881–3885.

Sachregister